医学伦理学

主编　张　炜　张艺宝

上海科学技术出版社

内 容 提 要

本书深入探讨了医学实践中伦理学的多维度内容，系统阐述了其理论基础、原则及实践应用。书中还深入剖析了基因编辑、辅助生殖等新技术领域中的伦理困境，对死亡伦理、生物医学研究伦理等前沿问题也进行了深入探讨，提出了切实可行的伦理指引，旨在为医学科技的健康发展保驾护航。本书不仅注重理论阐述，更强调实践应用。通过详细讨论医患关系、医际关系、公共卫生伦理、临床诊疗伦理等多个具体领域，并结合案例分析与实践指导，有助于提升医务工作者的职业素养，构建和谐医患关系。

本书的出版，可为相关领域的研究人员、教育工作者及政策制定者提供重要的参考与借鉴。

图书在版编目（CIP）数据

医学伦理学 / 张炜，张艺宝主编. -- 上海 : 上海科学技术出版社，2025. 1. -- ISBN 978-7-5478-6858-4

Ⅰ. R-052

中国国家版本馆CIP数据核字第2024LM0610号

医学伦理学

主编 张 炜 张艺宝

上海世纪出版（集团）有限公司
上 海 科 学 技 术 出 版 社 出版、发行
（上海市闵行区号景路159弄A座9F-10F）
邮政编码 201101 www.sstp.cn

字数 400 千字
2025年1月第1版 2025年1月第1次印刷
ISBN 978-7-5478-6858-4/R・3125
定价：88.00元

编委会名单

主　编　张　炜　张艺宝

编　委（按姓氏笔画排序）

王振伟　上海中医药大学附属岳阳中西医结合医院
王雄彪　上海中医药大学附属普陀医院
方　泓　上海中医药大学附属龙华医院
史苗颜　上海中医药大学附属曙光医院
付佑辉　上海市第七人民医院
李　莉　上海市宝山区中西医结合医院
李少滨　上海中医药大学附属龙华医院
张　炜　上海中医药大学附属曙光医院
张艺宝　上海中医药大学附属曙光医院
陈清阁　上海中医药大学附属普陀医院
苑兴华　上海市宝山区中西医结合医院
周　晨　上海市第七人民医院
钱叶长　上海市宝山区中西医结合医院
徐贵华　上海中医药大学附属曙光医院
盛家刚　上海中医药大学附属岳阳中西医结合医院

前言

FOREWORD

在医学这片浩瀚而深邃的领域中，技术与伦理如同双生子般紧密相连，共同推动着医学的进步与发展。医学，作为守护人类健康与生命的科学，其每一步前行都伴随着对伦理的深刻思考与不懈追求。随着现代医学技术的日新月异，从基因编辑的精准治疗到辅助生殖的生命延续，从临床诊疗的创新突破到公共卫生的全面防控，新技术、新方法在为医学领域带来无限可能的同时，也面临一系列复杂而深刻的伦理问题。正是基于这样的背景，我们精心编纂了这本《医学伦理学》，旨在为医学实践者提供一本既具理论深度又具实践指导价值的参考书。

一、本书内容概览

本书系统阐述了医学伦理学的理论基础、原则及实践应用，涵盖医学伦理的历史发展、基本概念、研究范畴和医学伦理规范体系、医疗人际关系伦理、健康与公共卫生伦理，以及临床诊疗与特定疾病伦理等方面。主要内容包括：医学伦理学基础，探讨了伦理学与医学伦理学的定义、研究对象与内容，分析了道德、伦理在中西方的历史演变，并强调医学伦理在医学实践中的重要性；医学伦理规范体系，提出了医学道德原则及具体行为规范，并强调医务人员在医疗实践中应遵循的伦理准则；医疗人际关系伦理，详细讨论了医患关系、医际关系的内涵、特点、模式及伦理要求；健康与公共卫生伦理，探讨了公共卫生伦理原则、实践中的道德困境及应对策略；临床诊疗伦理，针对临床诊断、治疗等环节，提出了具体的伦理要求；特定疾病伦理，探讨了特殊医疗情境的伦理问题，提出了相应的伦理要求和应对策略。此外，本书还综合讨论了医学伦理中的多个重要领域，包括遗传服务伦理、生殖与生育控制伦理、死亡伦理以及生物医学研究伦理等，并深入探讨了这些领域的伦理原则、历史变迁、实践中的道德困境及应对策略。同时，还关注了医学新技术带来的伦理挑战，以及医学伦理委员会及伦理审查的重要性与具体实施方式，包括实验动物的伦理审查，医学道德教育、修养与评价的重要性等。这些方面共同构成了医学伦理体系的重要组成部分，为医学科技的健康发展提供了坚实的伦理支撑。

二、编写意图与写作背景

本书编写的过程中，我们始终秉持着为医学实践者提供系统、全面、实用伦理指引的初衷。随着医学技术的不断进步和医疗模式的不断变革，医学伦理问题日益凸显其重要性和紧迫性。然而，由于医学伦理学的理论体系庞杂且深奥难懂，加之新技术、新方法的不断涌现带来的新伦理挑战，使得医务工作者在面对伦理问题时往往感到困惑和无力。因此，我们希望本书的出版能够填补这一空白，为医务工作者提供一个清晰、明确的伦理框架和实用指南。

在写作过程中，我们充分考虑了医学实践中的实际需求和伦理问题的多样性。通过丰富的案例分析和深入浅出的理论阐述相结合的方式，希望帮助读者理解医学伦理学的基本理论框架，同时也希望他们能够将这些理论应用到实际工作中。此外，我们还特别关注了现代医学技术中的伦理问题，如基因编辑、辅助生殖等前沿领域中的伦理挑战，通过深入探讨这些问题，我们旨在为医学科技的健康发展提供有力的伦理保障。

三、本书结构安排与特色亮点

本书在结构安排上力求科学合理、层次分明。全书共分为 15 个章节，每个章节都围绕一个特定的主题展开深入探讨，力求在每一个环节都做到全面而深入的分析与阐述。此外，本书还具有以下特色亮点。

1. 理论与实践相结合　本书不仅注重理论阐述，而且强调实践应用。通过丰富的案例分析与实践，指导读者将理论知识转化为实际工作中的伦理判断能力。

2. 关注前沿领域　随着医学技术的飞速发展，我们特别关注了基因编辑、辅助生殖等前沿领域中的伦理问题，通过深入探讨这些领域中的伦理困境，为医学科技的健康发展提供了前瞻性的伦理指引。

3. 强调伦理审查的重要性　本书深入探讨了医学伦理委员会及伦理审查的重要性与具体实施方式，通过阐述伦理审查的适用范围、基本原则、方式及类型，强调了伦理审查在保障受试者权益和维护研究伦理性方面的重要作用。

4. 注重全球视野　在探讨公共卫生伦理与全球健康伦理时，采用了全球视野分析了不同国家和地区在公共卫生领域面临的伦理挑战及应对策略，为读者提供了更广阔的思维空间。

综上所述，《医学伦理学》是一本兼具理论深度与实践价值的参考书。我们希望通过本书的出版，能够为医务工作者提供坚实的伦理支撑，推动医学伦理学的持续发展，促进医学科技与社会伦理的和谐共生。同时，我们也期待本书能够为相关领域的研究人员、教育工作者及政策制定者提供有益的参考与借鉴，共同推动医学伦理学的繁荣与进步。

编委会

2024 年 9 月

目录

CONTENTS

第一章

绪　　论

医学伦理学不仅是医学与伦理学的有机结合，更是医学实践中不可或缺的道德指南。医学伦理学将一般伦理学原理具体应用于医疗环境中，为医务工作者提供了一套行为准则和道德规范。通过深入学习和研究医学伦理学，可以帮助医学生和医务工作者更加系统地掌握相关知识，分析和解决医学实践中的伦理问题，进而提升职业素养和人文关怀，构建和谐医疗关系，并推动医学的持续发展。

在本章中，将首先探讨伦理学的相关概念，包括道德和伦理的含义，以及伦理学的定义和研究领域。通过深入了解这些基本概念，可以为后续章节的学习奠定坚实的基础。

第一节　伦理学的相关概念

一、道德与伦理的含义

在探讨伦理学之前，我们首先需要明确“道德”和“伦理”这两个核心概念。从词源学的角度来看，这两个词汇蕴含着丰富的历史和文化内涵。

在西方文化中，“道德”（morality）一词源于拉丁文的“mores”，意为风俗或习惯。这个词的复数形式“mores”源自拉丁文“mos”，原意是指习俗或性格。后来，古罗马思想家西塞罗根据他在希腊道德生活中的深刻体验，从“mores”一词中衍生出了形容词“moralis”。这个新词被用来描述一个国家或社会的道德风俗，以及人们的道德品性。随着时间的推移，“morality”逐渐演变成了我们今天所理解的道德概念，即关于善与恶、正义与非正义、公正与偏私等价值判断和行为规范的总和。

与此同时，“伦理”或“伦理学”（ethics）一词则源于古希腊的“ethos”。在荷马时期，“ethos”原本表示驻地或公共场所的意义。然而，在早期古希腊哲学家的思考中，这个词开始被用来描述某种稳定而本质的现象，或者特指一个民族独特的生活方式和行为习惯。它相当于我们汉语中的“风俗”“品质”“德性”等含义。随着哲学的深入发展，“伦理”逐渐从描述性的概念演变为规范性的领域，探讨人类应该如何行动以及这些行动背后的道德原则。

在中国传统文化中，“道德”和“伦理”同样具有深远的含义。从字面意义上来解析，“道”原本指的是道路或途径。《说文解字》中解释道：“道，所行道也。”后来，“道”逐渐被引申为宇宙万物的运行规律和人类社会的行为准则。在这个层面上，“道”与“德”紧密相连。在中国古代哲学中，“德”是指个人通过遵循“道”而获得的内在品质和精神境界。《管子·心术上》中提到“德者，得也”，这意味着通过践行道德准则，人们可以获得内心的平静和社会的认可。

进一步来看，“伦”在中国文化中原本指人与人之间的辈分关系或顺序。《说文解字》中解释道：“伦，辈也。”从这个角度出发，“伦”被引申为人际关系的规范和秩序。而“理”原本指治理玉石的过程，后来逐渐演变为治理、规律和规则的意义。因此，“伦理”在中国文化中不仅涵盖了外在的行为规范和社会秩序，还深刻揭示了人际关系的内在规律和道德准则。

综上所述，道德和伦理在东西方文化中都具有深刻的历史和文化内涵。它们不仅是人类社会的重要意识形态和行为规范，更是个人品质和社会风尚的重要体现。通过深入了解这两个概念的含义和发展历程，我们可以更好地理解伦理学作为一门学科的深刻意义和实践价值。

道德，作为人类社会的重要意识形态，是在长期的社会生活实践中逐渐形成的。它受到经济基础的影响，并以善恶为基本的评价标准。道德依靠社会舆论、传统习俗以及个人的内心信念来维系其力量。它不仅是调节人际关系的重要心理意识，更是人们行为活动的总和。通过道德规范，人们能够明确自己在社会中的角色和责任，进而维护社会的稳定与和谐。

伦理，与道德紧密相连，更多地关注的是人际关系中的规律和应有的行为规范。它揭示了人与人之间应该如何相处、如何尊重彼此的权利和尊严。伦理不仅包含了外在的行为准则，更体现了人际关系的内在规律和道德要求。通过遵循伦理原则，人们能够建立起一种公正、平等、尊重与互助的社会关系。

二、伦理学的定义与研究范畴

伦理学作为一门研究人类道德的科学，致力于探索优良道德规范的制定方法、过程及实施途径。它不仅是关于道德的理论探讨，更是对道德实践的深入指导。亚里士多德是系统伦理学的奠基人，他视伦理学为追求最高道德境界和至善的学问。在亚里士多德的哲学体系中，伦理学占据着举足轻重的地位，为人类道德生活提供了深刻的洞见和指导。

伦理学的研究范畴广泛而深入，涵盖了道德的起源、本质、发展规律以及道德规范体系的构建等诸多方面。它通过对人类伦理行为的善恶价值进行深入分析，进而推导出社会的道德要求、道德原则和规则。这些原则和规则旨在规范人们的行为、协调人际关系，并指导人们的道德实践。最终目标是完善社会、提升人类自身的道德品质。

从伦理学的内容上看，我们可以将其分为规范伦理学、元伦理学和描述伦理学三大类。

1. 规范伦理学

规范伦理学是伦理学的传统理论形式，其历史最为久远。它主要关注人类伦理行为的善恶价值分析，研究道德的起源、本质和发展规律等。规范伦理学旨在通过建构人类道德规范体系-社会的道德要求-道德原则和规则，规范人们的伦理行为，协调人们的伦理关系，指导人们的道德实践。因此，规范伦理学既是一门理论科学，又是一门实践科学。它为人们提供了明确的道德标准和行为准则，帮助人们在复杂的道德环境中做出正确的选择。

2. 元伦理学

元伦理学是伦理学的一个分支学科，主要研究伦理术语的意义和道德判断的确证。在元伦理学家们看来，伦理学的首要任务是分析道德语言的结构和意义。通过对道德术语的深入研究，元伦理学试图揭示道德判断的本质和规律。元伦理学的研究成果对于理解道德现象、评价道德行为具有重要意义。

3. 描述伦理学

描述伦理学是伦理学与其他社会科学、人文科学交叉形成的学科领域。它主要关注道德现象的描述和分析，探讨道德行为的社会文化背景、心理机制等问题。描述伦理学的研究成果有助于我们更深入地理解道德现象的本质和规律，为制订有效的道德规范提供科学依据。

这三大类别并不是孤立存在的，而是相互联系、相互影响的。规范伦理学为我们提供了道德行为的指导原则，元伦理学则对这些原则进行深入的剖析和论证，而描述伦理学则为我们揭示了道德现象的实际状况，为规范伦理学和元伦理学提供实证支持。三者共同构成了伦理学的完整体系，为我们理解和解决道德问题提供了全面的视角和方法。

第二节　医学伦理学的研究范畴

在医学的浩瀚领域中，医学伦理学以其独特的视角，深入探索医学道德的本质与规律。它作为研究医学道德现象与关系的科学，不仅为医学实践提供了坚实的道德基础，也为医务工作者在伦理抉择中提供了指南。

一、医学伦理学的研究对象

医学伦理学的研究对象，主要聚焦于医学领域中的道德现象及其发展规律。这些道德现象，涵盖了医学职业人员与服务对象及其家属之间的关系、医学职业人员之间的协作与竞争及医学职业人员与社会之间的互动与影响。医学伦理学通过对这些道德现象的深入研究，揭示了医学道德的内在价值与规律，为医学实践提供了伦理指导。

二、医学伦理学的研究内容

医学伦理学的研究内容十分丰富，主要包括以下几个方面。

1. 医学伦理学的基本理论

医学伦理学的基本理论是医学伦理学的基石，包括生命质量论、生命价值论、权利义务论、公益公正论等。这些理论为医学实践提供了道德指引，使医务人员在面对复杂的医疗情境时能够做出正确的伦理决策。

2. 医学职业道德

医学职业道德是医学伦理学的重要组成部分，它涉及医务人员与患者、医务人员之间以及医务人员与医药卫生部门和社会之间的关系。医学职业道德规范了医务人员的行为准则，要求他们在医疗实践中始终保持高度的职业道德和敬业精神。

3. 现代医学技术中的伦理问题

随着医学技术的飞速发展，新知识、新技术的不断涌现给医学伦理学带来了新的挑战。例如，人类辅助生殖技术、基因诊断与治疗技术等现代医学技术，在带来巨大福祉的同时，也引发了诸多伦理问题。医学伦理学需要对这些问题进行深入研究，为医学技术的发展提供道德指引。

4. 卫生政策中的伦理问题

卫生政策是国家为了保障人民健康而制定的各种政策和措施。然而，在现实经济水平与医药经费之间的矛盾、卫生资源分配的不公平等问题中，卫生政策也面临着诸多伦理挑战。医学伦理学需要对这些问题进行审视和思考，为卫生政策的制定和实施提供道德支持。

5. 医学法律中的伦理学问题

医学法律是保障医疗秩序和医患权益的重要工具。然而，医事法律法规只有建立在医学伦理道德的基础上，才能真正发挥其作用。医学伦理学需要对医学法律中的伦理学问题进行探讨和研究，为医学法律的制定和完善提供道德依据。

综上所述，医学伦理学作为一门研究医学道德的科学，其研究对象和内容十分广泛而深入。通过对医学伦理学的深入学习和研究，我们可以更好地理解医学领域的道德现象和道德关系，为医学实践提供道德指引和伦理支持。

第三节　学习医学伦理学的意义与方法

一、学习意义

学习医学伦理学对于提升医务人员的道德素质、保障患者权益以及推动医学事业的健康发展具有深远的意义。作为医学领域的重要学科，医学伦理学专注于探讨医学实践中的道德问题，它不仅是一种社会意识和上层建筑，更对医学实践和社会经济产生重要影响。

1. 提升道德素质与伦理分析能力

医学伦理学有助于医务人员提高伦理意识与道德素质，完善自身人格。随着医学模式的转变和患者健康意识的提升，对医务人员的职业道德提出了更高要求。学习医学伦理学能够使医务人员具备识别和解决伦理问题的能力，确保医疗决策既符合技术要求又符合伦理规范。通过培养伦理分析能力，医务人员能够在复杂多变的医疗环境中从容应对伦理挑战，保障患者的最佳利益。

2. 提升医疗服务质量与推动医学发展

医学伦理学强调从心理、社会等多角度关注患者，有助于医务人员全面了解患者的健康状况，从而制定更加全面、有效的治疗方案。同时，医学伦理学在协调医患关系、医际关系等方面发挥着重要作用，有助于提升医疗服务质量。此外，随着医学科技的进步，新技术和新方法的应用带来了新的伦理问题，学习医学伦理学能够为医务人员提供解决这些问题的思路和方向，推动医学科学的健康发展。

3. 推动社会精神文明建设

医学伦理学作为职业道德的重要组成部分，对医疗卫生行业的规范作用显著。通过学习医学伦理学，医务人员能够树立高尚的医德医风，为社会树立道德典范。同时，良好的医德医风能够和谐医患关系、提升医疗质量，并通过患者及其家属传递到社会各个层面，营造良好的社会风气，推动整个社会的精神文明建设。

二、学习方法

学习医学伦理学需要掌握正确的方法，以确保学习效果。以下是一些主要的学习方法。

1. 坚持历史唯物主义方法

学习医学伦理学应坚持历史唯物主义的方法，从医学道德产生的社会历史条件出发，深入探究医学道德的本质、作用和发展规律。同时，要辩证地对待历史遗产和国外思想，取其精华、去其糟粕，构建符合时代要求的医学道德价值观念。

2. 理论联系实际

医学伦理学的理论和原则根植于丰富的医学实践之中。因此，学习医学伦理学必须紧密联系实际，关注现实问题。医务人员应通过学习医学伦理学理论，掌握医学伦理原则和准则，并在医疗实践中加以应用。同时，要及时反思自己的行为是否符合医学伦理学的要求，不断提升伦理素养和道德观念。

3. 案例分析法

案例分析法是医学伦理学研究和学习的重要方法。通过分析医疗实践中的典型案例，可以加深对医学伦理学基础理论和基本原则的理解和认识。这种方法有助于培养医务人员的伦理思维能力和决策能力，使他们在具体医疗活动中能够做出合理的医德选择。

综上所述，学习医学伦理学对于医务人员提升道德素质、保障患者权益以及推动医学事业发展具有重要意义。通过系统学习理论、紧密联系实际以及运用案例分析法等方法，可以有效提升医务人员的医学伦理学素养和应用能力。

第二章

医学伦理学发展沿革

第一节　古代医学伦理思想

一、中国古代医学伦理思想

在中国，医学伦理学的思想源远流长，自古便与医者仁心的理念紧密相连。这一思想体系经历了从萌芽到相对完善的漫长发展历程。

1. 萌芽时期

在原始社会的晚期至奴隶社会的初中期，包括传说中的五帝时期和夏朝，医学发展的一个显著特点是巫医合流。在这一阶段，医学尚未形成独立的学科体系，而是与巫术、宗教等紧密交织在一起。然而，正是这样的背景下，医学伦理的萌芽悄然生长，开始体现出对生命价值的尊重和对病患的关爱。

2. 形成时期

随着奴隶社会末期的到来和西汉的建立，医学伦理学思想逐渐成形。在这一阶段，"医乃仁术"的理念贯穿于全部医德的内容之中，成为医学从业者共同的信仰和追求。同时，《黄帝内经》的问世，不仅确定了我国古代医学理论体系的雏形，更标志着我国传统医德的初步形成。这部医学经典强调"天履地载，万物悉备，莫贵于人"，将尊重人的生命价值作为医学的基本原则，为后世医学伦理学的发展奠定了坚实的基础。

3. 发展时期

东汉至宋代，是我国医学伦理学思想的重要发展时期。在这一阶段，医学家们不仅在临床实践中积累了丰富的经验，更在医德修养上不断追求完善。东汉的张仲景被誉为医圣，其著作《伤寒杂病论》不仅在治疗学上取得了卓越的成就，更在医德方面提出了"上以疗君亲之疾，下以救贫贱之厄"的崇高理念。他强调医者应以仁爱之心对待每一位患者，不分贫富贵贱，以救人活命为己任。同时，他还指出"精研方术"与"爱人知人"是医者必备的品质，要求医者在医术上精益求精，在医德上廉洁正直。孙思邈，唐代著名医学家，其著作名篇《大医精诚论》更是对医生品德、专业学习、对患者的态度以及同道之间的关系等方面进行了全面论述。他主张医者必须具备“精”和“诚”两个方面的品质。其中，“精”指的是医术精湛、知识渊博；“诚”则指的是廉洁正直、不追求名利。只有两者兼备的医者才能称之为“大医”。孙思邈的医德思想对后世影响深远，成为医学伦理学的重要理论基石。

4. 相对完善时期

元明清时期，我国医学伦理学思想进入了相对完善的发展阶段。在这一阶段，医药学家们对孙思邈提出的医德思想进行了补充和发展，形成了一系列更加具体、更加完善的医德规范。例如，明清医家所著的《医学入门》和《医门法律》等著作就详细规定了医生的学习及执业规范，要求医者在医术上不断进取、在医德上严格自律。同时，这些著作还强调了医者对患者和社会的责任和义务，要求医者以仁爱之心对待每一位患者、以诚信之态服务社会。

二、国外古代医学伦理思想

1. 古希腊医学道德

在古希腊时期，医学道德的发展同样引人注目。著名医学家希波克拉底被尊称为“西医学之父”，同时也是西方医德的奠基人。他提出的《希波克拉底誓言》至今仍是医学界最重要的道德准则之一。在这部经典文献中他庄严宣誓：“我决尽我之所能，为病人利益着想而救助之，永不存一切邪恶之念。”这一誓言体现了医者对患者生命和健康的尊重和珍视，也体现了医者对医学职业的神圣和崇高的追求。

2. 古罗马医学道德

古罗马时期同样重视医学道德的建设。在古罗马文献中可以看到许多关于医学道德规范的记载。例如，公元前 450 年颁布的《十二铜表法》中就明确规定，“禁止将死者埋葬于市之外壁以内”和“孕妇死时应取出腹中之活婴”等条款，这些规定体现了古罗马社会对于生命价值的尊重和保护。同时，罗马著名的医生盖伦在继承和发展希波克拉底体液学说的基础上，创立了医学和生物学的知识体系。在医德方面他明确指出：“作为医生，不可能一方面赚钱，一方面从事伟大的艺术——医学。”这一观点强调了医者应以医学事业为重，不应追求金钱利益而损害患者的权益。

3. 古印度医学道德

印度医学道德的发展同样具有悠久的历史和深厚的文化底蕴。印度最古老的医学经典是《阿输吠陀》，这部著作成书于公元前 600 年左右，在这部经典中可以看到印度医学对于生命和健康的深刻理解和独特见解。同时，公元前 5 世纪的名医妙闻和公元前 1 世纪的名医阇罗迦分别对医学本质、医师职业和医学伦理等方面进行了精辟的论述。他们强调医者应具备一切必要的知识和技能，同时应保持洁身自持、廉洁正直的品质，为患者提供最好的服务。

4. 古阿拉伯医学道德

阿拉伯医学道德的发展始于 6 世纪至 13 世纪，这一时期相当于欧洲中世纪黑暗时代。然而阿拉伯医学家们却在这一时期取得了举世瞩目的成就。其中，迈蒙尼提斯是一位杰出的犹太族医学家，在医学道德方面有很大的建树。他的著作《迈蒙尼提斯祷文》中提到"爱护医道之心"，即诚心为患者服务这一观点，体现了医者对医学事业的热爱和对患者的关爱。同时，他的著作还对医者的学习、实践以及对社会的责任等方面进行了深入的探讨，为阿拉伯医学伦理学的发展做出了重要贡献。

第二节　近现代医学伦理思想

自文艺复兴之后，伴随着人道主义思潮的蓬勃兴起，自由、平等与博爱的理念逐渐渗透至医学之域，标志着人类伦理思想，尤其是医学伦理思想，步入了一个崭新的重要时期。在这一时代背景下，医学伦理得到了前所未有的关注和探讨。

18 世纪，德国柏林大学的知名教授兼医生胡弗兰(1762—1836 年)积极倡导并发表了《医德十二箴》。该文深入阐述了医者应秉持的救死扶伤、治病救人的高尚医德，为后世的医学伦理奠定了坚实的基础。

而医学伦理学，作为一门独立的学问体系，其系统化的形成首先在英国萌芽。这得益于英国独特的社会文化背景，以及格里高利(John Gregory)、帕茨瓦尔(Thomas Percival)等杰出学者的不懈努力。1803 年，具有划时代意义的著作——帕茨瓦尔的《医学伦理学》问世，这标志着医学伦理学正式成为一个独立的学科领域。

随着时间的推移，医学伦理学的影响逐渐扩大。1847 年，美国医学会在帕茨瓦尔的《医院及医务人员行动守则》基础上，进一步制订了医道教育的标准和医德的行为规范。这些规范和标准的出台，极大地推动了医学伦理的实践与发展。

国际间的医学交流与合作也日益频繁。1864 年 8 月，在瑞士的推动下，有关各方在日内瓦召开了一次重要会议，会上签署了《日内瓦国际红十字会公约》。这一公约不仅体现了国际社会对医学人道主义的共同追求，也为后续的国际医学伦理规范奠定了基础。

随着医学的日益社会化和国际化，更多的国际医德规范和法律文件相继诞生。1946 年，《纽伦堡法典》的制定，为人体实验设定了基本的行为准则。两年后，即 1948 年，世界医学会深受《希波克拉底誓言》的启发，颁布了《医学伦理学日内瓦协议法》，这一法规被全球医务工作者视为共同的行为准则，也预示着现代医学伦理学的新纪元。随后的 1949 年，世界医学会在伦敦进一步通过了《世界医学会国际医德守则》，为医生们的日常行为提供了更为明确的指导。到了 1964 年，《赫尔辛基宣言》的发布，为人体试验制订了更为详尽的伦理原则。

近现代医学的蓬勃发展，促使医学伦理思想迅速进步。医学人道主义逐渐兴起，与此同时，各种职业规范也相继建立和完善。在这样的背景下，医学伦理学不仅应运而生，而且取得了长足的发展。

值得一提的是，医学伦理学也在我国近现代得到了显著的发展。1926 年，中华医学会制定并刊印了《医学伦理学法典》。1933 年，宋国宾主编的《医业伦理学》由上海国光印书局出版，这标志着中国首部系统化的医学伦理学专著的诞生。

1988 年 10 月，全国第五次医学伦理学讨论会暨中华医学会医学伦理学会成立大会在古都西安隆重召开。这次大会不仅是中国医学伦理学发展的一个重要里程碑，更标志着中国医学伦理学的理论研究队伍已经形成，并开始走向正规化、专业化的道路。

第三节　生命伦理学

一、概述

自 20 世纪伊始，随着自然科学和社会科学的飞速进步，现代医学也迎来了前所未有的发展机遇。这些科学领域的突破不仅推动了医疗技术的革新，还对社会伦理观念产生了深远影响。在这一时代背景下，世界医学会、国际护士会等全球性医学组织积极行动，制定并推广了一系列国际性医学道德规范，以期在全球范围内建立统一的医疗行为准则。

然而，从 20 世纪 60 年代开始，生物医学技术的迅猛发展带来了新的伦理挑战。随着人类对生老病死自然进程的干预能力不断增强，技术对人的控制和干预也逐渐引发了对人和价值的侵犯问题。这些技术包括基因编辑、辅助生殖、器官移植等，它们在给人类带来福音的同时，也引发了一系列深刻的伦理冲突和对人类未来命运的担忧。

正是在这样的背景下，生命伦理学应运而生并迅速发展起来。这一学科不仅引起了医学家、生物学家的高度关注，还吸引了哲学家、社会学家、法学家、人类学家、心理学家等多学科的广泛参与。生命伦理学作为一门独立的学科，形成于 20 世纪的五六十年代，它的出现为人类在面对生命科学和医疗技术发展中的伦理问题时提供了新的思考视角和解决方案。

值得一提的是，美国学者伦塞勒·波特在他的著作《生命伦理学：通向未来的桥梁》中首次使用了“生命伦理学”这一概念，为这一学科的发展奠定了理论基础。此后，随着肯尼迪伦理学研究所的成立以及《生命伦理学百科全书》的出版，生命伦理学在全球范围内得到了广泛的传播和深入的研究。

生命伦理学的核心任务是运用伦理学的理论和方法，在跨学科、跨文化的情境中，对生命科学、生物技术以及医疗保健的伦理方面进行系统的研究。它不仅关注医疗实践中的具体伦理问题，还致力于探讨生命科学中的价值选择问题，以期为人类的生命健康和尊严提供有力的道德支撑。

二、生命伦理学的研究领域

生命医学伦理学作为一门多学科穿插的边缘学科，其研究内容已经广泛涉及多个领域。这些领域包括医患关系、公共卫生、其他社会问题、卫生保健、不育和人类生殖、生物医学与行为、精神卫生与行为、性和性别、死亡和死亡过程、遗传学以及人口伦理等。

为了更好地理解和探讨这些领域中的伦理问题，生命伦理学可以概括为以下五个主要研究领域。

1. 理论生命伦理学

这一领域主要研究生命医学伦理学的思想、理论和原则，为整个学科提供学术基础。它深入探讨伦理学的基本概念、道德原则以及这些原则在生命科学和医疗保健领域的应用。

2. 临床伦理学

这一领域与医学伦理学紧密相关，主要研究在医疗卫生保健工作中应采取的符合道德的行为与决策。它强调确保患者的权利和医生的义务，并关注医疗实践中的伦理冲突和道德困境。

3. 科技生命伦理学

随着科学技术的不断发展，这一领域主要研究科技进步与道德进步之间的内在联系。它特别关注生命医学革命中出现的一系列新的伦理问题，如人体试验中的伦理问题、科技工作者的道德修养和科学良心等。

4. 政策法规生命伦理学

这一领域致力于解决生命科学和医学中的一系列新的伦理问题，并研究如何在政策、法规和法律层面进行完善管理。它关注如何制定和实施符合伦理原则的政策法规，以保障人类的生命健康和尊严。

5. 文化生命伦理学

这一领域主要研究生命伦理学与不同历史、思想、文化和社会的关系。它特别关注如何妥善解决不同道德共同体、不同文化背景之间的生命伦理思想分歧，以促进世界的稳定与和平。

综上所述，生命伦理学作为一门新兴的交叉学科，在探讨生命科学和医疗保健领域的伦理问题时具有独特的视角和方法。通过深入研究和实践应用，生命伦理学将为人类的生命健康和尊严提供更为坚实的道德保障。

第三章

医学伦理学基本观点和理论

第一节　生 命 论

生命论，亦被学术界称为生命观，是对生命本质和意义进行深入剖析的哲学观点。鉴于医学实践与人类生命的紧密关联，随着社会的进步和医学领域的持续发展，人们对生命的理解逐渐深化，从而催生了生命神圣论、生命质量论以及生命价值论这三大核心理论。

一、生命神圣论

生命神圣论赋予人的生命以至高无上的地位，视其为不可侵犯的神圣存在。在人类社会发展的初级阶段，由于生存环境的严酷，人们逐渐认识到生命的珍贵，进而形成了这一神圣的生命观念。此观念不仅促使人们珍视自己与他人的生命，更在宏观层面对整个人类的存续与进步产生了积极影响。值得一提的是，生命神圣论在医学的起源与发展过程中起到了不可或缺的推动作用。当生命受到威胁或疾病的侵袭时，人们迫切需要一种专门的学问来探寻解决之道，医学便应运而生。在生命神圣思想的感召下，医学界不断探索生命的深层奥秘，积极研发新的治疗手段，并建立起完善的医疗卫生体系，以全方位地维护人类健康。这一系列举措极大地推动了医学科学的进步和医疗技术的革新。

然而，作为一种抽象化的生命观念，生命神圣论虽然强调了生命的尊严和价值，却缺乏对生命复杂性的辩证思考，因此具有一定的局限性。从历史的角度来看，人的生命并非始终被视为神圣不可侵犯。在现实生活中，由于个体生命的差异性和生存环境的多样性，生命神圣的观念也会呈现出相对性。例如，对于处于植物人状态的生命体，若过分强调其神圣性并不惜一切代价进行救治，不仅会给患者家属带来沉重的心理负担，还会造成医疗资源的浪费，甚至增加社会的整体负担。在这种情况下，我们需要对生命的态度和行为选择进行更为审慎的思考。

二、生命质量论

生命质量论是一种基于人的自然素质差异而采取不同对待的生命伦理观念。该理论的核心在于强调生命的价值并非仅仅体现在生命的存在本身，而更多地体现在生命的质量上。该理论主张不应仅仅追求生命的延续，而应更加关注生命的质量，努力发掘和提升个体的潜能。这一理论认为，不同的生命质量会对社会产生不同的影响和意义，因此，应有区别地对待不同质量的生命体，对于生命质量较低的人，并没有义务无条件地维持其生命。“生命质量”这一概念具体涵盖了主要质量、根本质量和操作质量三个层面。主要质量关注的是个体生命的身体和智力状况。根据这一标准，生命质量论认为，对于存在严重先天缺陷的生命体，如先天心脏畸形或无脑儿等，由于其主要质量极低，因此没有必要进行生命维持。根本质量则侧重于生命体在社会和道德层面的互动及其所承载的生命意义和目的。根据这一标准，对于那些已经失去社会和道德联系、生命意义和目的已然消失的生命体，如处于极度痛苦的晚期肿瘤患者或不可逆的昏迷患者等，同样没有必要进行生命维持。操作质量则是通过智商测试或诊断学标准来评估个体的智力和生理状况。某些生命质量论者甚至根据智商水平来评判生命的价值，但这种观点也引发了一定的争议。

尽管生命质量论的某些观点可能引发争议，但它无疑体现了社会文明的进步。生命质量不仅关乎个体的命运走向，更与民族和国家的未来发展紧密相连。生命质量论为人口政策、环境政策和生态政策的制定提供了坚实的理论依据，同时也为医务人员在临床决策过程中提供了重要的理论支撑。

三、生命价值论

生命价值论是一种综合性的伦理观念，它强调人的生命价值是内在价值和外在价值的统一体，并以此作为衡量生命存在意义的重要标准。这一理论已经成为当代人类对生命控制和死亡决策的主要依据。它主张我们应尊重每一个生命、珍视生命的价值并认识到生命所蕴含的道德意义。生命价值论认为人的生命是生物学层面和社会学层面的有机统一体；因此我们应同时尊重人的生物学需求和社会学需求，并努力实现这两者的和谐统一。此外，该理论还强调我们应尊重生命的内在价值和外在价值的统一性。

在生命价值论的框架下，“生命价值”这一概念可以根据不同的维度进行划分。首先，根据价值主体的不同，生命价值可以分为内在价值和外在价值两种类型。内在价值主要指的是生命体对自身所具有的效用属性；而外在价值则指的是生命体对他人和社会所具有的效用属性。其次，根据生命价值是否已经体现出来，生命价值分为现实的生命价值（现实价值）和潜在的生命价值（潜在价值）。现实价值指已经显现出生命对自身、他人和社会具有效用；潜在价值指生命目前尚未显现、将来才能显现出对自身、他人和社会的效用。最后，根据生命价值的性质不同，我们还可以将其划分为正生命价值、负生命价值和零生命价值三种类型。正生命价值是指生命有利于自身、他人和社会效用的实现，即对自身、他人和社会有积极效用；负生命价值是指生命有害于自身、他人和社会的效用的实现，即对自身、他人和社会有消极效用；零生命价值（无生命价值）是指生命无利无害于自身、他人和社会的效用的实现，即对自身、他人和社会既没有积极效用又没有消极效用。这些分类有助于我们更全面地理解和评估生命的价值所在。

生命质量论和生命价值论的意义：① 生命质量论和生命价值论完善了人类对于生命的医学伦理理论。生命质量论和生命价值论的诞生，表明人类的生命观有了历史性的突破和改变，突破了生命神圣论的限制，在感情上更加理智，在思维上更加辩证。② 生命质量论和生命价值论具有重大的现实意义。它为国家人口政策提供了伦理依据，为人类的生育控制措施提供了伦理依据，为人类停止对不可救治患者的抢救提供伦理辩护，为对生命进行研究提供了伦理依据，为摘取人体器官进行移植提供伦理依据等。

第二节　美 德 论

一、医学美德论的内涵

美德论，亦被称为德性论或品德论，致力于深究个体所应具备的道德品质与品格。具体而言，此理论致力于探寻道德上完美之人的特质，即何种品格构成了道德典范，并指引人们如何修炼成为这样的典范。此理论信奉，一个道德高尚的人在面临抉择时，会自然而然地做出正当且符合伦理的判断，从而引领其行为决策、评价与辩护。

美德论着重于个体行为的稳定性与自律性，评判一个人的美德，应基于其长期且持续的行为表现，这一点在医学实践中亦是如此。不论环境如何变化，个体都应自觉恪守道德义务。医学领域，因其涉及复杂的人际关系，对从业者的道德素养有着更高的要求。

医学美德论，这一传统的医德学理论，聚焦于医学品德、医学美德以及医务人员的道德修养。它深入探讨医务人员应具备的品质，描绘有道德的医务人员之形象，并明确医务人员应有的品德或品格。医德品质，或称医学品德，是医务人员在漫长的医德实践中所形成并展现的稳定心理状态。在当今社会和医学背景下，优良的医学品质体系已逐渐形成，其核心内容包括仁慈、诚挚、严谨、公正与节操等。

二、医学美德论的价值评判

1. 医学美德论之深远意义

在医学伦理学的广袤领域中，医学美德论占据着举足轻重的地位，为医务人员塑造高尚人格提供了重要的理论指导。

首先，医学美德论无疑是医学伦理学不可或缺的一部分。医学伦理学作为关于医学道德的理论体系，美德论在其中扮演着基础性角色。纵观古今中外，医学道德始终强调美德的重要性。因此，培养医务人员的医学美德，实现优良的医学道德，自然成为医学伦理学的归宿与目标，从而使得医学美德论在医学伦理学中占据重要地位。

其次，医学美德论对于医务人员塑造完美人格具有积极意义。一个完美的医务人员，不仅应具备强健的体魄，更需德才兼备；既要有精湛的医术，也要有崇高的医德。古人云"大医精诚""医乃仁术"，早已昭示了这一点。医学美德论为医学界提出的优良美德标准，成为医务人员医德修养的指引灯塔，有助于他们塑造自己的完美人格。

2. 医学美德论的局限性探讨

尽管医学美德论是医学伦理学的重要组成部分，但它主要反映的是美德医学伦理的层面，尚属于医学伦理学发展的初级阶段，即知识的初步积累阶段。在这一阶段，人们首先认识到的是医学美德这一直观且具体的医学道德现象，并对其进行理论概括。

然而，必须指出，医学道德规范是医学美德的前提与基石。为了更深入地理解人类医学道德，我们需要进一步揭示和研究医学美德背后的医学道德规范。这包括研究医学道德规范的具体内容，并推动其在实际中的应用。此外，在复杂多变的情境下，以及在价值观多元的背景下，应遵循何种医学道德规范，也是未来研究的重要方向。

综上所述，医学美德论虽具有深远意义，但仍存在一定的局限性，需要我们不断探索与完善。

第三节　后果论

一、概述

后果论，或称结果主义，是一种伦理理论，其核心在于以行为的后果作为评判该行为在伦理上正确与否的标准。在众多后果论的学派中，功利主义或功利论尤为引人注目，成为该领域的一大主流思想。功利主义主张，评价人的行为在伦理上的正确性，应主要考察该行为所带来的效用。这一理论的杰出代表包括边沁和密尔。

功利主义可进一步细分为一元功利论和多元功利论。边沁与密尔所倡导的效用观念聚焦于快乐和痛苦，因此他们的理论被视为一元价值的快乐功利主义。然而，有观点认为，仅将效用局限于快乐和痛苦显得过于狭隘，效用同样应涵盖友谊、爱情、奉献、健康等多个层面，这便是多元价值论或多元功利主义的立论基础。

现代功利主义思想中，行为功利论与规则功利论是两大主流派别。行为功利论直接将效用原则应用于具体行为，以行为后果的效用作为判断行为伦理正确性的准则。相对而言，规则功利论则主张行为的正确与否取决于其是否符合既定规则，而这些规则应能带来正面效用,或至少保证正面效用超过负面效用。这些规则可进一步划分为积极的要求性规则,如信守承诺,以及消极的禁止性规则,如禁止盗窃。

二、医学后果论

医学后果论在医学伦理学中占据着举足轻重的地位。这一理论将医学道德行为的后果作为确立医学道德规范的根本依据。它认为,医学道德规范的核心目的在于调节人们之间的利益关系,以确保医学道德行为能够产生积极的结果。

随着医学与社会融合的加深,特别是医疗机构的兴起,医患关系已从过去单一的医生与患者互动转变为众多医务人员与服务对象的广泛联系。在这一背景下,医学界不仅需要调节服务对象之间的利益,还需考虑其他相关者的利益,这一过程中功利主义的指导作用显得尤为重要。

医学后果论强调"医学行为后果的效用"是制定医学道德规范的基础,同时也是评判具体医学行为道德性的标准。功利主义为医学伦理的发展注入了新的活力,它强调行为的功利效益,要求人们在行动前深思熟虑行为的潜在利益,并根据客观效果来评价行为的善恶。这不仅促使医务人员在医疗实践中更加关注行为后果,也重视医务人员的合法权益,从而有助于培养医院和医务人员的竞争意识、效率意识和开放观念。

然而,功利主义也并非完美无缺。它过分强调结果,而忽视了动机的道德价值,这可能会引发一些负面影响,甚至导致极端利己主义的行为出现。因此,在运用功利主义指导医学实践时,我们必须保持审慎和平衡,以确保医学伦理的全面发展。

第四节　道 义 论

道义论,亦被称作义务论或非目的论,构成了一种独特的道德哲学观点。此理论主张如下。

首先,社会确立道德规范的初衷,并非出于外在的利益考量,而是为了道德自身的完善和提升。其核心目的在于雕琢每个人的道德品质,实现人类与禽兽的本质区别,彰显人之所以为人的高贵品质。正如孟子所言:"人之有道也。饱食、暖衣、逸居而无教,则近于禽兽。"此言寓意深远,指出人类若仅仅满足于物质生活的充裕,而忽视道德教化与精神追求,那么人与禽兽又有何异?

其次,道义论在评判一个行为是否道德时,其终极标准并非该行为对全社会或个人利益的效用,而是看它对行为者品德和道义的滋养与提升。若某一行为能够助力行为者品德的完善,实现人之为人的价值追求,即便它在某种程度上减少了行为者或社会的利益总量,但只要符合上述道德目的,便被视为是正当且道德的。反之,则被视为不道德。西汉大儒董仲舒的精辟概括“正其义不谋其利，明其道不计其功”，便是对这一思想的深刻诠释。它强调了道义行为的纯粹性，即行为的目的应是为了追求正义，而非功利性的考量。

道义论在道德评价中，更侧重于行为本身是否符合既定的道德规范，它强调的是行为的动机，而非单纯的结果。这一理论将社会或群体的整体利益及其公正分配作为道德考量的核心，而非局限于单个道德主体的权益和目的。在寻求道德规范的有效性时，道义论持有一种普遍主义的立场，甚至追求一种绝对的道义性。它关注的是道德行为的动机，而非后果，并依赖于一定的行为规则、规范及标准来指导实践。其核心理念便是义务与责任。

在源远流长的医学实践中，历代医家都强调道德义务与行医动机的重要性。通过制定相应的道德义务或行为规范，不仅有助于从业者明确自身的职责，也更有利于医学实践的顺利进行。然而，道义论并非完美无缺。特别是在当今这个多元化的时代，面对道德的多样性，难以形成一种普世的伦理观念。同时，已有的道德规范之间也可能存在矛盾与冲突，这时道义论的局限性便愈发凸显。

综上所述，当代医学伦理学的理论基础不可能仅依赖于单一的理论观点。相反，它必然是融合了多种理论的合理成分，在整合、互补与发展中共同指导医学道德实践。

第四章

医学伦理规范体系

医学伦理规范体系的核心组成部分为医学伦理(道德)原则和具体行为规范。这一体系的根基在于医学实践的不断演进及其内在发展需求,从而催生出一系列相关的原则和规范。当这些原则和规范在医学领域内得到确立后,它们便具备了引导、评价、辩护和修正的功能。这使得医学实践能够在遵循医学道德规范的同时,更好地契合和展现医学伦理的深层精神。医学伦理(道德)原则,作为对众多医学伦理规范和准则的综合提炼,反映了它们的共性与核心要义,而具体行为规范则是对这些原则的具体阐释和实操指南。虽然这两者在医学伦理的理解层面上存在差异,但它们共同为医务人员在临床实践中提供了价值判断和行为选择的参考框架,同时也成为评估医务人员职业行为的重要准则。

第一节　医学道德的基本原则

一、我国医德原则提出的背景

医德学,即医学道德学的简称,代表了医学伦理学在中国的初始学科形态。自 20 世纪 70 年代末期起,随着中国改革开放的推进和人文社会科学事业的复苏,医学伦理学作为一门学科也迎来了复兴。在引进和介绍现代医学伦理学的核心理念、思想、理论和概念的同时,中国学界更偏爱使用“医学道德”这一概念,并围绕其逐步发展出医德学的一些初步理论和观点。这些理论和观点深受中国传统伦理文化的影响,并在不同历史时期得到继承与发展,它们不仅反映了当时中国医学科学与技术的整体进步,也体现了医疗卫生事业的总体发展状况。我国对医德学的深入研究和学科理论的初步构建,为后续中国医学伦理学的全面、系统发展打下了坚实的基础。在医德学形成过程中积累的多方面认识、提出的医德基本原则,以及基于这些原则制定的一系列医德规范和准则,都成为中国医学伦理学领域的珍贵资产。

我国医德基本原则的构想，其历史可追溯至20世纪中叶。在1941年7月15日，毛泽东同志亲笔为中国医科大学的毕业生题下了“救死扶伤，实行革命的人道主义”的寄语。这一题词不仅体现了深刻的医德理念，更在革命战争年代被党领导的军队卫生人员奉为医德的核心准则。受这一崇高精神的引领，卫生人员在恶劣的战争环境下，依然竭尽全力救治伤病员，克服医疗资源的匮乏，为百姓解除病痛。同时，在革命根据地，他们还积极发起群众卫生运动，有效地保障了人民军队的战斗力量。毛泽东同志的这一寄语，无疑为那个特殊历史时期医德基本原则提供了精准而深刻的解读。

自1949年起，医疗卫生工作逐渐上升为党和国家社会建设的核心组成部分。在这一时期，医疗卫生工作的目标和方针日益清晰，其中救死扶伤的人道主义精神在中国社会主义建设的初步阶段得到了显著体现。1950年，北京召开了第一届全国卫生工作会议，此次会议确立了“面向工农兵”“预防为主”以及“团结中西医”作为新中国卫生事业的三大指导原则。毛泽东同志发出“动员起来，讲究卫生”的号召后，周恩来同志又进一步提出了“卫生工作与群众运动相结合”的策略。至此，新中国卫生事业的发展方向已明确，即面向工农兵，预防为主，团结中西医，卫生工作与群众运动相结合。在这一系列方针的指引下，救死扶伤和革命人道主义成为医疗卫生工作中不可或缺的医学道德精神和基本原则。

二、医德基本原则的具体内涵

在1981年，现代医学伦理学理论和学科发展尚处于萌芽阶段，这一年，全国第一届医德学术讨论会于上海举办。在会议上，我国“社会主义医德基本原则”被明确且首次提出。该原则初步定义为“防病治病，救死扶伤，实践革命性的人道主义，并致力于为全体人民服务”。而到了20世纪80年代的中期，此原则得到了进一步的修订与完善，阐述为“防病治病，救死扶伤，实行社会主义医学人道主义，全心全意为人民身心健康服务”。这一医学道德准则的诞生，深受时代的影响，不仅映射出中国社会在“改革开放”初期对自身道德文化的深厚自信，更在政治伦理和传统道德对医学伦理原则的深远影响下，融入了“社会主义”的制度性特质。这无疑揭示了医学伦理学在中国初步发展阶段的一个独特面貌。尽管这与后来由医学科技的显著进步推动的医学伦理学向生命伦理学转变的趋势存在差异，但医德学及其基本原则的确立，确实是中国社会在特定历史时期对医学伦理观念的重要抉择。因此，我们应从历史的角度，深入洞察这一原则在中国医学伦理学演进历程中的重要地位和深远价值。

医学基本原则的内涵，可以从四个紧密关联的层面进行深入剖析与阐释。首先，“防病治病，救死扶伤”构成了医德的核心手段。其中，“防病治病”不仅反映了防治并重的医疗理念，还从宏观视角明确了医学服务应肩负的全方位医德责任。这意味着，医疗工作者既要专注于患者的治疗，也不可忽视疾病的预防工作。这一原则要求医务工作者需建立全面的健康观念，准确理解和处理与患者个体、广大社会公众以及生态环境之间的复杂关系。他们必须承担起多重责任，既要关怀个体生命，也要对社会整体负责，尤其需深刻认识到自身所承载的社会责任。“救死扶伤”则是临床医疗服务的首要道德准则，强调所有临床医务工作者应将患者的生命健康置于至高无上的地位，以患者的利益为最大考量。其次，“医学人道主义”构成了医学道德的基础要求，它强调医务工作者应给予患者基本的尊重、同情、关怀与救助。其三，“全心全意”代表了医学道德的最高标准，它要求医务工作者必须全身心投入，竭诚无私地救治患者。这包括对生命的敬畏、对身体的珍视、对健康的追求，以及维护生命的尊严、理解患者的病痛、尊重患者的权益。在这一原则指导下，医务工作者应对患者的身心健康表现出深切的同情与关怀。第四，“为人民健康服务”被确立为医学道德的价值旨归。医德基本原则的这四个层面相互支撑、相辅相成，它们共同构成了对中国古代“医乃仁术”的传统医学道德思想和现代“白求恩精神”的时代性解读与传承。

三、新时期卫生工作方针中的医德基本原则

1991 年 4 月，全国人大七届四次会议审议并通过了《国民经济和社会发展十年规划和第八个五年计划纲要》，其中对卫生工作的基本方针进行了修订，明确为：以贯彻预防为主，依靠科技进步，动员全社会参与，中西医并重，为人民健康服务。这一改动为我国卫生工作定下了基础架构。随后，1997 年 1 月发布的《中共中央、国务院关于卫生改革与发展的决定》进一步细化了新时期的卫生工作指导原则，强调以“以农村为重点，预防为主，中西医并重，依靠科技与教育，动员全社会参与，为人民健康服务，为社会主义现代化建设服务”。至此，新时期的卫生工作方针得到了全面的确立。随着时代的发展，党的十八届五中全会站在全民健康和长远发展的高度，提出了“推进健康中国建设”的宏伟目标。2016 年的全国卫生与健康大会进一步指出了我国卫生与健康工作的指导方针，即“以基层为重点，以改革创新为动力，预防为主，中西医并重，将健康融入所有政策，人民共建共享”。此次大会还积极倡导广大卫生与健康工作者要发扬“敬佑生命、救死扶伤、甘于奉献、大爱无疆”的新时代医德精神。2021 年 3 月 6 日，习近平总书记在看望参加全国政协会议的医药卫生界教育界委员时强调：“广大医务工作者要恪守医德医风医道，修医德、行仁术，怀救苦之心、做苍生大医，努力为人民群众提供更加优质高效的健康服务。”

自 1991 年迄今，随着我国社会和国家的持续发展，卫生工作的基本方针也经历了不断的调整与优化，以更好地应对卫生领域出现的新形势及挑战。值得注意的是，无论方针如何演变，其核心始终与医德的基本原则保持高度契合。这些方针均深刻体现了医德基本原则的精神，聚焦于防治结合的策略，将防病治病和拯救生命作为核心手段。同时，它们也强调对医学人道主义的推广，并始终将全心全意服务于人民的健康福祉作为终极的价值追求。

第二节　医学道德的基本规范

一、概述

1. 医学道德规范的组成

医学道德规范明确了医务人员的行为标准，涵盖了“应为”与“不应为”的准则，并通过“戒律”“宣言”“誓言”“法典”“守则”等简明且易记的形式加以体现。“戒律”作为古老形式，在中国古代医学文献中有所记载，反映了古代医者对道德的深刻体悟，强调医德的基本底线和自我约束，如《黄帝内经》的“疏五过论”和“徵四失论”，以及明代陈实功的“五戒”。而“宣言”和“誓言”则凸显了医者的职业承诺，激发其职业荣誉感和责任感，例如《希波克拉底誓言》和《中国医学生誓词》。至于“法典”和“守则”，它们体现了现代医者对医德原理的深入认识，强调专业伦理和法规权威，如《纽伦堡法典》和《病人权利法案》等。

2. 医学道德规范的概念

医学道德规范是建立在特定医学道德理念和原则基础上的准则体系，其目的是调控医学实践中的多元利益关系，并对医学行为的道德性进行评估。该规范实质上揭示了医学道德行为与道德关系的普遍规律，它体现了社会对医疗从业者的基本道德期望，并具体展现了医德原则。此外，医德规范不仅涵盖了一般性医疗活动的行为标准，还包含了针对不同科室与医学专业的特殊准则。

二、国内外医学道德规范简介

1. 国际医学道德规范介绍

(1)《希波克拉底誓言》：是医德文献中的经典之作，它深入体现了古希腊名医希波克拉底的医德理念，并提出了具有长远现实意义的医德标准，其影响力已超越时空界限。核心内容涵盖：① 尊师敬业；② 为病家谋利；③ 不伤害患者；④ 保守医密等。

(2)《日内瓦宣言》：第二次世界大战后，医务人员遭遇了诸多新的医学道德挑战，这促使对传统医德准则进行重新评估成为必要。1948 年，世界医学会全体大会在日内瓦举行，与会者一致认为应尊重希波克拉底誓言所体现的医德精神，但须根据医学进步对其进行更新。因此，大会通过了《日内瓦宣言》，这是世界医学会首次发布的国际性医德规范文件，并经历了数次修订。该宣言以《希波克拉底誓言》为基础，已成为国际医学伦理的权威文献，对全球医学和医学伦理学产生深远影响，具有强大的规范、指导和激励功能。

(3)《国际医德守则》：1949 年 10 月，在伦敦召开的世界医学会第三次会议上，《国际医德守则》获得通过，这份文件也被称作《伦敦守则》。此守则全面规定了医师的基本职责，包括对患者的责任、医师间的相互责任以及医师的一般性职责。

(4)《新世纪医学职业精神：医师宣言》：随着社会的进步，医学领域正面临科技迅速进步、市场化和全球化的多重挑战。在此背景下，医生们愈发感受到对患者和社会所承担的责任之重大。为了应对这一形势，2002 年，美国内科理事会、美国内科医生学会基金会及欧洲内科医生联盟携手，共同推动并实施了《新世纪医学职业精神：医师宣言》，旨在重申并巩固医学职业的核心原则与价值观。此宣言阐述了医学职业精神的三个核心原则和十大职业责任。其中，把患者利益放在首位、患者自主、社会公正为其核心原则。而十大职业责任则包括：致力于提高专业水准；对患者诚实，为患者保密；和患者保持适当关系；不断提高医疗服务的品质；推动医疗服务的普及；对有限的资源进行公平分配；进行科学知识的创新；保证知识的可靠性；解决利益冲突而维护信任；承担本专业内部的责任。

中国医师协会于 2005 年正式加入这一宣言的推广行列。此后，国内医学伦理学领域对医学职业精神进行了深入且富有成果的理论研究与实践探索。

2. 国内医学道德规范介绍

(1)《中国医学生誓词》：1991 年，国家教育委员会颁布了《中国医学生誓词》，内容为："健康所系，性命相托。当我步入神圣医学学府的时刻，谨庄严宣誓：我志愿献身医学，热爱祖国，忠于人民，恪守医德，尊师守纪，刻苦钻研，孜孜不倦，精益求精，全面发展。我决心竭尽全力除人类之病痛，助健康之完美，维护医术的圣洁和荣誉。救死扶伤，不辞艰辛，执着追求，为祖国医药卫生事业的发展和人类身心健康奋斗终生。"

该誓词深刻揭示了医学的核心价值和医德的基本原则，为医学新生提供了入学宣誓和职业理想树立的重要指导，从而点燃了他们的职业信仰之光。

(2)《临床医师公约》：在 1996 年，由中国科学院与中国工程院医学领域的 28 位院士共同倡导，并联合签署了《临床医师公约》。该公约概括了五项医学道德准则：一是全心全意为人民健康服务，为我国社会主义医疗卫生事业服务；二是医术上精益求精，团结协作，保证医疗质量，努力进取创新；三是维护严肃、严格、严密的医德医风，廉洁行医，抵制一切不正之风；四是提倡敬业尊师，积极扶植后学，努力提高临床服务艺术；五是积极开展卫生科普工作，提高群众防治疾病知识和自我保健意识。这套规范不仅语言精练、视野宏大，而且极具现实意义；不仅展现了医学职业精神的持久传承与开拓创新，更彰显了我国医学界领军人物的自律风范。

(3)《医疗机构从业人员行为规范》：在 2012 年 6 月 26 日，我国原卫生部、国家食品药品监督管理局以及国家中医药管理局联合颁布了《医疗机构从业人员行为规范》，其中明确规定了医疗机构从业人员需遵守的八项基本医德准则。这些准则主要包括：以人为本、践行宗旨；遵纪守法、依法执业；尊重病人，关爱生命；优质服务，医患和谐；廉洁自律，恪守医德；严谨求实，精益求精；爱岗敬业，团结协作；乐于奉献，热心公益。

相较于 1988 年发布的《医务人员医德规范及实施办法》，新的医德准则不仅进一步强调了以人为本、尊重生命和医患和谐的重要性，还更加注重医疗保健服务的公益性质与公平性。同时，新准则也体现了医德要求中理想性与底线性的融合，以及医德实践作用的针对性和高效率。

(4)《中国医师道德准则》：2014 年 6 月 25 日，中国医师协会推出了《中国医师道德准则》(以下简称《准则》)，该《准则》由 40 项条款构成，旨在为医师设定明确的道德边界，规范其与病患、业内同仁、社会及商业实体的关系。此准则不仅敦促医师遵循职业操守，更鼓励其将医疗工作从谋生手段转变为职业追求，以提升社会认可度。2016 年发布的《中国本科医学教育标准——临床医学专业(2016 版)》也强调，依照《中国医师道德准则》为患者提供人性化的医疗服务，是医生职业素养的重要组成部分，这进一步彰显了该准则的不可或缺性。

《准则》明确指出，医师应将患者的利益置于首位，展现对患者的深切尊重。他们应以敬畏之心对待每一个生命，用同情心为患者提供适当的关怀与照料。医师需保持职业操守，不受任何外部因素干扰，坚决抵制违背人道主义的行为。无论是在临床实践、教育、研究、管理还是宣传工作中，医师都应肩负起符合公众利益的社会责任。他们应致力于终身学习，持续提升自身的专业知识和技术能力。在分配医疗资源时，医师应遵循公平、公正的原则，以确保资源得到最优利用。同时，维护职业的尊严与荣誉，以及保持良好的职业形象，也是医师的重要职责。

在医患关系层面，《准则》强调，医师不得因任何理由拒绝接收或歧视患者。他们应耐心聆听患者的诉求，致力于建立一种基于相互尊重的合作关系。医师需用患者易于理解的方式与其沟通，并尽力回答患者的疑问。同时，医师应避免使用虚假宣传或不正当手段来吸引或误导患者。他们不得利用自身的医学知识和技术来危害患者，或将患者置于不必要的风险之中。在手术、特殊检查或治疗前，医师应重视与患者的沟通，确保患者充分理解并同意治疗方案，而非仅仅将此作为免责或自我保护的措施。对于经济困难的患者，医师应尽力提供医疗援助或协助其寻找其他救助途径。在患者面临维持生命治疗的选择时，医师应给予慎重的建议。对于丧失能力的患者，医师应尊重其在丧失能力前所表达的意愿，并尽最大努力保护患者的权益。

在与同行的交往中，《准则》要求医师之间应相互尊重、信任和支持。他们应正确对待中医和西医的各自理论与实践，并公正、客观地评价同行的品格与能力。医师不应包庇或袒护同行，而应积极参与医疗技术鉴定和出庭作证等法律程序。他们应避免相互诋毁，更不得采用不正当手段干扰患者对同行的信任。医师应与同行共享知识和经验，并无私地将自己的技术和知识传授给年轻一代或下级医师。

在履行社会责任方面，《准则》倡导医师为急需医疗援助的人群提供必要的帮助，并承担起相应的专业责任。医师应成为公众健康的倡导者、健康知识的传播者以及公众健康风险的警示者。他们应认识到团体、社会和环境对患者个人健康的重要影响，并在公共健康、健康教育、环境保护、生态平衡、社会福利以及相关立法等方面发挥积极作用。同时，医师应确保他们所参与的研究项目符合科学和伦理道德的要求。

在与企业的关系中,《准则》严禁医师因接受医药企业的资助而进行违背科学和伦理的研究。医师不得为个人利益推销任何医疗产品或进行学术推广。他们应拒绝参与或接受任何可能影响医疗公正性的宴请、礼品、旅游、学习、考察或其他休闲社交活动。对于企业的公益资助、临床研究或学术推广,医师应按规定进行申报和说明。此外,医师应坚决抵制医药企业以各种名义推销处方药品的搭售、附赠等促销活动。

三、医学道德规范的特点

1. 理想性与实践性的统一

伦理道德的作用在于激发社会成员树立更高层次的思想境界,并向着社会所倡导的理想目标不断进取。因此,医学伦理规范具有理想性,必须贯彻全心全意为人民的身心健康服务的医学宗旨,体现医学职业崇高的道德理想,从精神上激励、鼓舞医务人员忠于职守,救死扶伤。与此同时,医学伦理规范又是一种行为规范,是以指导医务人员行为、要求医务人员去践行的行为标准,具有实践性。实践的特点要求医学道德规范要有深厚的社会根基,立足现实,适度超前,使理想性与现实性和谐统一。

2. 稳定性与动态变动性的统一

医学伦理规范无论是作为医务人员追求的道德目标,还是作为指导和衡量医务人员行为的行为标准,都应当保持相对稳定性,否则,会造成思想认识上的模糊、混乱和行为操作上的无所适从。同时,医学伦理规范的稳定性不等于固定性,不能“朝令夕改”,但也并不是说一成不变的。医学伦理规范是一种社会观念,是在长期的医学活动和医学道德修养的实践中逐步形成的,并随着社会变化而发展。因此,医学伦理规范必须与社会进步和医学发展水平相适应,充分反映出时代的特点。现代医学模式的转变,使医学服务结构、服务项目、服务观念等发生了急剧变化,必将带来医学道德观念、医学伦理规范的变化和发展。

3. 一般性与特殊性的统一

随着人类社会和医学科学的发展,医药卫生事业已发展成一个庞大的系统,不仅包括医疗、护理、药剂、检验、医技等临床系统,还包括预防、保健、康复、健康促进、计划生育等系统。这些系统的职业目标和医学道德责任都围绕着为人的身心健康服务这个共同目标,以及反映它们共同道德要求的一般医学伦理规范。但是各个子系统的职业活动又有各自的特点、目标和要求,职业活动的差异性决定了医学伦理要求的具体性。因此,在医药卫生事业大框架下,各个子系统需要根据自己的特点制定一些医学伦理规范,这是医学伦理规范一般性与特殊性的统一。

四、医学道德中的情感与良心

1. 医学道德情感

(1) 医学道德情感的含义:情感是指在一定社会条件下,人们根据一定的观念和准则,去感知和评价本人或他人行为时所持的态度和由此而产生的内心体验。它是人们内心世界的自然流露和对外界客观事物所持态度的反映。当人们对某些事物持肯定态度时,就会产生满意、高兴、爱慕、愉快等内心体验;当人们对某些事物持否定态度时,就会产生厌恶、愤怒、恐惧、悲哀等内心体验。医学道德情感是指医务人员对医学事业和服务对象所持的态度和内心体验,是根据社会道德行为规范和准则评价他人和自己的言行时所产生的情感,是人们的心理现象或主观的道德意识,它反映了客观的道德原则和规范与主观行为之间的关系。

(2) 医学道德情感的内容:医学道德情感主要包括同情感、责任感和事业感。同情感是指医务人员对患者的病痛在个人情感上所产生的共鸣,并以相应的态度表现出来的怜悯情感。这是一个医务人员最起码的道德情感。医务人员的同情感主要表现在对患者的真挚友爱,对患者的遭遇、痛苦和不幸能够理解,并在自己感情上产生共鸣,愿为其解除病痛。同时,把患者当作亲人,给予道义和行动上的支持和帮助。这是对患者生命高度负责的表现。责任感是指医务人员将挽救患者生命、维护患者健康当作自己崇高职责的一种情感。这是对医务人员起主导作用的医学道德情感,是同情感的进一步升华,是一种自觉的道德意识。健康所系,性命相托,在这种非同一般的生死所寄、信任托付的关系中,医务人员的责任感主要表现为把挽救患者的生命、促进患者的康复视为自己义不容辞的责任,甚至达到忘我的境界。责任感在诊疗活动中起决定作用。事业感是指医务人员热爱医学事业、积极探索医学奥秘、勇于追求真理的一种情感。这是更高层次的医学道德情感,是对责任感的升华。医务人员的事业感主要体现为热爱医学事业,把救死扶伤、钻研医学看成自己的终生追求,把事业看得高于个人利益,甚至为攻克医学科学堡垒废寝忘食,潜心钻研,鞠躬尽瘁,死而后已。

(3) 医学道德情感的意义:医学道德情感对医务人员的医学道德行为起着调节作用。医学道德情感中的同情感,可以促使医务人员关怀、体贴患者,并对处于病痛危难之际的患者竭尽全力进行抢救。同时,也可以使患者产生良好的心理效应,有利于患者早日康复。医学道德情感中的责任感可弥补同情感随时间推移逐渐淡化的不足,使医务人员的行为具有稳定性,真正履行对患者的道德责任。医学道德情感中的事业感能激励医务人员为医学事业的发展发愤图强,不计较个人得失,为患者的利益承担风险,为医学事业做出更大的贡献。医务人员的道德情感是医学人文精神的重要支撑,只有让医务人员的道德情感发挥其应有的作用,才能真正唤回逐渐失落的医学人文精神,才能为医学创造良好的人文环境。具体而言,医务人员道德情感的充分发挥,既有利于失落的医学人文关怀的回归和生物-心理-社会医学模式的践履,又有利于医患之间的情感交流和医德医风建设。

2. 医学道德良心

(1) 医学道德良心的含义:良心是最基本的道德范畴之一,是人们在履行义务的过程中形成的对自身行为是否符合社会道德准则的自我意识和评价的能力。良心不是天生的,而是后天形成的,是由人们的生活经历和认识决定的,是一定的道德观念、道德情感、道德意志和道德信念在个人意识中的统一。在本质上它是人们在社会生活中，在履行对他人和社会的义务中所形成的一种道德意识。它既是体现在人们意识中的一种强烈的道德责任感，又是人们在意识中依据一定的道德准则进行自我评价的能力。它是对自己道德行为的自我认识、自我控制、自我调节和自我评价的统一体。良心与义务是紧密相连的。如果说义务是对他人、对社会应尽的道德责任，那么良心就是道德责任的自我意识。良心作为一种自我评价的能力，是个人对其行为应负的道德义务及责任的自觉认识，是一种自律。医学道德良心是指医务人员内心对自己的道德责任、情感、情绪进行自我意识和评价的能力，是医学道德情感的深化。良心一旦形成，就具有深刻性、自觉性和稳定性的特点。

(2) 医学道德良心的内容：医学道德良心作为一种意识，其基本内容和要求，是在任何情况下都不做有损于患者利益的事。具体包括：① 以医学道德的基本原则作为自我评价的依据和出发点，忠实于患者。医务人员的良心与义务是紧密相连的，在医学道德良心的驱使下，医务人员自觉地忠实于患者利益和社会利益，在任何情况下都不做有损于人民健康的事。即使一时疏忽出了差错，也要及时纠正，敢于承担责任。这是必备的医学道德良心。② 热爱本职工作，忠实于医学事业，忠实于社会。医学职业是一种神圣的职业，为患者和社会服务，这是职业责任，不应掺入某些不正常的因素，更不允许有凭借医务权力报复勒索患者的不道德行为。

(3) 医学道德良心的重要性：医务实践的特殊性决定了医学道德良心比一般其他职业良心更重要。因为医务人员的服务对象是身心遭受疾病折磨和痛苦的患者和患者家属，其工作性质直接关系到人们的生命健康和千家万户的悲欢离合，而且医务人员的行为常常在无人监督、患者意识障碍或亲属不了解实情的特殊情况下完成。这就要求医务人员时刻以职业良心来约束自己，形成强烈的道德责任感和义务感。同时，要有深刻的自省能力，以高度的负责精神进行自我判断和评价。

结合医疗实践的特殊性，医学道德良心对医务人员的重要作用有：① 良心对确定行为的动机起制约作用。任何行为的选择都离不开动机的确立，在医务人员做出某种行为之前，良心便会根据履行义务的道德要求，对行为动机进行检查，对符合道德要求的行为动机予以肯定，对违反道德要求的行为动机予以抑制或否定，从而帮助医务人员确定正确的行为动机。同样医务人员在医务实践活动中的行为选择，既受社会客观环境条件的制约，又受个人良心的支配。在同样的客观环境条件下，医务人员选择什么样的行为将直接受良心的支配和决定。它要求医务人员对工作要极端负责，要有正直淳朴之心，要视患者如亲人，有高度的同情心和责任感，做到全心全意地为人民服务。② 良心在行为过程中具有监督保证作用。在行为的进行过程中，良心对符合医学道德要求的情感、意志，以及行为予以肯定、激励和强化。反之，予以制止、克服和纠正，从而促使医务人员调整行为方向，避免不良行为的发生或继续进行，弃恶扬善，以避免造成不良影响和后果。③ 良心在行为之后对行为的后果和影响具有评价和矫正作用。在行为结束后，良心对其后果和影响做出评价，对产生良好后果和影响的行为予以肯定，并使医务人员产生“问心无愧”的自豪感，感受到精神上的喜悦与满足。反之，医务人员会受到“良心谴责”，感受到内疚与不安，从而促使医务人员在以后的行为选择中进行合乎道德要求的抉择，以期获得快乐的情感体验。当医务人员在实践中意识到自己的行为给服务对象带来健康和幸福、给社会带来利益时，内心就会得到极大的满足；而当感到自己的行为违反了医学道德要求，给患者带来痛苦，损害了服务对象和社会利益时，就会感到悔恨和懊丧，良心受到谴责，并希望矫正自己的过失以弥补和挽救造成的不良影响。

医学道德良心是医务人员对自己所负道德责任的自觉意识。它促使医务人员忠诚于医学事业，无论是否存在监督，都能以高度负责的精神，急患者所急，想患者所想，满腔热忱地为患者服务；它还可以促使医务人员在任何情况下，都能坚守医学道德原则和规范的要求，自觉抵制不正之风的影响。

五、医学道德基本规范的解读

基于我国医德建设的实际需求，同时融入《医疗机构从业人员行为规范》以及古今中外的医德准则精髓，现对医德的基本规范进行如下概括与解读。

1. 举止端庄，语言文明

医务工作者的行为举止端庄、言辞文明，这既展现了他们优秀的个人素养和深厚的修养，同时也是获取患者信任与协作的关键因素，对患者的救治与康复过程具有积极影响。历史上有诸多名医强调过良好沟通在医疗中的重要性，如古希腊的希波克拉底就曾提出能够治病的三种要素，包括对症药物、外科手术刀以及良好的语言。同样，诺贝尔奖得主、瑞士著名外科医生科歇尔也警示我们，一个外科医师如果给患者以恶劣印象，则无异于恶魔。

在追求行为举止的端庄方面，我们首先要注重行为的文明性，以和蔼的态度、稳重的举止、轻盈敏捷且大方的动作来展现。在遇到紧急状况时，应保持冷静有序应对。此外，端庄的举止也体现在着装文明上，医务人员的服饰应与职业形象相符，既要规范整洁，又要朴素大方，避免随意穿着，也无须过分打扮。

语言文明则是指在交流中使用礼貌、得体的语言。作为人们思想和情感交流的主要工具，语言是体现个人文明素养的基础元素。医务人员需要通过语言来传达他们的善意、热情和关怀。因此，医务人员不仅应当以身作则，使用礼貌语言，还应结合医学特点，甚至运用语言的艺术，以提升沟通效果。

2. 尊重患者，一视同仁

一视同仁是自古以来提倡的传统医学道德，如古代医学家提出的对待患者要“普同一等”、医治疾病要“不问贵贱”等都是平等待患之意。当今时代，尊重患者主要是指要尊重患者的人格与权利，尊重患者的知情同意权和隐私权，为患者保守医疗秘密和健康隐私，维护患者合法权益。尊重患者、一视同仁这一规范，首先要求医务人员要以平等之心、平和之态看待和处理医患关系，不居高临下，不盛气凌人。其次，对待患者无论亲疏，不因种族、宗教、地域、贫富、地位、残疾、疾病等歧视患者。但需注意的是，一视同仁、平等待患并不等于对患者“同样对待”。医务人员采取医学处置，应当从有利于患者的主观愿望出发，在客观条件许可的情况下，尊重就医者的正当愿望，满足他们的合理要求。一视同仁，即平等地对待每一个患者。这两点既是医德规范的重要内容，又是一个合格的医务工作者所必不可少的条件。“一视同仁”，一方面是社会主义核心价值观中的“平等”“公正”之于医德规范的应有之义；另一方面，由于过去“以药养医”的制度的实施，药品收入与医院收入挂钩，给医德建设造成了一些不良影响。而“全面取消以药养医，健全药品供应保障制度”，为新时代医务工作者践行“一视同仁”的医德规范开辟了道路。

3. 以人为本，救死扶伤

恪守救死扶伤、防病治病的根本原则，秉承“大医精诚”的崇高信念，并积极推广人道关怀。我们将患者置于工作的重心，竭尽所能为民众的健康福祉贡献力量。医疗实践中的以人为本，意味着对人的尊严和价值的深切尊重，以及对患者核心地位的着重强调。而医疗救助的最高追求，亦即医务工作者的基本责任，便是拯救生命、扶助伤患。以人为本，即以患者的根本利益为本，这是对医务人员工作态度的核心要求。在中国特色社会主义新时代，没有全民健康，就没有全面小康。习近平总书记曾提出：“要把人民健康放在优先发展的战略地位。”把全民健康上升到了国家战略的高度。而全民健康这一战略实现的基础，就在于每个医务工作者是否“以人为本”地做好“救死扶伤”的工作。因此，我们将“以人为本，救死扶伤”作为医德规范的第一条基本内容，要求医务工作者时刻将患者的根本利益置于首位，使救死扶伤的工作不仅救人，而且暖心。医学人本论认为，临床医疗应以满足患者诊治的身心需要为本，即要将患者的生命、健康利益放在第一位，作为临床医疗的根本目的。

4. 严谨求实，精益求精

从事医学职业，不仅要有满腔的热情，更需要高超的业务本领。严谨求实、精益求精是保障人民身心健康的客观需要，也是医学事业不断向前发展的动力。这一规范要求医务人员要热爱学习，钻研业务，努力提高专业素养，严谨求实，奋发进取，不断提高技术水平。医务人员要不断学习新理论、新技术，把握医学发展的新动态，敢于挑战医学难题，在实践上有所创新，有所突破。同时，在每一项医疗实践中又要注意观察患者，询问病史，诊断处理疾病，做到细致周密，一丝不苟，精心操作。此外，还要诚实守信，自觉抵制学术不端行为。这一规范要求医务工作者应当不断学习提高医术，学好学精业务本领，做好做精业务工作，这是医务人员在学风方面必须遵循的医德规范。它要求医务人员严谨求实，奋发有为，刻苦学习专业知识，不断提高医疗技术水平。医务人员要做好救死扶伤的本职工作，不仅需要满腔热情，最重要的是高超的业务本领。只有“钻研医术，精益求精”，才能更好地治病救人，促进医学事业不断向前发展。这亦是社会主义核心价值观“敬业”的要求所在。鉴于医疗工作高技术含量、高风险、高难度的特点，这一规范的践行要求医务人员在理论和实践上作出双重努力。在理论上，医务人员需掌握最新的医学发展动态，不断汲取最新的医疗成果和最先进的医疗技术，善于利用大数据带来的医疗信息红利，勇于攀登医学高峰，攻克医学难题。

5. 廉洁自律，遵纪守法

该规范要求医务人员要弘扬高尚的医学道德，严格自律，不索取和非法收受患者财物，不利用执业之便牟取不正当利益，应以患者利益、集体利益和国家利益为重。要自觉遵守国家法律法规，遵守医疗卫生行业规章和纪律，严格执行所在医疗机构各项制度规定。古今中外医学家都很重视这一规范。清代名医费伯雄指出："欲救人而学医则可，欲谋利而学医则不可，我若有疾，望医之救我者何如？我之父母妻子有疾，望医之相救者何如？易地以观，则利心自淡矣。"英国科学家弗莱明说："医药界最可怕而且冥冥杀人害世的莫过于贪，贪名贪利都要不得。"这些箴言，从不同角度反映出社会要求医务人员必须树立患者利益高于一切的观念。医务人员必须明白，自己手中的医药分配权、处方权、住院权，是社会和人民给予自己履行防病治病、救死扶伤神圣职责的手段，绝不能把它作为牟取私利的筹码。在当前市场经济条件下，医务人员必须做到廉洁自律，遵守医学道德规范，克服小团体观念，既不以医疗手段牟取个人私利，也不能为牟取本科室、本单位的小团体利益而损害患者或国家的利益，应用自己的实际行动抵制一切不正之风，自觉维护医疗职业的崇高声誉，维护患者的利益。2021 年 1 月 16 日国家卫生健康委、国家医保局、国家中医药局共同制定发布《医疗机构工作人员廉洁从业九项准则》(以下简称《九项准则》)，为广大医务人员划清了基本行为底线。《九项准则》是"九不准"的升级完善，不仅涵盖了"九不准"全部要求，而且进行了补充扩展，对新问题、新情况和老问题新表现做了相应的补充性禁令。比如，增加了"不实施过度诊疗""不参与欺诈骗保""不牟利转介患者"等内容。对推荐院外购药、推销非医疗商品、互联网医疗等"老问题"的新表现，《九项准则》以"不准接受商业提成"予以全面要求。

6. 诚实守信，保守医密

诚实守信被视为医务人员对待患者的核心要求。在唐代名医孙思邈的著作《大医精诚》中，"诚"一字被用以深刻诠释杰出医者的典范特质。同样，毛泽东在《纪念白求恩》一文中，也借助"诚"的理念来总结并赞扬了白求恩医生的高尚医德。对于医务人员而言，诚实守信首先要求他们内心忠诚，不仅对患者负责，还要对医学事业怀有敬畏之心。此外，言行一致、踏实做事、恪守信用也是必不可少的品质。为了推崇并实践诚实守信的原则，我们必须坚决抵制任何形式的虚假、背叛、欺诈等不良医疗行为。

保护患者隐私作为诚实守信的重要方面，这一观念与西方医学的悠久传统不谋而合。古希腊名医希波克拉底曾明确表示，对于所见所闻，凡是认为应保密的内容，他都会严守秘密。《日内瓦宣言》也明确规定了医生应保守患者的所有秘密，即使患者过世后也应如此。我国于 1999 年 5 月 1 日起实施的《中华人民共和国执业医师法》中，同样强调了医务人员应关心、爱护并尊重患者，同时保护他们的隐私。如今，保护患者隐私已成为我国医疗体系中一项至关重要的保护性措施。

这一规范要求医务工作者应当严格为患者保守医密，保护患者的隐私权，不得对外泄露患者的隐私及疾病情况。隐私权是一种基本的人格权利。患者的隐私权，过去特指在医疗活动中患者拥有的保护自身隐私部位、病史、身体缺陷、特殊经历、遭遇等隐私不受任何外来侵犯的权利。当前，中国的医疗已进入了大数据时代，除了过去的内容，患者通过电子媒介产生的注册信息、各种医疗信息以及因网络支付产生的财产信息，都成了患者隐私的一部分，应该得到妥善保护。与过去相比，患者的隐私因当前无处不在的网络参与，更易丢失和受到侵害，其损失后果也更严重。在此背景下，医务工作者要更加警惕患者隐私在互联网上泄露带来的风险，尤其不能在社交媒体上公开交流讨论患者的情况。

7. 爱岗敬业，团结协作

爱岗敬业，团结协作是妥善处理同事间及同行业者关系的基本指导原则。此原则倡导医务人员应秉持平等之心，相互敬重；在保持个体独立性的同时，为彼此提供扶持与协助；建立深厚的信任基础，进行深度的配合与相互督查；并应相互学习，共同促进技能提升，发挥各自长处。通过这些行为，共同捍卫患者的权益以及社会的公共利益。

医疗活动是一个整体，每一个医务人员承担的工作，都是整个医疗活动中的一个部分，无论哪个部分出错，都会对整个医疗活动造成不利的影响。任何一次疾病的确诊和治疗，任何一例危重患者的成功抢救，都是各科室、各部门的专业人员集体智慧的结晶，是全体医务人员共同努力和密切协作的结果。这就要求医务人员之间要互尊互学、团结协作，以更好地完成医疗工作。首先，医务人员要尊重同行的人格和劳动成果，善于倾听不同意见，向同专业甚至是不同专业的同事学习，以取长补短。其次，医务人员要正确对待同行的缺点和错误，不可以在患者面前评论同行的缺点和错误，或有意无意地贬低别人、抬高自己，这些都会削弱患者对医务人员的信任，也会造成同行之间的矛盾，影响正常的医疗秩序。

8. 乐于奉献，热心公益

伴随社会的不断发展，公众对医学的期望已不仅仅局限于疾病的治疗，而是希望其能成为推动社会文明进步和提升人类幸福感的关键因素。这就要求医务人员需具备无私奉献的精神和热心公益的态度。在忠实履行本职医疗工作的同时，他们应积极响应政府号召，投身于抗灾救援、应对突发公共卫生事件等紧急医疗任务，以及扶贫帮困、义务诊疗、助残服务、支援农业、对外援助等具有社会公益性质的医疗活动。此外，医务人员还应主动肩负起公众健康教育的责任，深入社区开展保健服务，从而有效促进并改善公众的整体健康状况。

第三节　医学伦理的基本原则

一、概述

欧美是现代医学伦理学的发源地，美国学者沃伦（Warren T. Reich）认为，现代伦理学可视为20世纪60年代复杂多变的社会背景下的伦理思想的新纪元。沃伦的研究聚焦于推动现代伦理学发展的社会动力，特别指出美国民权运动对患者权利意识的显著提升作用，以及全球性的患者权利倡导如何催生了建设性对话的必要性。他认为，如果我们认为现代医学伦理学的诞生是技术发展催生的产物，这种认识反而可能会导致过度运用医学方法去解决新的医学道德问题的危险。例如，随着器官移植技术的进步，器官供应短缺所引发的伦理问题日益凸显。在此情境下，生命科学领域可能会倾向于通过发展生命科学技术，如研发人造器官或开展治疗性克隆研究，以寻求解决方案。然而，这种做法可能会使我们陷入一种技术驱动下的医学技术与道德问题的循环之中。技术的不断进步可能会导致新的医学道德问题层出不穷，从而形成一种技术与道德之间的循环关系，而这种关系又在技术的支配下不断演变。此外，过度依赖技术手段还可能导致我们忽视对技术发展所带来的深度道德关怀的认同，特别是在处理如堕胎、安乐死等敏感临床问题时。

医学伦理原则的确立与现代医学伦理学所孕育和产生的社会背景紧密相连。与中国医学道德原则相比，医学伦理原则更注重对生命科学与技术以及医疗领域中已出现或潜在问题的深入理解和应对。它不仅仅停留在抽象概念的集合或对原则的笼统概括上。基于医学科学的进步和医疗实践的经验，西方学者所提出的一系列伦理原则，为认识和解决现实中的医学伦理难题提供了更为直接且明确的价值观判断和伦理评估的指引。

在1978年4月18日，美国国家保护生物医学和行为研究受试者委员会公布了《贝尔蒙报告》。该报告主要聚焦于在人类受试者研究中如何进行有效保护的问题，并首次明确提出了三大伦理原则，即尊重人（respect for persons）＞有利（beneficent）＞正义（justice）。这一报告被视为西方医学伦理学界对伦理原则的早期解读。

“二原则说”这一理论首次由美国生命伦理学家恩格尔哈特（H. T. Engelhardt）在其多部著作中阐述，其中包括《生命伦理学的基础》与《生命伦理学与世俗人文主义》等。恩格尔哈特主张，应将允许原则（即允诺）与行善原则视为生命伦理的两大基石。

1989年，比彻姆（T. L. Beauchamp）和查尔瑞斯（J. F. Childress）在合著的《生物医学伦理学原理》中，阐述了“四原则说”。在他们看来，生命伦理学的基石由四个核心原则构成，分别是自主原则、不伤害原则、行善原则、公正原则。

蒂洛（Jacques Paul Thiroux）在其被誉为西方社会伦理决策指南的著作《伦理学理论

与实践》中，提出了著名的“五原则说”。这五个基本伦理原则包括生命价值原则、善良原则、公正原则、说实话（或称为诚实）原则、个人自由原则。尽管此理论并未明确标注为生命伦理学，但其在西方的权威地位和深远影响使得它常被实际运用于生命伦理学的决策过程中。

美国学者比彻姆和查尔瑞斯所倡导的生命伦理“四原则”——自主原则、不伤害原则、行善原则和公正原则，已广受认同，并成为欧美医学界医生行为的准则。尽管在不同文化背景的国家中仍存在争议，但这些原则正逐渐被更多国家采纳或参考。

二、医学伦理四大原则

（一）不伤害原则

1. 不伤害原则的概念

不伤害原则强调医务人员在医疗诊治过程中应尽力防止对患者造成身心伤害，严禁故意制造任何形式的损害。这一原则要求医务人员始终保持谨慎，确保患者的安全和福祉。

2. 医疗伤害的内涵

现实中的医疗伤害现象，依据其伤害内容大致可分为：技术性伤害、道德性伤害及经济性伤害。① 技术性伤害是由于医疗技术使用不当对患者造成的肉体或健康伤害，包括一切本可以避免，但由于医务人员违反操作规程或诊疗制度所致的责任事故，或者因技术问题而造成的技术过失事故。② 道德性伤害是由于医务人员语言、态度等行为对患者造成的精神性伤害，如不负责任、马虎粗疏、出言不逊或动作粗野等，都会不同程度地对患者造成心理、精神乃至人格的伤害。③ 经济性伤害是由于医务人员囿于个人或集团的利益导致过度医疗消费，而使患者蒙受经济损失。技术性伤害和道德性伤害常常会伴随着经济性伤害。不伤害原则中的“伤害”涵盖以上 3 类情况。

现实中的医疗伤害现象，依据其与医务人员主观意志的关系大致可分为有意伤害和无意伤害、可知伤害和意外伤害、可控伤害和不可控伤害，以及责任伤害和非责任伤害。有意伤害是指由于医务人员不负责任，拒绝给患者以必要的临床诊治或急症抢救，或者出于增加收入等私利，为患者滥施不必要的诊治手段等直接造成的故意伤害。相反，医务人员不是故意，而是实施正常诊治所带来的间接伤害则属于无意伤害。可知伤害是医务人员应该知晓的对患者的伤害；相反，医务人员无法预先知晓的对患者的伤害是意外伤害。可控伤害是医务人员经过努力可以降低其损伤程度，甚至可以避免的伤害；相反，超出医务人员控制能力的伤害则是不可控伤害。责任伤害是指医务人员有意伤害或虽然无意，但属可知、可控而未加认真防范与控制，任其出现的伤害；意外伤害及虽可知但不可控的伤害，则属于非责任伤害。医学伦理学的不伤害原则主要是针对责任伤害而提出的。

3. 伤害的双重效应及不伤害原则所具备的相对性

在医疗实践中，实现绝对的不伤害是难以达成的。多种诊疗措施可能给患者带来身心上的不良影响。以肿瘤化疗为例，其能有效控制肿瘤，但同时对造血和免疫系统产生负面作用。若诊疗手段在医学上确有必要且符合适应证范围，则其实施是遵循不伤害原则的。然而，若所采用的治疗方式对患者无益、不必要或属于禁忌，却仍被强行实施，导致患者受损，这便是对不伤害原则的违背。对于符合适应证的潜在伤害，应致力于最大限度地避免或减少。

不伤害原则的相对性源于伤害的双重效应特点。所谓双重效应，指的是某个医疗行为虽导致不良后果，但这种后果非直接故意造成，而是出于正当目的间接且可预见的。换言之，此行为旨在达成积极的治疗目的，即直接的正面效果，但也可能伴随一些无法避免的不良影响或副作用，构成间接的负面效果。诸如引产以保护母体、必要的截肢手术或隔离治疗措施均体现了这一点。

又如疫苗接种，"不伤害原则"是一条被各类主流伦理体系所普遍接受的道德原则，一种反驳认为，有意伤害使人变得更糟糕，而拒绝接种疫苗只是没能使人变得更好。也就是说，疫苗接种是一种利益，而拒绝接种是未能实现此利益。一种是伤害，而另一种是未能促进利益，后者的道德负担较小，因此，故意伤害比拒绝接种疫苗在道德上更严重。但实际上拒绝接种疫苗确实会对他人造成伤害。对严重传染病而言，每一个拒绝接种疫苗的人都像一个"不定时炸弹"，他们更容易感染和传播传染病，对他人造成致命的伤害。美国学者杰西卡·弗拉尼根(Jessica Flanigan)用朝天空随意乱开枪的例子来类比拒绝疫苗接种行为，认为拒绝疫苗接种在道德上与对着天空乱开枪是一样的，都危及了无辜者。拒绝接种疫苗者没有权利伤害无辜者，就像乱开枪者无权伤害陌生人一样。由于传染病的传染性，不接种疫苗的个体所造成的伤害甚至比乱开枪者造成的伤害更大，因为一个拒绝接种疫苗者在理论上会传播疾病并伤害更多的无辜者。拒绝接种疫苗者更像是一枚杀伤力巨大的生物炸弹，而不是一颗普通子弹。当然，如果接种疫苗的个人成本太大，以至于超过了不接种疫苗的预期负面作用，那么个人就没有接种疫苗的道德义务。但是，接种疫苗并不会对大多数人造成任何巨大成本，反而会提供巨大利益。

4. 不伤害原则对医务人员的伦理要求

旨在预防对患者的故意伤害并最小化潜在危害。为此，我们提出以下要求：首先，医务人员应培养不伤害患者的意识，在医疗实践中始终优先考虑患者的安全，避免任何形式的故意或过失伤害，并努力将不可避免的伤害降至最低。其次，医务人员需要善于评估医疗措施的风险与收益，只有当潜在的危险或伤害相对于预期的治疗效果是可接受的，才符合不伤害原则的要求。

不伤害原则要求诊治过程中不让患者身心受到损伤，是医生务必遵循的基本原则。虽然诊疗手段均具有一定的伤害性，但一般而言，所实施的诊治手段是医疗所必需的，并具有临床适应证，就是符合不伤害原则。反之，当诊治手段对患者无益处、不是必要的或者有禁忌，无论有意还是无意地强行实施而使患者受到伤害，就违背了不伤害原则。科学的价值常常是中立的，而技术应用则处处充满价值，当医生为解除患者痛苦而求助于技术时，技术作为医学人性服务的工具；而当医生受经济利益的负向驱动，技术就会与资本联手而成为蚕食医学伦理道德的帮凶，这种单纯以创收为目的所实施的过度高规格、高伤害性检查有悖于医学宗旨。当今“创新”已成为医学发展中的一种全新技术观，而获得利润常常是科技发明的根本目标。温纳认为，虽然“进步”的观念已经过时了，但追求进步的精神绝没有过时，所以，温纳呼吁技术应当更加关注人类的需求和福祉。诊疗手段的伤害性本身是不可回避的事实，我们并非指望立即消除这种伤害性，而是提醒医生要有去改变的意识。无论何种新技术都不是万能的，都有其特有的适应证，必须实施个体化选择，规避副作用和不必要的损伤。就外科微创技术而言，它是一项降低伤害性的人性化医疗理念，但如果无意识地盲目滥用，也会带给患者不必要的伤害，如气体栓塞、循环紊乱等。因此，临床决策务必要坚守不伤害原则，降低或防止表面微创实质危险的负面后果。新技术应用伦理是困扰当今医疗服务系统的关键问题，新技术不应该取代也不可能取代传统技术和适宜技术，医生不能成为技术的奴隶，而应具有对技术应用和选择的权利。同样在新技术研发与转化中，不仅仅是为技术应用者提供最佳设计，更要考量对患者的附加损害因素。例如，当今很多医学诊疗手段采用的是工程技术，如放射线、穿刺技术、探测技术等，虽然对人体结构看得更清楚了，但同时带来的伤害也大大增加了。因此，不增加或减少伤害的技术进步应该是医学发展的方向，并促进诊疗手段向无伤害化方向发展。

（二）尊重原则

1. 尊重原则的概念

尊重原则，即尊重患者的自主性，是医务人员必须遵循的伦理准则。在欧美，这一原则通常被称为自主原则，它强调对患者及其自主决策的敬重。知情同意、自主选择、隐私保护和秘密保守等都是该原则的具体表现。此外，从更广义的角度来看，尊重原则还要求医务人员对患者及其家属的人格给予应有的尊重。

2. 尊重原则的内涵

（1）尊重病患自主权：自主指的是个体能够依据自身意愿进行选择、决策和行动的自由。在医疗环境中，患者的自主权即指那些具备决策能力的患者，在与医生进行充分沟通后，能够对自己的疾病治疗与健康管理问题做出理性判断，并据此付诸实践的权利。这一权利对于维护患者的生命价值和人格尊严至关重要。《中华人民共和国民法典》第一千二百一十九条规定，“医务人员在诊疗活动中应当向患者说明病情和医疗措施……应当及时向患者具体说明医疗风险、替代医疗方案等情况，并取得其明确同意……”

具体实行时有两种类型，即全权做主和半权做主。全权做主是在选择重大医疗决策时，事先不征求（不能征求或不宜征求）患者意见，而由医师全权代替患者做决定。半权做主是在选择重大医疗决策时，先征得患者或其家属同意，或者先征得患者或其家属授权，然后由医方代替患者做原则性决定。病方做主的自主与医方做主不是对立的，患者为使自己的决定更合乎理性，也需要医务人员的帮助。有时两者会发生矛盾，但在许多情况下是相容的。因此，在强调病方做主的同时，医方做主仍有继续存在的价值。自主原则还体现在患者有权选择愿意接受或拒绝医师制订的诊疗方案。医师尊重患者的选择权利，不仅有利于建立和谐的医患关系，形成正确的诊疗方案，保障诊疗活动的正常进行，而且还具有心理、伦理和法律意义。医师尊重患者的选择权利，绝不意味着放弃自己的责任。因为医师拥有医学专业知识和技术，在诊疗方案的制订、实施中具有一定的权威性和主动性。医师必须向患者提供正确的选择信息，还要帮助、劝导，甚至限制患者的选择，使患者的选择权与医师的责任有机统一起来。

关于"患者自主权"就"安乐死"而言存在较大的争议。1935 年在英国成立第一个自愿安乐死合法化委员会，1987 年荷兰通过一些有严格限制的法律条文允许医生为患有绝症的患者实施安乐死。目前，立法允许安乐死的有荷兰、比利时、瑞士、澳大利亚和美国的部分州等。而安乐死反对者认为在安乐死过程中，患者缺乏自决权、姑息治疗不足、违反医生专业规则及方法与目的间的差异等，以安乐死的方法减轻患者痛苦不同于允许自然死亡，以色列、澳大利亚、德国、瑞士、美国等多个国家联合研究结果表明，医师应着力于改善姑息治疗和社会条件，而非改变医疗习惯以允许安乐死。由于安乐死涉及道德、伦理、法律、医学等诸多方面，在亚洲至今未合法化。1976 年日本的安乐死协会建立。从 2017 年 10 月 23 日至 2018 年 1 月 15 日，韩国开始试行《维持生命医疗决定法》(也称《尊严死法》)，患者可通过填写"事前维持生命医疗意向书"和"维持生命医疗计划书"，自己决定是否继续接受维持生命的治疗。

(2) 尊重患者的人格尊严：将患者视为完整的个体并予以充分尊重，是医学伦理的核心。这意味着我们不仅要尊重患者的生命存在，还要关注其生命质量，深切体会其因病痛所承受的苦楚。在救治过程中，应将减轻患者身体伤害和缓解其痛苦作为首要的道德目标。同时，我们需尊重患者的内心感受和价值观，认识到社会和心理因素对患者产生的影响，并肯定他们对自我生命的独特理解和选择。此外，每个生命个体，无论其处于何种状态，其存在的价值和意义都应得到我们的肯定和尊重。

尊严是一个复杂的概念，如果不能明确其涵盖的内容，医护人员承认、尊重和提高患者尊严的承诺就会沦为空洞的口号。尊严，就是权利被尊重。有学者将法律赋予公民的人格权利分为"内在要素"和"外在要素"，前者包括安全、自由、尊严三个方面，后者即人格标识(姓名权、肖像权等)。从医护职业角度来说，患者人格权利内在要素的维护显得更为重要，而其中的人格尊严则是重中之重。黑格尔认为，人格尊严是指作为一个人所应有的最起码的社会地位和他人最起码的尊重。尊严是在他人的认可与尊重中得以体现的。只有他人或社会承认个体拥有权利，尊重其权利，并承诺他有保护这些权利的权利，他才会有尊严。比如老年临终患者的尊严，意味着他们有权知道病情及死亡来临的预期时间，有权选择自己想要的照护方式、有权选择自己的死亡地点和方法等。医护人员平等礼貌对待每位患者，给患者提供正确有效的信息、尊重患者的选择与决定，肯定患者的经历和智慧，认同与感激他们曾经对社会和家庭做出的贡献，减少不必要的照护行为，提倡“节制护理”，支持患者完成力所能及的自理活动等都是维护其尊严的表现。

(3) 尊重敬畏患者的生命：生命构成了人的存在基础与核心利益。首先，我们应竭力救治患者，保护他们的生命，这体现了对生命神圣性的尊重。其次，通过优质的医疗关怀来提升患者的生命质量，进而维护其生命价值，这彰显了对患者人格生命的尊重。总而言之，尊重生命及其价值不仅是医学人道主义的核心要求，也是医学伦理的基本展现。

(4) 尊重患者隐私权：隐私是指个体不愿被他人随意侵入的私密领域，主要包含两方面：一是保护个人信息不被泄露，二是防止身体被任意窥视。由于医疗职业的特殊性，医生常能接触到患者深层次的隐私，这些隐私可能涉及患者从未公开的身心状况。医生有责任严守患者秘密，防止信息泄露给患者带来损害。同时，在进行检查和治疗时，医生也需确保患者的身体隐私不受侵犯。进入大数据时代，患者隐私保护愈发被重视，国务院办公厅于 2018 年印发《关于促进“互联网＋医疗健康”发展的意见》，规定国家卫生健康委员会、国家网信办、工业和信息化部、公安部研究制定健康医疗大数据确权、开放、流通、交易和产权保护的法规。严格执行信息安全和健康医疗数据保密规定，建立完善个人隐私信息保护制度，管理患者信息、用户资料、基因数据等，对非法买卖、泄露信息行为依法依规予以惩处。

3. 尊重原则对医务人员的伦理要求

首先，应尊重患者的生命权、人格尊严，并保护其隐私。其次，需妥善协调患者自主决策与医方建议之间的关系。医生应尊重患者的知情同意权和选择权，对于无法自主决策的患者，应尊重其家属或法定监护人的相应权利。但在紧急情况下，若无法及时获得家属同意，医务人员可基于患者利益行使特殊干涉权，做出有益患者的决策。再者，医务人员需承担帮助、引导和限制患者及其家属选择的责任。这包括提供准确适量的信息以助患者决策，劝导患者做出更明智的选择，以及在患者选择可能与他人或社会利益矛盾时，协助其调整并最小化对患者的损害。若患者选择威胁他人或社会利益，医务人员有权适当限制。而家属对患者的不利选择，医务人员也有责任进行干涉。

（三）公正原则

1. 公正原则的概念

公正，即公平与正义，涵盖了程序性、回报性和分配性等多种公正形式。古希腊著名哲学家亚里士多德曾阐释，公正的本质在于“给人应得”。

在医学领域，公正原则指导医务人员公平地分配和确保公众的医疗与健康权益。这一原则进一步细分为形式公正与内容公正。形式公正，也被称为绝对平等原则，强调负担与利益的均等分配。在医疗服务中，它要求对所有相似案例采取统一的处理标准。而内容公正，又称为合理差异原则，主张根据合理差异来分配利益与负担。在确定权益的应得者、应得内容和数量时，学者们提出应综合考虑需求、个人能力、社会贡献以及家庭角色等多个因素。

2. 公正原则的内涵

在医疗与健康领域，公正原则首要强调的是每个人在基本健康权益上的平等性，确保所有人都能平等地获得基础医疗保健。1946 年 7 月 22 日颁布的《世界卫生组织宪章》明确指出："享有可能获得的最高标准的健康是每个人的基本权利之一，不因种族、宗教、政治信仰、经济及社会条件而有区别。"这一原则要求我们必须保障公民的基本且合理的医疗与健康权利，彰显人人平等的核心价值。同时，我们要坚持基础医疗服务的公共属性，通过制度的完善、服务的拓展与质量的提升，确保公众能够公平且便捷地获得预防、治疗、康复及健康促进等连续性的健康服务。政府在基础医疗服务领域需积极作为，将公平性与可及性，以及群众的实际受益，设定为医疗改革与发展的核心目标。然而，公正原则并不意味着资源的平均分配，而应认识到在非基础健康权益方面存在的合理差异，并妥善满足患者超出基础健康需求的医疗服务。随着我国经济社会的发展，公民之间的收入差距逐渐显现，高收入群体通常拥有更高的医疗需求和支付能力。对于这类超出基础医疗范围的需求，在条件许可的情况下应给予满足。但这类服务应由市场调节，而非政府承担。通过激发市场活力，提供多样化的医疗服务，以满足不同群体的特定健康需求。

3. 公正原则对医务人员的伦理要求

在医疗卫生资源分配活动中，公正原则是调节各种利益关系的基本准则。医疗卫生资源是提供医疗卫生所需的人力、物力和财力的总和，包括"宏观分配"和"微观分配"。宏观分配是各级立法和行政机构所进行的分配，解决的是确定医疗卫生投入占国民总支出的合理比例，以及此项总投入在预防医学与临床医学、基础研究与应用研究、高新技术与一般技术、基本医疗与特需医疗等各层次、各领域的合理分配比例的问题。目的是实现现有医疗卫生资源的优化配置，以充分保证人人享有基本的医疗卫生保健，并在此基础上满足人们多层次的医疗卫生保健需求。微观分配是医务人员、医院和其他机构决定哪些人可以获得及获得多少医疗卫生资源，尤其是涉及稀有资源时。医疗卫生资源的微观分配要做到两点：① 在患者个体和社会群体之间，既要考虑患者个体的利益，更要考虑社会群体的利益和子孙后代的利益；② 在患者之间，谁先谁后，谁多谁少。要依次按医学标准、社会价值标准、家庭角色标准、科研价值标准和余年寿命标准综合权衡，在比较中进行优化筛选，以确定稀有卫生资源优先享用者资格。其中，医学标准主要考虑患者病情需要及治疗价值；社会价值标准主要考虑患者既往和预期贡献；家庭角色标准主要考虑患者在家庭中的地位和作用；科研价值标准主要考虑该患者的诊治对医学发展的意义；余年寿命标准主要考虑患者治疗后生存的可能期限。在这些标准中，医学标准是必须优先考虑的首要标准。

以目前日益被重视的罕见病为例，公正原则在医学领域表现为健康公正，对医疗卫生资源的公正分配是社会成员能否获得个体健康权的前提。在宏观层面，在罕见病领域涉及的公正问题就是政府将多少卫生资源投入到罕见病领域，是优先保证大多数人的利益还是少部分弱势群体的利益，这是公共原则的核心问题，而健康公正的核心是关注弱势群体。因为医疗资源总是不充足的，这是一个永恒的、全世界的问题。但是全体社会成员应共享社会进步的成果，包括医疗卫生资源，所有成员都应有平等获得基本医疗保健权利的机会。作为确定卫生资源分配的成本效益分析，是用于比较某一项目或干预措施所消耗的价值成本和该项目或干预措施带来的产出价值效益的方法，是用于从理论上分析和解释医疗资源分配的优先排序，以便达到最好效果，使多数人受益，这种方法采用了效用论和后果论的伦理标准，以定量的方法优先排序改善健康的不同干预，要求总体疾病负担最小化，总体人群健康最大化，而不考虑疾病和健康的分配结果，是一种经济学的视角，这种资源配置的方法对罕见病相关卫生资源配置有致命性的限制，对于罕见病卫生资源配置应该从社会学的角度出发，对各种投入，包括国家的投入、医疗系统的投入、医药企业的投入、患者及家庭的投入，甚至他们在精神上和心理上的付出和这些投入对社会产生的总体效益，进行完整的评估。在涉及罕见病卫生资源分配中，应优先考虑公正原则，而非效用原则，优先保障弱势群体的利益。

（四）有利原则

1. 有利原则的概念

有利原则，亦被称为行善原则，强调医务人员在诊疗过程中应致力于维护患者的利益、提升其健康状况以及增进其幸福感。在医学伦理的经典文献《希波克拉底誓言》中，明确倡导了“为病家谋利益”的行医理念。同样，《日内瓦宣言》也强调了医生应将患者的健康置于首位，并承诺为人类的健康服务，这些都充分体现了有利原则的核心精神。

2. 有利原则的内涵

有利原则可以具体化为确有助益原则和效用原则。

确有助益原则是指确能有益于技术接受者（如患者或受试者）的健康和福祉。以下几种情况，可以被认为有利于技术接受者，对其确有助益：① 当技术接受者确有疾病并能够通过该项技术得到根治或缓解，且受益的同时不会给其造成太大的损害；② 技术接受者无疾病，但可通过该项技术增进健康，提高生活质量，且在其受益的同时，不会给他人、社会和环境带来危害；③ 如果技术接受者作为受试者，他们并不能从实验直接获益，但该技术获得成功后，他们及其家属也能从中受益。这里所指的助益，也包括对人类、对社会、对发展医学科学技术确有助益。

效用原则要求权衡行动主体的行为利弊得失，能够带来最大的好处、产生最小的害处。不能片面地理解“效用”。“效用”既指行动主体的个体利益，也包括人类的整体利益；既有经济效益，也有社会效益；既有短期效益，也有长期效益；既有生理效益，也有心理效益；既要考虑效益，也要考虑风险。“效用”是综合权衡效益、伤害和风险之后得出的结果。因此，运用效用原则要求通盘考量，兼顾各方，在各种复杂的利害关系中找到一个最大好处和最小害处的平衡点，做出大多数人能够接受的道德抉择。

总之，确有助益原则要求为当事人提供好处，效用原则要求行动主体权衡利弊得失，以达到最佳结果。效用原则是确有助益原则的延伸。效用原则不同于传统的功利主义的实用原则，它并不意味着一定要为了社会利益而牺牲个人利益。例如，以为了社会利益的名义终止治疗原本可以治愈的患者，或要求患者作为受试者参加高度危险的研究。除效用原则外，还有自主原则、不伤害原则和公正原则等。所以效用原则既不是伦理学的唯一原则，也不能凌驾于所有其他原则之上。如果破坏了其他原则，效用原则本身也得不到实现，社会利益会受到更大的损害。

3. 有利原则对医务人员的伦理要求

有利原则对医务人员提出以下要求：首先，患者的利益应置于首位，当与其他利益冲突时，务必优先保障患者的生命健康；其次，需不断提升医疗技术，以确保为患者提供精准诊断和高效治疗，从而提升其生命质量；再者，医务人员应在全面评估利弊后，选择对患者最为有利的医疗决策；最后，医务人员应秉持公益精神，将患者利益与社会公益相统一。

除了之前提及的四个原则，有学者还提出了“互助”作为生命（医学）伦理的另一项基本原则。互助原则强调医务人员在提供医疗服务时应秉持互助互惠、协同合作的精神。在当今以信托和契约为基础的医患关系中，互助精神显得尤为重要。鉴于现代医学的高度社会化和交往的多元化，若无充分的互助与合作，优质的医疗服务便无从谈起，医方的价值也难以实现。此外，互助原则还倡导医务人员尊重患者、平等对待每一位患者，并且这一原则也适用于医务人员之间的关系，要求他们相互尊重、团结协作。

三、医学伦理原则的实践与运用

在常规的医学实践中，医学决策通常不会引发显著的困惑。然而，在特定情境下，医务人员可能会遭遇医疗决策方面的难题，这些难题往往源于医德原则之间的冲突。这种情况提醒我们，在应用医学道德原则时，必须特别关注其中潜在的冲突问题。

有利原则与不伤害原则之间的冲突，主要体现在医务人员所认为的对患者有益的医疗措施，有时却可能对患者造成伤害。以依赖呼吸机的脑死亡患者为例，关于是否应撤除或继续使用呼吸机，就存在这样的冲突。虽然继续使用呼吸机在传统意义上被视为救治措施，但如果患者的个人价值观是在此类生命状态下选择放弃治疗，那么医务人员所认为的有益治疗，实际上却可能对患者构成伤害。因此，为了确保医务人员的行为真正对患者有利，并尽可能减少或避免伤害，关键在于深入了解并充分尊重患者的价值观。

无伤害原则与有利原则的道德优先性须通过具体境遇下的利害权衡来确定，临床诊治手段往往具有双重效应，在达到预期诊治目的的同时，也会带来一些负面效应。所以，无伤害原则与有利原则在医疗决策中经常共同发生作用，而且经常是冲突的。解决冲突的方法就是对具体境遇下的医疗决策进行利害权衡，当医疗决策给患者可能带来的利益大于伤害，且决策的目的是指向利益而非伤害时，那么有利原则就应该优先于无伤害原则而起主要调节作用；相反，当某一医疗决策给患者可能带来的伤害大于利益时，那么即使伤害本身不是目的，该决策也不能被采纳，即不伤害原则在此情形下应优先于有利原则而起主要调节作用。例如对符合主动安乐死条件的患者而言，注射致死药物加速死亡的伤害与减轻患者临死前痛苦，使其安详死亡的利益相比，我们认为主动安乐死对于患者而言是利大于弊的，在尊重患者自主意愿的前提下，有利原则应优先于不伤害原则（尽管主动安乐死在我国尚没有被合法化）。

有利原则与尊重原则之间的冲突，主要体现在医务人员的科学决策与患者个人的自主选择之间难以达成一致。例如，当某位孕妇继续妊娠可能对其健康造成严重危害时，医生可能会基于健康考量，建议其终止妊娠。然而，若该孕妇因个人原因坚持要生育，这便产生了医务人员基于医疗有利的考量与患者个人意愿之间的冲突。面对此类情境，医务人员可采取两种策略：一是以行善为出发点，即便这可能干预或违背患者的初衷，也采取自认为对患者最为有利的医疗措施；另一种则是尊重患者的自主权，让患者与其家属共同商议后作出决定。在医学伦理中，过去以义务论为主导的观念下，前者做法较为常见，这种以医生决策为主导、忽视患者自主性的做法被称为医学父权主义。父权主义者强调，对患者行善的重要性超越对其自主性的尊重，因为他们认为患者可能因各种原因做出不利于自身的决策，而医生的职责就是维护患者的最大利益。然而，现今越来越多的医疗从业者开始重视患者的自主性，患者自身也更加珍视选择与决定的权利。当然，在患者或其家属的决策明显危害到患者健康甚至生命时，医务人员应积极介入，寻求有效方法以解决此类冲突。

有利、不伤害、尊重与公正原则在医疗实践中常发生冲突。在积极救治患者时，可能侵害他人利益或危及他人性命，令医务人员面临抉择。以 ICU 为例，满员时若需优先救治重症患者，是否应转移预后不佳者？此举或涉及对后者的不公与伤害。

当伦理决策涉及患者之外的他者利益或者群体乃至社会整体利益的情况下，公正原则应具有比其他三原则更根本的道德地位，公正原则的调节范围主要是医疗资源分配领域。近代以来，医学由古代的个体医业发展为一种集体和社会事业，医疗活动不仅涉及医生与患者，而且与他人、社会密切相关。医务人员在医疗活动中就不仅要考虑患者当前的利益，还必须考虑他人、集体乃至社会的利益，患者的利益并非总是应该被优先考虑的，必须用公正原则来调节患方、医方、其他群体乃至整个社会之间的利益分配，也就是对患者的有利和不伤害应在符合公正原则的前提下发挥作用。至于公正原则相对于尊重自主原则的优先性，即使是那些视自由或自主为最高价值的自由主义者们也不会否认，例如密尔在《论自由》一书中就首先为自由划界：个人的自由必须约制在这样一个界限上，就是必须不使自己成为他人的妨碍。

当伦理决策主要涉及患者个人利益时，自主原则应具有优先于行善原则与无伤原则之上的道德优越性行善与无伤害是医疗职业的古老传统，把尊重自主优先于对患者行善或不伤害患者之上，并非是要颠覆这种传统，也不是不重视患者的利益，而是将判定患者最佳利益的标准从医疗职业人员转向患者，尊重自主首先是确立和执行患者对于自己利益的观点，患者的基本价值观与偏好成为医生判定患者最佳利益的基础。医生对患者最佳利益的判定是基于其临床医学知识、技能和经验，所判定的是有关患者健康、生命的医学利益。由于专业知识信息的不对称，医疗职业人员在有关方面的利益判定显然要比患者权威。但我们不应忽视的是，医疗行为所关涉的并不仅仅是患者医学上的利益，患者的其他利益也会牵涉其中，如信仰自由，追求某种生活方式的自由等，在这些利益的判定以及它们与患者生命健康利益的权衡方面，患者比医生更有发言权。尊重自主相比于对患者行善的道德优越性来自患者对自己总体福利的深刻理解与真实判断永远要优于医生对患者仅涉及生命健康利益的判断。如果说，患者可能在无知或者不理智的情况下做出伤害自己的决定，那么医生的职责是通过充分告知让患者知情，或者帮助患者恢复理智，确保其在知情理智的状态下做出自主决定，而不是代替患者决定。

道德原则排序为我们解决医学伦理决策中的原则冲突问题提供了思路，当然我们不能期望通过这样一种排序的工作来解决所有的道德冲突，因为在道德原则冲突的背后往往还有更为棘手的道德原则解释冲突和权衡利弊冲突的问题。器官分配如何才能体现公正的问题，人们就可能产生出对公正的不同解释；对于这种原则解释的冲突和利弊权衡的冲突，我们认为只能在分歧各方的伦理对话中去寻求共识。

第五章

医疗人际关系伦理

医疗人际关系，涵盖医患、医际等多种关系，均源自医疗活动。此类关系的和谐度对医疗服务质量产生深远影响，因而成为医学伦理学探究的核心议题。

第一节　医患双方的权利与义务

不论是医患还是医际之间，建立和谐健康的关系，首先都应明晰自身的权利及义务。这些权利与义务不仅包括由法律明确规定的法定权利与义务，还涵盖源自道德规范的道德权利与义务。

一、医方的义务和权利

1. 医方的义务

此处着重论述医师的义务，即医师应承担的职责，涵盖对患者和社会的双重责任。

(1) 医方对社会的义务：首先，是预防保健工作，包括积极推广医药卫生常识，提升公众疾病预防和自我保健能力，同时支持和参与公共卫生及环境治理活动。其次，致力于提高人类生命质量，通过遗传咨询、优生宣传、计划免疫等工作，增进人类健康，同时开展生命教育和临终关怀，推动社会文明进步。再者，承担社会急救责任，在自然灾害或意外事故发生时，医师需立即响应，赶赴现场实施救援，并在传染病暴发时，服从统一调配，奋战在防治和医疗第一线。最后，医师还有义务推动医学科学发展，通过深入研究新理论、新知识和新技术、同道之间互相学习进步，以献身和求实的态度，为医学进步贡献力量。

(2) 医方对患者的义务：依据《中华人民共和国执业医师法》与《医疗机构从业人员行为规范》等相关法规，医师需承担以下义务。第一，遵守法律、法规，遵守技术操作规范；第二，树立敬业精神，遵守职业道德，履行医师义务，同道之间彼此尊重信任、精诚合作，尽职尽责为患者服务；第三，关心、爱护、尊重患者，保护患者的隐私；第四，努力钻研业务，更新知识，提高专业技术水平；第五，宣传卫生保健知识，对患者进行健康教育。此外，还包括：

不得拒绝急救处置；在履行告知义务时，应避免对患者产生不利后果；不得利用职务之便获取不正当利益等。

(3) 医疗卫生人员之间的义务：首先，医方应尊重每一位同行的专业地位、经验和贡献，理解其工作压力和挑战，避免无端的批评和贬低。其次，在医疗工作中，医疗卫生人员之间需要紧密合作，共同为患者提供最佳的医疗服务。医生应积极参与团队协作，为同行提供必要的支持和帮助，共同应对医疗挑战。第三，医疗卫生人员应进行广泛的学术交流，分享临床经验、研究成果和专业知识，促进医学知识的更新与传播，提高整个医疗行业的专业水平。最后，医生应共同遵守医疗行业的规范和伦理标准，不参与任何有损医疗行业形象和声誉的行为，共同维护医生的职业尊严和患者的权益。

2. 医方的权利

医生和护士是医疗工作的主要执行者。在我国，针对医疗机构工作人员的权利和义务的明确规定也主要集中在医生和护士两个职业群体上，具体规定详见《中华人民共和国执业医师法》与《中华人民共和国护士条例》。特别是《中华人民共和国执业医师法》，从法律层面明确赋予了医师以下权利：在注册的执业范围内，进行医学诊查、疾病检查、医学处置、出具相应的医学证明文件，选择合理的医疗、预防、保健方案；按照国务院卫生行政部门规定的标准，获得与本人活动相当的医疗设备基本条件；从事医学研究、学术交流，参加专业学术团体；参加专业培训，接受继续医学教育；在执业活动中，人格尊严、人身安全不受侵犯；获取工资报酬和津贴，享受国家规定的福利待遇；对所在机构的医疗、预防、保健工作和卫生行政部门的工作提出意见和建议，依法参与所在机构的民主管理等。在2016年首届全国卫生与健康大会上，习近平总书记强调："要着力发挥广大医务人员积极性，从提升薪酬待遇、发展空间、执业环境、社会地位等方面入手，关心爱护医务人员身心健康，通过多种形式增强医务人员职业荣誉感，营造全社会尊医重卫的良好风气。"

医师所拥有的法律权利，亦构成其道德权利的一部分。此外，医师还享有要求患者及其家属积极配合治疗的道德权利，以及对患者不当行为进行必要干涉的权利。值得注意的是，医师的特殊干涉权仅在患者行为导致其自主权与生命健康权之间，或个人利益与社会公共利益之间产生严重冲突时才被视为合理。其根本目的在于保护患者自身、他人以及社会的更为重要的利益，为此可能需要对患者的某些自主权利进行适当限制。

医疗机构其他从业人员的权利在此不再赘述。

二、患方的义务和权利

1. 患者的义务

患者的义务，就是患者应尽的责任。广义而言，患者的义务是指公民在产生健康帮助需求时，相对于健康帮助提供方(医生、护士、医院管理者、互联网医院中的医生、药师等)应该或者必须承担的责任。狭义而言，患者的义务就是指医院诊疗过程中，在医患关系中的患者责任。患者的义务的内容受医患关系内容的变化而变化，也受医学技术、公民普遍医学认知水平、社会文明水平等各个方面因素的变化而变化。医患关系的稳定,既要求医方恪守其职责并恰当运用其权利,也离不开患方忠实履行其应尽的义务。在医疗实践过程中,患者需承担的主要义务如下。

(1) 协同治疗的义务:在医疗过程中,为了加速康复,患者有责任与医疗团队协同工作。例如,应准确提供病史和当前病情信息,遵循医嘱完成各类检查,以及依照医生的指导进行治疗等。根据我国《侵权责任法》第六十条的规定,若患者或其亲属不配合医疗机构实施符合标准的诊疗,并因此导致损害,医疗机构将不负担赔偿责任。但法规也明确指出,如果"医疗机构及其医务人员也有过错的,应当承担相应的赔偿责任"。这表明,对于因不配合治疗而导致的损害,患者及其家属需承担相应责任。

(2) 维护和促进身体健康的义务:身体健康既是个人的基本权利,也是不可推卸的义务。它与个人及家庭的福祉紧密相连,同时也对人类种族和社会的进步产生深远影响。人们应当肩负起维护或提升个人健康、保护优质健康环境,以及为个人、集体和社会做出有益健康贡献的道德责任。因此,响应国家推行的以健康教育和预防为核心的卫生方针,树立科学的健康理念,采纳合理的生活方式,养成健康的生活习惯,积极投身于体育锻炼,提高自身免疫力,从而降低疾病发生率,是每个人应尽的义务。

(3) 遵守医疗机构规章制度,并尊重医务人员及其工作的职责:为确保医院能够有效运作,提升医疗服务品质与工作效率,同时维护正常的诊疗秩序,患者需自觉遵循医疗卫生机构所制定的各项规章制度。此外,患者亦应尊重医务人员的辛勤付出及其人格尊严。举例来说,住院患者不得擅自离开医院,同时也不得私自改动医生的医嘱。

(4) 支付医疗费用的义务:从某种视角来看,医疗服务被视为一种独特的商品,其特殊性在于,无论治疗结果如何,费用收取并不完全依赖于治疗的有效性或成功性。换句话说,即便治疗未能取得预期成效,只要医务人员已经尽职尽责地提供了医疗服务,且没有过失行为,患者及其家属就必须按照约定支付相应的医疗费用,无权拒绝履行支付义务。然而,在特定情况下,如医务人员负有对急危重症患者的强制救治责任时,他们不得因患者未支付费用而拒绝提供必要的医疗服务。此外,若医务人员在提供诊疗服务时未能充分履行告知和解释的义务,患者则有权拒绝支付由未被告知事项所产生的额外费用。

患者的义务在构建医患共同体中有重要价值。首先,患者义务的明确是对患方更好的健康保护。一方面,患者义务的明确可以加深患者的义务意识,让患者明确在健康及医疗卫生需求中的主体责任意识,从自觉层面促进患者的健康维护。正如《中华人民共和国基本医疗卫生与健康促进法》中的"公民是自己健康的第一责任人"。另一方面,患者义务的明确可以加深对权利的理解,从而让患者为自身权利自觉做出保护与监督。第二,患者义务的强调是对医生职责的道德支撑,进一步提升患者主动性可为医生绝对优势地位的让位提供道德支撑。在现代社会发展过程中,患者自身知识结构的丰富、信息社会知识获取的便捷、对患者自身健康权益的更多关注、自主选择权的重视等原因,造成医患关系中患者主动性呈逐步增强趋势。而我们应当意识到,患者正当的、积极的主动意识增加将有利于患者健康权益的维护与和谐互动的医患关系的建立。第三，患者义务的履行可促进医患利益共赢，患者义务的履行将促进医患关系调整优化，为双方利益共赢提供基础条件。医生与患者关系信任与否、亲密与否在很大程度上影响着患者治疗疾病的心理状态、信任程度及康复情况。此外，患者义务的履行将为医患利益共赢获取更多价值关注。患者义务的履行将促进对当下医患双方利益共赢的关注和行动，真正实现医患命运与共、价值共享。

2. 患者的权利

患者在接受医疗服务期间所享有的权利和应得利益，被定义为患者的权利。在医疗实践过程中，患者的权利由法律权利和道德权利两部分组成。其中，法律权利体现了患者对于基本健康的保障需求，而道德权利则更全面地反映了患者对健康的全面追求，这是一种基于道德准则、依赖道德力量来维护的权利。然而，道德权利的实现受到多种因素的影响，包括医务工作者的道德素养、医疗资源的分配情况以及医学科技的发展水平等。若忽视或超出当前社会的实际条件，道德权利的普遍实现将成为不可能。根据我国法律法规以及相关道德规范，患者拥有的权利主要有以下几方面。

(1) 基础医疗权：世界卫生组织(WHO)已明确指出，健康是每个人的基本权利。与此同时，我国《宪法》第 21 条也规定，“国家发展医疗卫生事业……保护人民健康”。要实现这一保护，最根本的途径是确保公众在患病时能够获得基本、必要、合理且平等的医疗服务。任何医疗机构或个人都无权以任何借口推诿或妨碍这一基本权利的实现。

(2) 经济赔偿权利：在医疗诊治过程中，若医疗机构及其医务人员违反了医疗卫生管理相关的法律法规、行政规定、部门条例以及诊疗与护理的标准流程，从而导致患者遭受身体或财产的损害，患者及其家属享有提出经济补偿要求的权利，并可以依法追究涉事人员或机构的法律责任。

(3) 医疗监督权：在诊疗过程中，患者及其家属享有对医疗行为的合理性与公正性实施监督的权利；同时，他们也有权举报和控诉侵害患者权益的医疗机构及其员工的不法或失职行为。此外，对于患者权益保护的相关工作，他们还有权提出批评、咨询意见以及建议。

(4) 知情同意权：知情同意原则是指在医疗过程中，医务人员需向患者详尽地提供关于诊断结果、治疗方案、病情发展预测及医疗费用等真实且全面的信息。特别是需阐明治疗方法的性质、效用、根据、可能带来的损害、潜在风险及不可预知的意外状况。这样，患者或其家属能基于充分理解做出自主选择，并通过适当方式表明是否接受该治疗方案。只有在患者方明确表示同意后，才可实施预定的治疗方案。知情同意权包含知情权和同意权两方面。知情权指的是患者有权了解自身病情，包括检查、诊断、治疗及预后等细节，并可要求医生以通俗易懂的方式解释；同时，患者也有权了解治疗团队的资质、专长及医疗水平，查看并了解医疗费用明细，以及查阅和复印病历资料。同意权则是指患者及其家属有权决定接受或拒绝特定的治疗方案。然而，在患者选择拒绝治疗时，医务人员需注意几点：首先，要求拒绝治疗的患者或其家属在病历上签名，以明确责任；其次，对于急需救治的患者，应劝导其家属慎重使用拒绝权，并详细解释急救措施对患者生命安全的重要性；最后，若医务人员判断拒绝治疗可能对患者造成严重伤害，应进行充分告知和劝说，若无效，则需上报相关负责人，经同意后再采取相应措施。

患者知情同意的最佳状态是确保患者或其家属充分理解并明确同意治疗方案。充分理解意味着患者已经通过医生的详尽阐释与解答，全面掌握了治疗决策的所有医学相关信息，包括治疗的性质、作用、依据、潜在的风险、损伤和意外等。医生通常采用口头方式向患者传递这些信息，在必要时会辅以书面资料。明确同意则是指患者在充分理解的基础上，出于自主意愿，理智且负责任地作出承诺。为确保患者的同意有效，必须保证其有自由选择的权利，同时患者或其家属应有权随时撤销、终止或更改其决定，并且需具备法定的责任年龄和决策能力。对于重大决策，应遵循特定流程，如签署书面协议、备案以供未来查验，甚至在必要时进行公证。此外，妥善处理代理知情同意的问题也是保障知情同意权的重要环节。代理知情同意的合理性与必要性受以下因素影响：首先，代理人需得到患者的明确委托；其次，对于特殊患者，如婴幼儿、智力障碍者、精神疾病患者等，或需接受保护性医疗的患者，因其无法或不适宜行使知情同意权，故由其家属或其他合适的代理人代为行使；最后，代理人的意见需真实反映患者的意愿。

(5) 隐私保护权：鉴于医务人员的职业属性，他们不可避免地需要接触并知悉患者与疾病诊断及治疗相关的部分隐私信息。然而，患者同样享有保护自己隐私不被侵犯的合法权益。对于已被医务人员获知的个人隐私，患者有权确保其不会被未经授权的第三方知晓或公开。到 21 世纪，患者的隐私权进一步细化到基因层面，美国 2008 年通过了反基因歧视法案。该法案禁止雇主筛查和分析个人的基因信息并进行歧视，禁止在医疗保险中使用遗传信息，对拥有遗传信息的机构和实体规定了保密要求，以减轻人们的担忧。

然而，当患者的“隐私”信息对他人或社会利益构成潜在危害，例如患有甲类传染病等情形时，医务人员则负有向相关部门进行疫情报告的责任，并需确保信息的准确性。同时，对于非直接涉及的利益相关者，医务人员应妥善做好保密措施。保护隐私权的前提应遵循公共利益优先原则和利益权衡原则，重大疫情下的隐私权相比普通隐私权会发生很大的变化。首先，在发生重大疫情时，义务主体的范围会扩大。此时，除医护人员和身边知情的近亲属外，作为重大疫情防控主体的政府部门也会成为新的义务主体。其次，利害关系人的范围会扩大。发生重大疫情，意味着疫病的传染性强、传染范围广，任何与确诊患者、疑似患者、密切接触者甚至潜在患者接触的人员，包括医护人员、政府工作人员、亲朋好友等都可能被传染，并且通过他们会进一步扩大传染范围，使得社会公众都可能成为利害关系人，而且这种利害关系甚至可能损害利害关系人最基本的生命权或健康权。一味强调患者隐私权的绝对性，非但不能体现社会公平，反而可能危及公众健康，不利于社会和谐。

虽然学者已经将患者隐私类型进行了分类，但认识较为一致的患者隐私主要有两个方面：一是患者身体隐私。一般指患者不愿意为他人所知道的身体方面的信息，包括身体隐秘部位、身体缺陷部位以及与身体相关的其他信息。心理隐私的有些内容是否属于生理隐私还是其他隐私，值得进一步探讨。二是患者信息隐私。关于信息隐私方面，学者们的认识也有很大的不同。大多数学者认为患者信息隐私包括了医疗方面的信息隐私和其他方面的隐私。有学者认为患者医疗信息隐私是在医疗过程中，围绕患者疾病和医疗行为形成的，关于患者身体特征、健康状况、疾病情况的客观记录以及所有这些情况所蕴含的信息。

患者隐私权保护限制及利益协调机制的研究主要有：一是患者隐私权限制的原则。中国学者何含兵等指出了患者隐私权限制的原则，即前面提到的公共利益优先原则和利益权衡原则。公共利益优先原则要求为了维护公共利益，有必要限制一部分人的隐私；利益权衡原则要求患者为了使其自身更大的利益——生命健康权得到保障，而应缩小自身隐私的外延。二是患者隐私权受到限制的范围。Benjamin M. Bluml 等提出患者可关心自己的隐私、秘密，寻求保护具有合法性，但应将其限制在潜在影响个人就业、保持健康等事项方面。财产性信息保护应当在法人实体、社会和个人需要之间达到平衡。也有国内学者认为，患者隐私权保护的限制情形主要包括患者隐私权的保护已经或将要损害社会公共利益和第三人的合法利益时。对于患者隐私权保护的限制及利益协调机制研究方面，国内外的研究基本一致，都涵盖了限制患者权利的合理性以及如何平衡个人利益和社会利益方面，但国外的研究更注重于个人基本利益的保护。

(6) 社会免责权：患者在取得医疗机构的诊断证明后，根据病情的性质、严重程度以及对功能的影响，有权暂时或长期地、主动或被动地免除相关的社会职责，减少或免除部分社会责任。同时，患者也有权获得充足的休息与康复时间，并应得到社会、家庭及其他人的理解与协助。

综上所述，医患之间的权利和义务具有多元性。法律所规定的权利义务与道德层面的权利义务存在必然联系，但二者又有所区别。在法律框架内，公民或法人在尽到自身义务后，便有权依法行使相应权利，并获得相关利益。然而，在道德领域，履行义务并不依赖于权利的享有，不将权利与义务直接挂钩，更不因无权利而放弃责任。若将权利获取视为履行义务的条件，或将获得利益作为承担责任的前提，这便有违道德的本质与善意价值。

同时，文化背景与理论视域的差异导致人们对权利的理解各不相同。在西方文化背景下，个人主义盛行，强调个体的自主支配与控制，排斥外部干涉，主张个人对自身权利拥有绝对决定权。相较之下，中国文化更重视家庭主义，强调家庭在实现个人权利中的核心作用，认为家庭成员间联系紧密。尽管中国现代化进程中家庭主义的影响力逐渐减弱，但其重要性仍不可忽视。在知情同意的履行及临床决策的制定过程中，都需充分考虑家庭因素。

第二节 医 患 关 系

一、医患关系的定义及特征

1. 医患关系的定义

美国医学史学家亨利·西格里斯(Henry Ernest Sigerist)曾阐述:“每一种医学行动始终涉及两类当事人——医生和患者,或者更广泛地说,医学团体和社会,医学无非是这两群人之间多方面的关系。”他进一步区分了医患关系的“狭义”与“广义”定义。狭义层面专指医生和患者之间的直接关系。而广义角度则涵盖了以医生为核心的团队与以患者为中心的群体在疾病治疗或缓解过程中形成的关系。

在广义的医患关系中,“医”不仅指医生,还包括护士、医疗技术人员、药剂师、医疗管理人员及后勤人员等,甚至医疗机构本身也可纳入其中。同样,“患”不仅指病患本人,还包括其亲属、监护人、代理人或相关组织。特别是当患者无法行使能力时(例如昏迷或婴幼儿),其利益相关人常直接代表其利益。值得注意的是,医患关系中的“患”并不局限于病患,也包括健康个体,因为前往医疗机构的人未必都是病患,例如进行常规体检者、产前检查的孕妇或接种疫苗的儿童等,他们虽未必患病,但相对于医疗人员,仍可统称为“患者”。因此,“医”与“患”是相对的,提供医疗服务的以医生为中心的团队可统称为“医方”,而需要医疗援助的以“患者”为中心的群体则可称为“患方”。

2. 医患关系的本质特征

当前,关于医患关系的本质特征,学术界存在多元观点。部分学者从法律角度视医患关系为法律关系,然而在具体法律应用上,存在显著分歧,如民事法律关系说、行政法律关系说、医事法律关系说等观点并存。另有学者从市场经济角度出发,认为医患关系属于经济关系。还有观点主张医患关系为文化或伦理关系。这些观点虽从不同角度揭示了医患关系的某些属性,但均未能全面阐述其实质。

主张法律关系说的学者强调医患之间的强制与制约性,但法律并非万能,有其局限性,无法涵盖医患关系的全貌。过度依赖法律约束可能使医患关系失去人文关怀。法律与道德相辅相成,缺一不可。因此,在处理医患关系时,应综合运用法律与道德手段,以达到最佳效果。

认为医患关系为经济关系的学者关注到市场经济下医患关系的物质化方面,但医患关系不仅是经济关系,更涉及法律与伦理等多个层面。过分强调经济关系可能加剧医患关系的物质化,不利于和谐与医德建设。

而将医患关系视为伦理关系的观点则强调人道主义,以医方对患者的道德责任为基础。然而，道德主要依赖非理性的舆论、良心和情感维持，以此为基础的医患关系可能缺乏稳固的基石。

为揭示医患关系的实质，需从其特殊性出发，进行全面综合分析。实质上，医患关系应是一种以诚信为基础、具有契约性质的信托关系。

（1）医患关系是将诚信作为根基的。克服疾病、增进健康是医患双方共同追求的目标，而要实现这一目标，医患之间的紧密合作、相互支持与激励至关重要，这其中的核心便是彼此间的深厚信任，可以说，诚信构成了医患关系的根基。从医者的角度来看，他们应对患者保持诚信，避免不必要的过度治疗或防御性医疗行为，致力于提供最佳的治疗方案。同样，患者也应对医者坦诚相待，详细而真实地陈述病情，包括个人的隐私信息。然而，在当前市场经济的影响下，某些医疗机构和医务人员错误地将医患间的诚信关系简化为纯粹的商品供需经济关系，过分追求经济利益。另一方面，部分患者对医务人员持有无端猜疑，将治疗结果的不理想完全归咎于医务人员，这种情况在一定程度上破坏了医患之间的信任基础。

（2）医患关系具有医疗契约的特征。所谓契约，是在两个或两个以上的当事人之间为设立、变更或终止法律权利和义务而达成的协议。而医疗契约是医、患双方之间为设立、变更或终止法律权利和义务而达成的协议。这种协议的达成包括患者的要约与医者的承诺两个方面，即患者到医疗机构挂号就医是求诊的要约，而医疗机构收取挂号费且交付挂号单是对患者的承诺，由此医患双方的医疗契约便得以确立。不过，这种契约关系与一般的契约关系不完全相同，如这种契约没有订立一般契约的相关程序和条款、承诺内容未必与要约内容完全一致、契约对患方没有严格的约束力，医方负有更重的义务如注意义务、忠实义务、披露义务、保密义务以及急危重症时强制的缔约义务等。

（3）医患关系是一种信托关系。信托关系，本质上是指患者及其家属因对医者的深厚信任，而将患者的生命与健康托付给医者，并在医者对患者生命与健康进行管理的过程中所形成的一种特定的利益关系。在这种特殊的关系中，由于患者通常缺乏专业的医学知识与能力，因此他们会对医务人员和医疗机构表现出极高的信赖，甚至将自己的隐私信息透露给医务人员，以期医务人员能全力维护他们的健康并完成他们的信托。值得强调的是，这种关系中，医患双方在人格上保持平等的非主从地位。这种关系与商品交易关系或陌生人之间的关系存在显著差异。

然而，医患之间的信托关系与普通的信托关系并不完全一致。首先，从信托的对象来看，普通信托主要关注的是财产，而医患之间的信托则聚焦于生命与健康。其次，在权利层面，普通信托中的受托人享有广泛的权利来处分财产，除非受到信托文件或法律的限制；但在医患关系中，医务人员在管理患者的生命与健康时，必须获得患者的明确同意。最后，在达成意愿方面，普通信托要求受托人严格按照委托人的意愿管理财产，而在医疗环境中，医务人员虽会尽力遵循患者与家属的意愿，但并不能保证总能达到预期的治疗效果。

综上所述，医患关系并非单纯的契约关系或信托关系，而是一种基于诚信、融合了契约性质的特殊信托关系。

3. 医患关系的特点

广义的医患关系即指在医学实践中，医方与患方之间所形成的人际关系，这是一种独特的社会关系。医患关系具有以下特征。

（1）利益关联性与价值实现的一致性：在医疗实践过程中，众多医疗工作者能够肩负起救死扶伤的使命，并相互协作，主要源于他们共享的利益基础。在这一共同利益的基础上，他们构建了统一的医学伦理准则和行为规范，旨在约束不同个体的医疗实践行为，从而维护医疗团队的整体声誉，并赢得病患的信赖。医患之间的关系也依赖于双方在健康、经济及价值观等方面的共同追求，这使得双方能够协同合作，共同促进医患关系的和谐发展。医患间的这种利益关系实际上反映了社会的整体利益，体现了社会对于消除疾病、保障人类健康发展的共同目标。然而，由于医患双方可能受到其他利益因素的干扰，有时会导致在某些具体利益上产生分歧。

（2）目的明确性与统一性：在普通的人际互动中，交流双方的目的性并不总是清晰明确的，即便有目的，这些目的也常常是多元且可能相互冲突的。然而，在医生和患者之间的交流中，虽然交流形式各异，但双方共同追求的目标却是唯一的，即诊断并治疗疾病，进而提升患者的健康状况。这一目标是医患双方共同的期望和追求。患者寻求医疗服务，旨在缓解自身的病痛或寻求疾病的根治；同样，医务人员致力于为患者提供专业诊疗，其根本出发点也是帮助患者减轻痛苦或治愈疾病。由此可见，医患交往不仅目标清晰明确，更展现出高度的一致性。

（3）选择非对称性与情感中立性：在医疗工作中，医务人员需遵循的道德要求是救死扶伤与防病治病。医方应对所有患者持平等态度，不偏不倚，不得挑选患者。正如古代名医孙思邈所倡导："若有疾厄来求救者，不得问其贵贱贫富，长幼妍媸，怨亲善友，华夷愚智，普同一等，皆如至亲之想。"然而，患者在选择医方时拥有较大的自主权，可根据病情、经济能力和对医方的了解来选择合适的医疗服务。值得注意的是，在诊疗过程中，医务人员有权了解患者的心理状况及与疾病相关的隐私，但患者则无权探知医务人员的心理活动和隐私，这体现了信息获取上的不对称性。医务人员应对患者怀有深切同情，但不应过分沉溺于患者的苦难。同时，若医务人员与患者情感过于深厚，可能会导致不利的医疗决策。俗话说"医者难自医"，这是因为医务人员在为自己或亲人治疗时，情感因素可能会干扰判断，尤其在面对有风险或痛苦的治疗手段时可能犹豫不决。因此，医务人员应同情患者但保持情感中立，接受患者真情的同时，避免暴露自己的负面情感，特别是关于不良治疗信息的心理反应。此外，医患交往中的一个重要特征是拒绝互惠。

（4）人格权利均等与医学知识差异：在医患互动中，医患双方均享有平等的人格尊严与权利，若任何一方对另一方的人格尊严或权利表现出不尊重或侵犯，都将面临医学伦理的指责，甚至可能受到法律的惩处。然而，必须指出的是，医务人员通常掌握着更为专业的医学知识与技能，而多数患者对于医学的了解则相对有限或片面。因此，在医学知识和技能的掌握程度上，医患双方实际上存在着不平等。鉴于此，患者在医疗过程中往往处于较为脆弱和依赖的地位，而医务人员则扮演着主导的角色。这也意味着，对于医务人员而言，其医德与医术的标准应当更加严格和高要求。

(5) 医患冲突难避免性及敏感性：在医患互动中，虽然医患双方在目标和利益上具有高度的一致性，但医疗服务作为一个面向广大民众的行业，其社会关注度和公众期望都相当高。此外，由于医患之间在医学知识理解、价值观念以及治疗期望上存在差异，同时考虑到社会对医疗健康的资金投入不足、医疗机构的管理效率不高，以及医患双方在自我约束上的不足，发生矛盾和冲突的可能性不容忽视。若这些矛盾和冲突无法得到及时且有效的调解，甚至可能引发医疗纠纷的法律诉讼。尽管如此，通过社会和医患双方的协同努力，我们仍有可能缓解和减少这类冲突，进而构建出一种和谐的医患关系。

前述内容揭示，医患关系拥有独特且不同于一般人际关系的内在特性。因此，在医疗实践过程中，医务人员不应采用处理普通人际关系的方式来应对医患关系。

二、医患关系的内容与模式

1. 医患关系的内容

根据是否涉及诊治技术，医患关系可分为技术关系和非技术关系。

(1) 技术关系：医患之间的技术关系是指医患双方围绕诊断、治疗、护理，以及预防、保健、康复等具体医学行为中技术因素所构成的互动关系。这是医患关系最主要、最基本的形式。但是片面关注这一内容，便会陷入生物医学模式。

(2) 非技术关系：医患之间的非技术关系是指医患双方围绕情感、心理和思想文化等医学行为中一切非技术因素所构成的互动关系。这种关系主要包括道德关系、经济关系、价值关系、法律关系和文化关系等。

道德关系　在医疗活动中，为协调和处理诊疗活动中医患之间的关系，医患双方都必须遵循一定的道德规范，从而产生了双向的道德关系。医务人员应具有高尚的道德修养，尊重和关爱患者，保护患者的隐私，具有一定的奉献精神。患者也应遵守就医道德，履行道德义务，尊重医生的劳动，自觉维护正常的诊疗秩序。医患交往时，患者在心理上往往处于弱势地位，医务人员因具有知识优势则往往处于主导地位。因此，社会对医务人员的道德要求相对较高。医患之间的道德关系则强调在双方平等交往、双向互动的基础上，医方应给予患者更多的人文关怀。

经济关系　经济关系是指在医疗活动中，医患双方为满足各自需要而产生的物质利益关系。医务人员付出体力和脑力劳动，为患者提供服务，需要获得正当的劳动报酬。同样，患者接受医疗救治，病痛解除，重获健康，应为医务人员的劳动支付诊疗费用。另外，诊疗活动中药物、理化检查与医用耗材的使用客观上是一种购买行为。虽然经济关系是最基本的关系，但又不能过分强化这种关系。

价值关系 价值关系是指在医疗活动中，医患双方为实现或体现各自的人生追求而形成的价值关系。医务人员运用医学知识、技能和爱心为患者提供优质服务，得到了对方和社会的尊重和认可，实现了对患者和社会的责任和贡献。同样，患者恢复了健康，重返工作岗位，又对他人及社会做出贡献，实现了其社会价值。价值关系是道德关系的体现，道德关系维护着价值关系。

法律关系 从患者进入医院挂号开始，医患双方便建立了契约关系，受到一系列法律、法规的保护和监督。就患者而言，有因就医权利受到侵犯造成不应有的伤残、致死等诉诸法律、追究医务人员责任的权利。就医方而言，个人的正当权益和诊疗秩序同样受到法律的保护。医患之间的法律关系是一种特殊的法律关系，即双方基于以信任为基础的委托，在法律上形成的一种关系。

文化关系 不同患者有不同的文化背景，不同文化产生不同的价值认知。特别是不同国籍、不同宗教信仰的患者又有特别的行为，要求医务人员具有跨文化的认知和处理能力。患者对中医或西医的选择，除疗效外，主要还是文化的认同。不同文化背景的患者结成不同的群体，产生不同的文化关系。

2. 医患关系模式的分类

医患关系模式这一概念，旨在对多样化情境中的医患交互进行系统的归类与阐述。它主要的功能是详尽地描绘医患间存在的技术性联系以及非技术性联系。

在1956年，美国医学界知名人士萨斯与荷伦德联手发表了具有里程碑意义的著作——《医患关系的基本模式》。在这部作品中，他们根据在医疗决策及其实施过程中，医师与患者表现出的主动性程度，将医患关系划分为三种基本类型，分别是主动-被动型、指导-合作型以及共同参与型。这一分类为后续研究提供了重要的理论框架。

(1) 主动-被动模式：在此模式下，医患之间的互动并非双向，而是医生单方面对患者施加影响。因此，医生的权威地位得到了明确肯定，占据主导地位，而患者则处于被动接受的状态，需以遵从医嘱为前提。该模式特别适用于那些无法有效表达自身意愿的患者，如昏迷者、休克者、精神病发作期患者、重度智力障碍者及婴幼儿等。此模式与父母照顾婴儿的关系颇为相似，医生的首要职责是确定“如何为患者提供最佳治疗”，这有助于医生积极性的发挥。然而，对于具备自主能力的患者而言，该模式可能阻碍他们主动参与到医疗过程中，从而可能对治疗效果产生不利影响。

(2) 指导-合作模式：在此类模式中，患者被视为具备意识、思考能力的个体，展现出一定的主动性。他们能够主动陈述自身病情，反馈治疗效果，并积极协助进行检查与治疗过程。然而，患者对于医生的治疗方案并无异议或反对意见，医生的权威性依旧得到维护，且在治疗关系中占据主导地位。该模式广泛应用于多数患者群体。它类似于家长与青少年子女之间的互动关系，医生的职责在于“指导患者该如何行动”。与主动-被动模式相比，此模式更有助于激发患者的积极性，进而提升治疗效果。因此，这也是目前被普遍采纳的一种医疗模式。

(3) 共同参与模式：在此模式下，医疗方案的探讨、制定及决策过程均有医患双方共同参与。该模式特别适用于那些具备一定医学知识背景或长期患有慢性病的患者。它类似于成年人之间的平等交流，医生的角色转变为“协助患者实现自我治疗”。从理论层面来看，这种模式堪称最为理想，因为它不仅能提升诊断与治疗的水平，还有助于构建融洽的医患关系。然而，并非所有患者都具备或愿意参与这一过程的能力，即便是那些有自主决策能力的患者，也常常因医学知识的匮乏而难以真正践行这一模式。

目前我国医患关系的主要模式是指导-合作型模式。基于医生和患者之间显著的知识差距，医生在诊疗过程中具有权威性，在医患关系中处于主导地位。然而，随着信息技术的普及，互联网医疗能赋予患者更多学习医学知识的机会，为提高患者了解相关病情的主动性创造了条件。作为一种新型医疗服务形式，互联网医疗提高了患者的决策能力，使患者和医生的地位趋于动态平衡。医患双方以治愈疾病为统一目标，相互协调、密切配合，充分发挥积极性，如此有利于推动指导-合作型医患关系模式向共同参与型医患关系模式转变，助力营造医患平等、和谐有序的诊疗环境。

萨斯-荷伦德模式的显著弊端在于，它过分聚焦于医患间的技术性关系，却忽略了双方之间的情感交流。该模式未考虑到文化差异、患者消费观念的演变以及权利意识的提升所带来的医患关系动态性和多样性的非技术性因素。正如批评者所指出的，“认为某种模式绝对优于其他模式是错误且易产生误导的。更准确地说，关键在于判断哪种模式更适合特定的情境”。尽管前述的三种模式在各自适用的范围内均具备合理性和有效性，但对于大多数患者而言，指导-合作模式或共同参与模式可能更为适合。特别是随着公众教育水平的提升和医学常识的普及，共同参与模式有望逐步成为主流的理想模式。

另外，美国学者罗伯特·维奇还提出了包括工程模式、教父模式、契约模式在内的三种医患关系模式；布朗斯坦则区分了“传统模式”与“人道模式”；而萨奇曼提出了关于患病行为的社会心理学模式，也被称为疾病与医疗关怀行为模式。尽管这些模式的表述方式各不相同，但它们的核心内容与萨斯-荷伦德模式并无本质差异，都是围绕医患之间的技术性与非技术性关系，并以患者个体为中心展开的。

Emanuel 等学者对临床的医患模式进行了深入研究，总结出医疗实践中“医患关系的四种模式”并加以分析评论。四种模式分别为家长主义模式、提供信息的模式、诠释模式、慎思模式。根据 Emanuel 等学者的描画，慎思模式为理想的医患模式，该模式下医生与患者互动的目的是帮助患者决定并选择能够在临床情境中实现的与健康最有关的价值。要达到这个目的，医生必须描述关于患者临床情况的信息，然后帮助说明在可得到的选择中体现出来的各种价值。医生的目的包括说明为什么某种与健康有关的价值更值得重视并应该渴求。当医生和患者之间的价值观产生分歧时，就应针对哪一种价值观更加重要，并且哪种价值观应该在医疗决定中得以实现来进行讨论。医生有义务帮助患者达成患者自己的价值观；也应该说服患者愿意调整他们的价值观和行动，从而达成患者的价值观与健康的价值观更加一致。值得注意的是，这样的医患模式只能代表着一种理想。

鉴于东西方文化之间的显著差异，在探讨医患关系模式时，我们必须充分考虑文化多样性因素。因此，不能盲目地将西方的个人主义观念直接套用到中国的医患关系模式中。同样地，中国传统家庭观念中的集体主义原则也不完全契合现代医患关系的实际需求。在研究医患关系模式时，如何妥善平衡患者个人及其家庭成员的角色和影响，显得尤为重要且富有挑战性。这一问题的深入探讨对于理解和优化医患关系模式具有举足轻重的意义。

三、医患冲突与沟通

1. 现代医患关系的负面特征

（1）医患关系物化：近、现代医学科技的快速发展和实验医学的广泛应用，医务人员在医疗活动中大量采用物理、化学等医疗设备和材料，改变了经验医学的治疗方法。这些设备、材料的使用，一方面极大地提高了工作效率和诊治的准确率，减少了医疗差错的发生；另一方面，随着医生对医疗设备和材料的依赖，使医患双方直接交流的机会减少，双方交流淡化，医患关系“物化”趋势加剧。医院中患者常常被当作流水线上的一个零件，各科室完成的只是流程，而不是对有情感的活体肉身的关爱。

（2）医患关系分解：由于临床医学分科越来越细，医师分工日益专科化，导致一个医师只对某一种疾病或某个病变部位负责，而患者的健康和生命需求需由多个医师、护士和其他人员来共同满足。另外，随着医院和病房的出现，患者集中于医院进行诊治，表面上医患双方交往于同一空间，关系似乎更密切了，但实际上，患者在疾病的发生和发展过程中，为其诊治的是多个科室的多位医生，使以往整体、稳定的医患关系被分解成多个部分、多个人、多个群体，医患双方的情感联系被分解，呈现多元与多样化。

（3）患者与疾病分离：以生物学为基础的近代医学，为了探索引发疾病的物理、化学、生物因素，往往把某种疾病的特定因素从患者整体中分离出去，舍去了引起疾病的社会、心理文化等因素，孤立地研究生理病因。这样培养和训练出来的医务人员，眼里的患者往往只是试管里和显微镜下的血液、尿液、细胞及各种机器设备下的标本，而活人形象几乎消失。将疾病与身体分离，必将导致医术与仁心割裂。

2. 影响医患关系的因素

（1）社会因素：政府对医疗卫生投入不足。医疗卫生事业关乎国民的健康和生命，关系到每个人最基本的权利，公益性是其本质属性。这就决定了政府必须对医疗卫生体系予以足够的投入，来保证医疗服务的公平性，使人人可以平等地享有基本的医疗保健服务。新中国成立初期，政府通过举办公立医疗机构、企业举办医院和医务室、农村实行合作医疗制度的公共医疗卫生体系，迅速提高了中国人民的寿命和健康水平；医务人员待遇由政府保障，患者看病就医费用基本由国家和集体支付；医患关系相对和谐。进入 20 世纪八九十年代以后，随着市场经济的逐渐确立，医疗卫生服务一度走向市场化，政府对医疗卫生投入相对不足。近 10 年来，世界发达国家的卫生费用投入占 GDP 一般均在 6%～

10%之间,我国虽然投入不断增长,但总体上看,不仅远低于发达国家,而且与发展中国家相比也存在一定差距。

(2) 医务人员因素:医务人员因素主要由两方面构成。其一是部分医务人员医德医风淡漠。医疗活动本是一种高度专业化的社会公益性、服务性活动,部分医务人员受拜金主义、享乐主义的影响,表现出服务意识淡化,责任心不强,追求物质利益,甚至收受红包、回扣等,严重影响了患者对医务人员的评价。其次是医务人员与患者沟通不畅。在诊治过程中,医务人员只顾忙于治疗,忽视了与患者及其家属进行有效的沟通。主要表现为"三少":一是听得少,即未能认真仔细地倾听患者陈述病情,未等患者讲完,检查单子已经开好;二是解释少,即不愿意回答患者提出的问题,对咨询解释回答不到位;三是笑脸少,经常板着脸,使本就脆弱的患者心理雪上加霜,导致医患关系不和谐。

(3) 患者的因素:一方面是,患者期望值过高,主观上患者及家属带着焦急和期盼的心情来到医院,都希望治好病,解除痛苦。但由于医学科学的特殊性,医疗服务行为具有比其他服务行业更多的不可预测性和不可控制性,尽管现代医学发展很快,但未攻克的难题依然很多。技术本身的局限加上患者的个体差异,使很多疾病的疗效难以预测。目前,国内外共同认可的医疗确诊率只有70%左右,各种急、重症抢救成功率也仅为70%~80%;有相当一部分疾病至今原因不明、诊断困难,误诊率、死亡率较高等。对此,绝大多数患者及家属能够理智对待,自觉承担精神上的痛苦和经济上的负担,部分患者及家属则不能理解和接受治疗效果的不理想或正常出现的并发症,以及不可预料的医疗意外等,对医务人员产生怀疑,从而导致纠纷的发生。

另一方面是,患者不当维权随着社会的发展和基本医学知识的普及,患者健康意识增强,满意度标准不断提高。当遇到医疗纠纷时,有的患者及家属不能尊重医务人员和考虑医务人员的权益,甚至采取一些极端方式,如侮辱、打骂、伤害医务人员,导致医务人员难以将治病救人作为基本出发点,而是想方设法地保证自己"不出事""不惹麻烦",影响了患者的有效治疗,从而加剧了医患之间的互不信任和关系紧张。

3. 医患冲突类型

由于医学的特殊性,医患关系不仅体现在技术方面,还包括非技术的服务态度和医疗作风等方面,技术和非技术均可引发医患纠纷,非技术诱因有加重的趋势。

(1) 医疗过失冲突:医务人员肩负着救死扶伤的崇高使命,这是医学职业的本质要求。然而在现实中,有的医务人员缺乏责任感,不愿承担风险,不认真执行规章制度,不按操作规程办事,导致差错或事故等。这些医疗过失属于人为责任,是渎职行为,所占医疗纠纷比例不大,但造成的后果严重。

(2) 非医疗过失冲突:大多由于医疗服务质量、服务态度、道德水平等问题所致,一般虽不构成医疗事故,但是反映了医院的服务质量和医务人员的道德素养。有些医务人员以权威自居,不尊重患者的人格,态度傲慢。对诊疗缺乏热情和耐心,对患者及家属提出的问题不愿过多解释,甚至让患者做一些不必要的检查。缺乏对患者自主权利的尊重,忽视患者的自主权、知情同意权等，使患者身心受到伤害，导致医患纠纷。少数患者从自身利益出发，提出一些不合理的需求，当要求得不到满足时，就对医院和医务人员产生不满情绪。非医疗因素是医患心理诉求不一致形成的矛盾，不确定性因素较多，是主要的医患冲突来源。

4. 和谐医患关系的构建

自改革开放至今，伴随着人们价值观、权利观念、生活期望和健康需求的转变，医患关系逐渐出现了物化与扭曲，引发了众多不和谐因素，并引起了学者、社会和政府的高度关切。为了应对这一现象，2014 年 4 月，最高人民法院、最高人民检察院等多个权威部门联合发布了《关于依法惩处涉医违法犯罪维护正常医疗秩序的意见》。随后的 2016 年 6 月，国家卫生计生委等九个部门又进一步联合发布了《关于印发严厉打击涉医违法犯罪专项行动方案的通知》。这一系列文件和行动不仅为打击医闹行为、维护医务人员的合法权利提供了坚实的法律后盾，也为确保医疗执业环境的稳定有序奠定了基础。然而，要构建和谐的医患关系，除了政府层面的卫生政策调整、医疗体制改革的加速、医疗卫生法制与行政管理的加强，以及医务人员医疗技术的持续提升外，医患双方在互动中还应恪守伦理准则与道德规范，通过道德层面的保障，进一步推动医患关系的和谐发展。

新时代健康中国战略的部署实施，为医患关系建构赋予了新内容、新内涵。新型医患关系正是应时代而生，解当前之困，破发展瓶颈的多学科融合创新的产物。其旨在通过医患双方清晰、充分、有效地表达对医疗活动的理解、意愿和要求，运用文字、语言、肢体和各类媒介手段的可实现形式，在中短期的双向互动中促进医患双方的黏性沟通、诊疗回访和情感动员，在中长期的医患协作下最终实现维护人类健康、促进医学发展、推动社会进步、构建人类卫生健康共同体的终极目标。具体而言，健康的新型医患沟通以“为健康保驾护航”为服务宗旨，坚持“以病患为本”的工作原则，树立“医者仁心、悬壶济世”的职业道德，引导医患双方形成“以诚相待”的良好心态。

(1) 医患双方应切实履行各自义务：首先，医患双方需提升认知、矫正态度，深刻理解履行各自义务对保障权利、促进医患和谐合作及减少纠纷的重要性。其次，双方应摒弃认知误区，将义务视为内在责任而非自由束缚。医务人员需摒弃“求医”观念及其衍生的权威心态，患者应纠正将医疗关系简单视为买卖关系的错误认识。最后，关键在于实践“尊医爱患”原则。患者需尊重医务人员的人格、权利和劳动价值，避免任何形式的侮辱或暴力；医务人员则应在治疗疾病的同时，关爱患者本身，而非仅限于病情。

(2) 提升医患双方道德自我约束意识：在医患交互中，强化道德自我约束及共同遵循道德规范，对于预防纠纷、促进关系和谐至关重要。医务人员需增加对患者的情感投入，提供人性化服务，视患者如亲人，营造温暖与信赖的氛围。同时，他们应秉持认真负责、精益求精的态度，提升职业操守。廉洁从业，拒绝任何形式的馈赠。患者方面，应文明就医，体谅医务人员的辛劳与医疗行业的挑战，尊重其劳动成果及人格，保持冷静客观，实事求是面对病情。此外，医患双方应共同遵守一系列道德规范，包括平等尊重、理解信任、互爱互助以及遵纪守法等。总之，和谐医患关系的建立，离不开医者的医德与患者的病德共同作用。

(3) 加强医患之间的有效沟通：医患关系以人际互动为基础，而交流是人际交往的核心。为预防纠纷、增进医患和谐，必须深化语言和非语言层面的沟通，努力跨越心理障碍与文化差异。医务人员需积极、恰当地运用沟通技巧，以增进双方了解，在矛盾初现时即展现宽容与谅解，从而在源头上遏制医患纠纷。伦理学角度的沟通模式，通过实施现状-背景-评估-建议(SBAR)沟通模式能够促使医护人员准确地把握患者病情，从而采取正确的治疗措施，并且向患者提供精准建议，医患间信息得以及时交换，患者的满意度和配合度也可提高。

(4) 保障医患双方权益：伴随时代的演进与观念的变迁，医患双方的权益，作为人权的重要构成部分，已备受社会各界的瞩目。诸多实例揭示，医患间任何一方对另一方权利的漠视或侵犯，均可能成为医患纷争的触发点。故而，为了预防医患冲突并增进双方的和谐关系，我们必须向广大公众及医疗从业人员普及伦理与法律的基础知识，使他们深刻认识到，捍卫患者的权益是医疗工作者、医疗机构乃至整个社会的神圣使命，同时，保护医疗工作者的权利也是患者、医疗机构以及社会的不可推卸的责任。在维护患者权益方面，核心在于确保医疗服务的质量与安全性；而在保护医疗工作者权利方面，关键在于对其人格尊严与生命安全的充分尊重与保障。

(5) 准确理解并妥善平衡权利与义务的关系：在医患关系中，医患双方既有法律、道德权利，也有法律、道德义务。但是，医患双方都要认识到，法律权利与法律义务是一致的，互为条件的；而道德权利与道德义务并非必然一致，即履行道德义务时未必以获得道德权利为前提，如医务人员在正常的医疗活动之外救治急危重症患者，就不能以经济回报为条件。一般说来，在医疗实践中医务人员与患者各自的权利与义务，以及医患之间的权利与义务都是统一的。但是，在一些特殊的情形下，同一利益主体或不同利益主体之间的权利与义务也会产生冲突和矛盾，这就需要医患双方正确认识和妥善处理权利与义务之间的关系。

第三节　医 际 关 系

一、概述

1. 医际关系的定义

医际关系可从广义与微观两层面来解读。广义层面，它涉及医疗机构间、医务人员间、医务人员与机构间，以及机构与卫生管理部门间的关系。而狭义层面，则聚焦于医务人员之间的相互关系。医务人员是医疗体系的核心，其技术水准、道德素养及沟通技巧等直接影响医疗机构的服务品质与形象，进而关乎医患关系的和谐。本章着重探讨狭义层面的医际关系。

医务人员，指依法取得卫生技术资格及执业证书的专业人员，包括医师、护士、药学技术人员和医技人员等。在狭义的医际关系中，我们关注的是这些不同专业人员之间在医疗实践中所形成的职业关系，如医师间的合作、医师与护士的协同、医师与医技人员的配合等。

2. 医际关系的特征

作为具有高度专业性的特殊群体，医务人员之间的关系异于普通人际关系，具有独特的规范和要求，其主要体现在以下几个方面。

(1) 竞争性和协作性并存统一：在现代医学高度专业化和综合化的趋势下，患者的治疗常需多个科室的医务人员联手合作。例如，一台手术的成功，离不开医师、护士、麻醉师、化验员及药剂人员的共同努力。缺少任一环节，患者的康复都会受到影响。即便医师技术再高超，若无团队支持，也难以施展。然而，这种医疗协作是以竞争为驱动力的。随着医学技术的快速进步，医务人员必须不断学习、提升技术，以在竞争中保持领先。只有在竞争与合作并存的环境中，才能维持技术和知识的前沿性，否则将难以适应合作节奏，甚至可能被行业淘汰。竞争的核心目标是提升医疗、护理质量和技术、科研水平、丰富服务内容，以更好地服务于患者健康。当然，不正当竞争也是存在的，这对医务人员间的合作和患者利益都是有害的，因此需要我们正视并引导。

(2) 主导性和平等性相融合：在医疗实践中，由于专业分工与职责界定，医师拥有对治疗方案的最终决策权，包括决定检查项目、药品配伍及治疗手段等。尽管其他医务人员及患者可提出建议，但通常无权擅自改动方案，任何修改均需医师同意，这是维护医师诊治自主权与权威性的必要举措，也是确保医师对其方案负责的基础。然而，这并不意味着护士及医(药)技人员只能被动服从。若发现医师方案存在不妥，他们有权提出修改建议。实际医疗活动需多学科、多专业人员紧密协作、相互支持，以实现优势互补，最大化医疗团队的整体效能。因此，医师在医疗活动中的主导作用与其他医务人员的平等合作相辅相成，主导性与平等性是有机统一的。

(3) 同一性和差异性并存统一：在医疗实践中，由于专业和分工的差异，医务人员各自肩负着不同的工作内容与任务，每位医务人员都需严格遵循其执业范畴和内容进行工作，且不可相互替代。然而，他们共享一个核心工作目标：以救死扶伤、预防和治疗疾病为使命，致力于满足患者的健康需求。从这个角度看，他们的目标是完全一致的，不存在根本的利益冲突。只有在优先保障患者利益的基础上，他们才能实现个人的职业追求。

3. 医际关系的影响因素

(1) 医学发展与分科的多样化医学科学的进步使医学分科越来越细，在方便疾病诊治的同时也易形成学科壁垒，阻碍整体协作。

(2) 医院分工和协作的系统化现代医疗活动是一个集团化协作体系，医疗单位分工多样且复杂，保障与支持体系庞杂。如果缺乏集体观念与合作精神，医疗活动的矛盾就会大大增加。

(3) 医务人员技术等级分明在现今的医疗系统中，医务人员分属于不同的技术系列并处于某一级别，各自有自身的岗位职责，特别是上下级之间处理不善常会引发矛盾。

(4) 同行之间竞争。医务人员之间、各科室之间、各医院之间经常处于无形的竞争中。良性竞争会促进医疗服务的优化和效率的提高，恶性竞争则会影响医务人员之间的情感和友谊，甚至阻碍卫生事业的发展。

(5) 医院管理不善医院分工不明确、职责不清晰、奖惩不公正、用人不合理、分配不公平等均会造成医务人员之间产生矛盾。

(6) 个人的道德品质除了外在因素，医务人员自身的道德水平，如人生观、世界观、价值观存在问题，则行为举止就会引发冲突和矛盾。

二、构建和谐医际关系的道德规范

1. 医师之间的道德规范

依法获得执业医师或执业助理医师资格，并在医疗机构注册执业，负责医疗、疾病预防及健康保健等任务的专业人员，被定义为医师。在复杂的医务人员交互网络中，医师间的相互关系具有举足轻重的地位。

(1) 互补长短，共同学习：随着现代医学的飞速发展，临床实践活动不仅要求医生具备扎实的医学知识，同时也强调丰富的临床经验，二者缺一不可。鉴于医学领域的广泛性和复杂性，任何一位医师都无法声称能治愈所有疾病。因此，医师之间的协作与学习显得尤为重要。医师们应当相互借鉴，取长补短，在共同学习中实现个人与团队的提升。在此过程中，每位医师都应保持开放心态，既要积极学习他人的优点和经验，也要慷慨分享自己的专业知识和实践经验。务必避免固步自封和自以为是，更不应垄断技术或压制同行。唯有通过不断的相互学习和经验交流，医师们才能携手共进，共同提高医疗水平。

(2) 精诚团结，相互体谅：医疗实践本质上是一种团队协作活动，它要求来自不同医学领域的专家们紧密配合，共同努力。每位医师都应以病人为中心，秉承服务患者的核心理念，相互扶持，无缝衔接，勇于承担责任，并积极为团队成员排忧解难。在恪尽职守的同时，更应注重团队协作与互助精神。务必杜绝沟通不畅、推脱责任、破坏合作、自私自利、各自为政的不良行为。特别是面对团队成员在工作中出现失误时，我们应秉持患者利益至上的原则，并以友善的态度，既要实事求是、公正地提出批评和建议，更要展现出真诚的帮助与关怀，严禁任何形式的冷嘲热讽或落井下石之举。

(3) 同道相尊，互信共进：每个人都有权获得尊重，同时也承担着尊重他人的责任。无论是年轻医师对年长医师，还是下级医师面对上级医师，都应将彼此视为同舟共济的伙伴，秉持着相互尊重和信任的原则，摒弃将对方视为竞争对手、互相贬低或怀疑的态度。孙思邈曾着重指出，医者不可炫耀自己的名声，贬低同行，或自夸医术。唯有医师间彼此尊重与信任，方能赢得患者的敬意，并实现紧密的协作关系。

（4）寻求共识，良性竞逐：在思想观念、工作方法、学术看法以及治疗方案上，医师间难免存在分歧。只要这些分歧不对患者的正确治疗及日常工作的推进造成影响，我们就应持开放态度，尊重并保留差异。我们应以“百花齐放，百家争鸣”的科学精神为指导，充分尊重每位医师的学术观点和自由，摒弃“一言堂”、唯我独尊或学术专制的做法。我们要接纳不同的声音，对反对意见持包容态度。唯有在这种包容与协作的环境中竞争，我们才能避免直接的冲突和相互攻击，从而将竞争转化为前进的动力和激励，真正营造出一个团结友善的工作氛围。

2. 医（药）技人员与医师之间的道德规范

医(药)技术人员涵盖药学技术人员与医技人员。药学技术人员指的是那些依法获得资格认证，并在医疗机构中专职从事药学相关工作的药师和技术人员。而医技人员，则是指在医疗机构中，除了医师、护士以及药学技术人员之外，专门从事其他技术服务工作的卫生专业技术人员。

（1）彼此扶持，携手进步：为确保患者能够获得精准的诊断与及时的治疗，医(药)技科室的工作人员必须秉持为临床提供卓越服务的理念，从而为临床诊治活动提供精确且及时的数据支持。同时，医师也应积极掌握最新的医疗技术，以促进医(药)技与临床实践的深度融合，进而提升疾病诊治的效能。例如，医师可以向检验专家学习相关知识，深入了解那些可能影响检验准确性的潜在因素，从而确保检测数据的准确性。这种全面的合作与深入的理解，是确保获取高质量血液样本的关键，而这些细节层面的把控是任何高端仪器都无法取代的。

（2）准确评判，彼此敬重：传统观念往往将医(药)技科室视为临床科室的附属品，忽视了其重要性。然而，随着医(药)学科技的进步，医(药)技科室在疾病诊治中的作用日益凸显。例如，检验标本的采集对检验结果至关重要，若采集不当，即便使用高端仪器设备也难以修正误差。遗憾的是，由于部分医师对标本采集知识掌握不足，常导致标本质量不佳或检验结果失真。此外，临床用药等治疗措施亦会对检验结果产生影响。因此，检验人员与临床医师需保持定期沟通，深入讨论专业问题，医师亦应了解并尊重医(药)技科室的工作特性与要求。

（3）相互监督，技术适宜：在临床实践中，诊疗技术的选择并非单纯追求高精尖，而是需确保所选技术与患者病情的匹配度。任何新技术的引入都带有两面性，例如，在ICU中高技术的监护设备虽然在一定程度上提升了患者的安全性，但也可能导致医护人员过于依赖这些设备，从而忽视了自身的专业技能提升。这种依赖可能引发对高技术设备使用的最优化原则的忽视，以及对适应证和患者费用的考虑不足。此外，大量监护设备的使用使得医护人员更多地通过计算机获取患者的生理数据，而非直接与患者接触，这无疑会淡化医患之间的关系。因此，医护人员与医技人员之间的沟通与监督显得尤为重要，以确保患者的利益得到最大化的维护。

3. 医护之间的道德规范

护士指的是那些经过专业注册并获得护士执业资格证书，在医疗机构中依法从事护理职业的人员。随着历史的发展，受医学进步、人们医学认知的提升以及社会经济状况等多重因素的共同影响，医护人员之间的关系模式及其相应的道德标准也在不断地演变。

鉴于医学技术的不断进步和护理教育水平的提升，护理工作的要求也日趋严格，其在医疗卫生实践中的独特价值愈发凸显，无法被其他学科所替代。在此背景下，医护人员之间的无缝协作显得尤为重要，为此，双方需恪守以下道德准则。

（1）医师与护士应相互扶持，形成合作互补的关系。尽管医生的准确诊断对患者疾病的治疗与恢复至关重要，但一个完善的医疗流程同样需要护理团队的鼎力支持。特别是对于住院患者而言，护理工作的重要性不言而喻。护士在观测病情演变、设计并实施护理方案、整理医疗文档以及缓解患者心理压力等方面，均扮演着举足轻重的角色。因此，医疗与护理的紧密配合构成了医疗服务的基石。医生所制定的治疗方案为护理工作提供了明确的指导，而护士严谨细致的观察又为医生的诊断提供了宝贵的参考。唯有医护双方相互支持、优势互补，方能确保诊疗流程的顺畅进行。

（2）双方应积极配合，并相互督查。鉴于一位医生可能同时负责多位患者，偶尔会出现处方上患者姓名与实际不符的疏忽。此时，负责发药的护士需严谨核对，以确保患者姓名与床号一致。通过多重核对和识别机制，可有效预防取错血样或分发错误药物的情况。在患者病情急剧变化时，医护人员需紧密合作，迅速应对，以把握救治时机。护士应基于观察和了解，为诊疗工作提供合理化建议，并主动支持医生，严格执行医嘱。同时，医生在制定治疗方案时，应兼顾护理工作的实际需求，并充分重视护士反馈的患者状况，从而促进医疗与护理的深度融合，共同推动医学科学的进步。

三、医际关系和谐的重要性

妥善协调医际关系，既是当代医学进步的必然要求，也有助于提升医疗卫生机构的综合效能，同时能够促进医务人员的专业发展，以及构建和谐的医患沟通桥梁。

1. 可助推医疗卫生机构整体效能的提升

医疗卫生保健机构是一个复杂而统一的整体，其效能的充分展现与每位医务人员的积极性、主动性、创造性，乃至其心理状态和工作热情都紧密相连。唯有在和谐融洽的人际氛围中，机构的整体功能才能得到最大限度的发挥。和谐的人际关系有助于激发个体的潜能，进而促使团队迸发出超越个体能力总和的集体力量。因此，为了最大化医疗卫生保健单位的整体效能，并提升其各项工作的效率和效果，妥善处理好医务人员之间的相互关系显得尤为重要。

2. 有益于医学人才的发展

医学人才的培育与成长，受到社会宏观环境、单位微观环境以及个人主观因素的共同影响。在众多因素中，人际关系，尤其是单位内部医务人员之间的相互关系，构成了医学人才发展的重要背景。大量国内外实例证实，医务人员间和谐的关系是在同行业中保持积极态度、赢得信任、获得支持与协助的基础。这种良好的关系不仅有助于事业的顺利发展，还能促进心理健康和个人才能的充分展现。因此，每位医务人员都应时常反思自己的人际关系状况，同时组织机构也应加强协调，推动人才合理流动，从而为医务人员的健康成长创造有利条件。

3. 当代医学进步的必然要求

在当代医学既高度分化又高度综合的趋势下，全面精通各领域知识已不切实际。为适应此形势，医务人员应致力于"博而专"，即在拓宽知识视野的基础上深化专业领域，并增进跨学科的学术交流。同时，不同专业的医务人员需强化协作与配合，以确保诊疗流程的顺畅和医疗质量的提升。此类合作除依赖医疗体系的规章制度外，更需医务人员自觉遵守，并建立在共同医学伦理基础上的和谐医疗人际关系之上。

4. 有助于建立融洽的医患关系

在医疗卫生保健服务过程中，患者是医务人员相互联系与沟通的核心。医务人员间的相互支持与紧密合作，对患者疾病的诊断和治疗以及康复具有积极影响，进而对构建和谐的医患关系起到推动作用。反之，若医务人员间存在矛盾或冲突，将导致沟通不畅，行动难以协调，进而影响正常的医疗服务流程，甚至可能使其陷入停滞。这种情况不仅会损害患者的利益，还可能引发医患之间的矛盾和纷争，使医患关系进一步恶化。因此，医务人员之间保持良好的关系，有助于促进医患关系的顺畅与和谐。

第六章

健康与公共卫生伦理

健康与公共卫生伦理致力于探究和推进群体及个人健康，以及预防疾病的产生与扩散所涉及的道德准则与伦理标准。其重点聚焦于群体层面的伦理议题，尤其是政府、公共卫生及医疗机构与其成员，以及公民所应承担的义务与责任。

第一节　健康伦理的基本内容

一、健康观及健康伦理要求

（一）不同时期"健康观"的内涵

1. 古代健康观念

2 000 多年前，中国传统医学已对健康有深刻理解。《黄帝内经》有云"阴平阳秘，精神乃治；阴阳离决，精气乃绝""正气存内，邪不可干""邪之所凑，其气必虚""邪之所在，皆为不足"，古人运用阴阳与正邪理论阐释人体健康，着重强调人体内部、身心之间、人与自然之间的和谐一体。战国时期，医学家以内因"七情"、外因"六淫"总结健康、疾病以及躯体、精神与内外环境的相互关系。

在古希腊，希波克拉底提出"四体液"说，他认为，血液、黏液、黄胆汁和黑胆汁在人体内保持适当比例时，人体便处于健康状态，反之则健康受损。古罗马医师盖仑以思辨方式研究医学，他提出健康源于生命体各元素间的平衡。其"三灵气"学说——自然灵气、生命灵气、理性灵气，为西方医学思想史上首次以整体视角阐述的生命本体论。

综上，古代健康观多强调平衡与协调，无论是机体内环境的统一，还是机体与外界环境的和谐。此观点体现了朴素的唯物主义思想。

2. 近代健康观念

文艺复兴后，伴随着现代科学的演进，西方对健康的解读逐渐受到机械论人体模型的影响，更多地聚焦于身体的无损伤状态。随着医学科学的进步，许多疾病得到了有效的治疗。因此，公众普遍认为，没有身体和精神疾病的症状即为健康。自 19 世纪中叶“细胞学说”被确认后，“健康就是生物学上的适应，机体处于内稳态状态”的观点日益流行。进入 20 世纪，医学与科技的飞速发展使我们对众多疾病的成因与机制有了更深入的了解，从而极大地提升了疾病防治水平和健康认知。贝克尔将健康定义为“一个有机体或有机体的部分处于安宁的状态，它的特征是机体有正常的功能，以及没有疾病”。

然而，查尔斯·罗森伯格指出，从某种角度看，疾病在我们感知、命名和应对之前，实际上并不“存在”。疾病并非单纯的生物学现象，而是深受文化环境影响，具有一定的模糊性。因此，仅仅以是否有病来界定健康，显然是片面和不全面的。

3. 当代健康观念

在 20 世纪，人们开始将精神层面纳入健康的考量范畴。美国学者鲍尔提出“健康是人的身体、心情和精神方面的自感良好，活力充沛的一种状态”，与此同时，社会医学以多元方式蓬勃发展，对逐渐占据现代医学实践主导地位的生物医学模式提出了挑战。深受社会医学影响的著名医学社会史学家亨利·西格里斯特曾如此阐述健康观：健康不单指无疾病状态，更包含对生活的积极、乐观态度，以及勇于承担生活赋予的个人责任。唯有当身体与精神达到平衡，且能更好地适应身体和社会环境时，才可被视为真正的健康人。

在此背景下，世界卫生组织（WHO）于 1948 年在其《组织法》中明确定义：“健康不仅为疾病或羸弱之消除，而系体格、精神与社会之完全状态。”1978 年，《阿拉木图宣言》在国际初级卫生保健会议上被签署，重申了上述定义，并进一步强调：“健康是一项基本人权，达到尽可能高的健康水平是世界范围的一项最重要的社会目标，而这一目标的实现需要卫生部门及其他多种社会及经济部门的共同行动。”

尽管世界卫生组织的健康定义广受认可，但仍有学者如梅尔比和阿瓦迪等在世界卫生组织专家委员会上指出，当前概念忽略了行为决定因素（如吸毒、酗酒）对健康的影响，提议应增加道德健康这一维度。然而，此建议未获正式采纳，世界卫生组织对健康的定义也保持不变。

健康是古今人们共同追求的生命状态，古今医学围绕什么是健康、健康的影响因素和如何促进健康所建构的健康知识体系是不同历史时期的人们共同创造的健康知识成果。中国古代健康观是在传统中医学语境下聚焦个体身心因素形成的健康知识系统，基本厘清了身、心、行与健康的关系，为我们提供了宝贵的身体健康学知识体系。现代健康观除了继承传统健康观的身心健康知识外，还将健康置于人与社会的关系之中去考察，强调了人的社会能力完好是健康的重要构成部分，揭示了社会环境对健康的重要作用，发展了健康的内涵与健康促进模式，弥补了古代健康观中将健康责任主体单一化的局限。传统中医语境下的健康观是在古代农业社会，以古代中医学和传统中国哲学为其知识基础建构的健康知识体系；现代健康观则是在近现代工业化社会中，基于近现代医学、社会学、生态学等多学科知识成果的基础上所形成的健康知识系统。因此，从传统健康观到现代健康观，是不同的社会情境下的健康知识的动态建构过程，是人们对健康问题的思考从个人单向视角转向个人与社会双重视角的认知演变，传统中医健康知识体系与现代健康知识体系虽然有差异，但二者间存在着不容忽视的内在延续性、发展性和互补性，不应将其割裂或抑此扬彼，而应将二者融合为一个有机的整体，形成指导今人正确认知健康与有效进行健康促进的完整健康知识体系。

（二）健康伦理的基本内容

1. 健康责任

（1）个人对健康的责任：个人的健康责任涵盖选择健康的生活模式，以及合理降低可控范围内的健康风险。个体在罹患疾病时，应认识到疾病状态与社会期望相悖，并积极寻求和利用医疗资源，致力于自身康复。如萨斯所述，在医疗方面每个公民患者在塑造自身生活方式、确保生活品质及追求生活目标上，都承担着重大责任。

（2）社会对健康的责任：社会责任指的是公民所承担的、超越个人私利的职责或利他行动。在健康层面，这种责任主要展现在以下若干维度：首要的是，主动投身于与公共卫生相关的社会活动，例如参与环保绿化项目、开展反烟教育宣传以及艾滋病防治工作等。此外，还有避免采取任何损害他人健康的举动，尊重并维护他人的健康权利，诸如避免在公共场所吸烟、随意丢弃废弃物或吐痰等行为。

（3）政府对健康的责任：在19世纪后半叶，随着欧洲工业化进程的推进，提供卫生服务逐渐演变为国家政府的核心职责。首要之务，政府需将提升民众健康水平确立为卫生领域的首要目标。进而，政府需有效协调各部门，确保卫生工作的目标、内容和任务能够融入各部门的日常工作中，实现各司其职。再者，政府必须制定公平且适宜的卫生法规及各项规章制度，为卫生事业的推进提供坚实的法律支撑。最后，政府还应肩负起组织实施健康教育的重任，引导公民形成健康的生活习惯。卫生政策既是一种制度化的设计与谋划，也是解决社会性卫生问题的战略指南，更是促进社会发展的有效工具。卫生政策的制度化安排蕴含了政府的执政目标、社会的意识形态、大众的伦理观念的统一，如果不能集一定意识形态和价值观于一体，卫生政策最终必将失去存在的价值和意义。正如英国的社会政策大师理查德·蒂特姆所说："以中立的价值立场讨论社会政策是没有意义的事情。""在社会福利体系之内，人们无法逃避各种价值选择。"卫生问题与卫生政策的关联性决定了卫生政策在实践维度需要兼顾大众健康权利的合理诉求以及卫生资源公正分配的特点。在卫生政策的构建层面，既要体现制定的宗旨和目标，又要对各种目标进行判断、选择与行动。目标、手段以及与两者相联系的价值观，成为卫生政策行动的理论依据和现实基础。

在新冠疫情中很好体现了政府对公民健康的责任与担当。《抗击新冠肺炎疫情的中国行动》白皮书指出，"面对突发疫情侵袭，中国把人民生命安全和身体健康放在第一位……不遗漏一个感染者，不放弃每一位病患，实现应收尽收、应治尽治、应检尽检、应隔尽隔"。国家医保局《2020年医疗保障事业发展统计快报》指出，"2020年各地医保部门向新冠肺炎患者定点收治机构预拨专项资金 194 亿元,全年累计结算新冠肺炎患者医疗费用 28.4 亿元”。

2. 健康权利

健康权是公民的一项重要的基本权利,也是公民享受其他权利的前提。《欧洲医院患者权利约章》除序言外,均为医院患者权利的规定,主要包括医疗服务获得权、授权他人代行权、知情同意权、隐私权、宗教信仰受到尊重权以及投诉权。《世界医学会关于患者权利的里斯本宣言》规定患者享有医疗服务获得权、自由选择权、知情同意权、隐私权、健康教育权、尊严权、宗教帮助权。《欧洲患者权利原则:共同框架》作为《促进欧洲患者权利宣言》的附件,对患者权利作了概要性规定,主要包括知情同意权、隐私权、个人信息权、医疗服务获得权。《欧洲患者权利约章》将患者权利集中规定为 14 种,分别是预防服务获得权、医疗资源获得权、知情权、同意权、自由选择权、隐私权、个人信息权、要求尊重患者时间权、优质医疗服务获得权、医疗安全权、创新成果获得权、不必要痛苦之避免权、个性化医疗服务获得权、投诉权及赔偿权。

首先,健康权作为基本人权在 1946 年《世界卫生组织宪章》中得到承认,其后《世界人权宣言》等诸多国际文件也进一步明确了健康权的人权属性。这表示,无论个体的经济能力、职业地位、信仰、社会等级、性别,或是否存在残疾,以及其他任何可能导致歧视的因素,所有人都有权享有健康保障。

再者,从基本权利的角度来看,将健康权写入宪法至关重要。这样做不仅能为公民健康权提供保护,防止国家公权力的侵犯,还能确保国家承担起维护公民健康权的责任。如 1925 年的智利宪法就明确了对健康权的保护。我国《宪法》的相关条款也规定了国家应通过发展医疗卫生、体育事业以及维护健康环境等方式来保障人民的健康。

最后,在民事权利方面,健康权在多国民法典中得到了明确。例如,《德国民法典》就有相关条款规定了对健康权的保护,包括对因侵害他人健康而产生的损害进行赔偿。同样,我国《民法通则》也明确规定了公民享有生命健康权,这进一步凸显了健康权作为民事权利的重要性。2021 年 1 月 1 日起施行的《中华人民共和国民法典》第一千零四条规定:自然人享有健康权。自然人的身心健康受法律保护。任何组织或者个人不得侵害他人的健康权。

3. 健康公正

在古希腊德性伦理学体系中,公正被视为最崇高的德性,是诸多德性的综合体现。当公正理念延伸至医学领域时,便衍生出健康公正的概念,其哲学根基在于人人生命价值的平等。

首先,实现健康公正的首要任务是确保卫生资源的公平分配,这包括宏观与微观两个层面。宏观层面的公正关乎国民收入中用于医药卫生的比重,以及如何在这些具体卫生项目中再次进行公正的分配。而微观层面的公正则聚焦于医务人员如何在患者间合理分配有限的医药资源与服务,特别是那些稀缺且昂贵的资源与服务。

其次，健康公正的根本目的是实现结果的公正。世界卫生组织与瑞典国际发展合作署曾联合指出，健康公正应以需求为导向分配生存机会，确保社会进步的成果能够惠及所有成员。卫生保健体系应致力于缩减在健康和卫生服务利用方面的不公平差距，消除不同社会群体间的系统性差异，从而通过结果的公正推动实质性的健康公正。

最后，关注弱势群体的健康是健康公正的核心所在。当前，健康不公的表现虽多种多样，但受影响的主要是社会弱势群体。因此，在制定促进健康公正的政策和方案时，必须重视这一点，正如罗尔斯的“差异原则”所强调的。世界卫生组织欧洲地区委员会也明确提出，到 2020 年，应至少缩小各成员国社会经济群体间健康差距的四分之一，特别是要大幅提高弱势群体的健康水平。

丹尼尔斯认为的健康权不是单指人们对于卫生保健资源公平分配和获取的诉求，而是人们对于健康的社会决定因子之公平分配的权利，即当健康的社会决定因子被以公正的方式分配之时，才能认为这样的社会安排是道德上可接受的。社会决定因子在最近几十年的公共卫生相关研究中是较为主流的考察参数，其中主要的指标包括对于经济稳定性、邻里与物理环境、教育、食物、社区与社会环境以及卫生保健系统等的评估。世界卫生组织通常建议关注点在衡量疾病的健康负担上，但布鲁姆认为，这些所谓的健康负担不能与疾病的其他类型的负担分开。他倡导的是计算疾病对福利或福祉的影响，因为疾病既给人带来健康方面的负担，也带来其他类型的负担，这些似乎无法在计算的时候分离开来。疾病对健康的影响无法与其他影响分开的主要原因是诸要素之间复杂的因果关系网，并且这些相互作用的原因如何运作这一事实在很大程度上取决于每个人的整体情况。正如他用实例指出的：如果一个人的住房条件好，哮喘病对其而言就不会那么糟糕。同样的道理，残疾、精神障碍和癌症患者在有很好的支持环境条件下，也没有那么糟糕。

然而更进一步而言，医疗公正的内涵不能被无限扩大尤其是其工具价值，医疗公正的重要性依赖于人类社会对于健康价值和意义的评估。在这个意义上，医疗公正不是首先作为社会正义的一个分支或衍生物出现的，其旨趣不在于获得社会地位的平等，或者是为了保障那种社会交往中必须具备的、罗尔斯所强调的自尊。医疗公正具备独立地位，不能被消解在一般性的社会正义框架之内。健康的重要性既奠基于其内在价值，也依赖于其工具性价值。健康的重要性既不必要一定是因为健康能作为唯一的、实现机会公平平等的手段，也不需要它作为实现人生各项重要目标的唯一的元能力。我们不是通过在医学哲学当中找到一个最为合适的健康定义——无论它是自然主义的还是规范主义的——然后由这个面临最少理论质疑的定义得到一个关于健康重要性的判断，再由这样一个判断引申出医疗公正的重要性。医疗公正之重要性是由健康的价值及其与人类福祉之间的紧密关联所赋予的。

二、“健康中国”战略的道德伦理阐释

全面小康的实现离不开全民的健康。当前，中国正处于全面建成小康社会的关键时

期，“健康中国”战略的提出与实施，不仅彰显了健康发展所应具备的全面性、公平性和协同性，同时也反映了中国政府在构建“健康中国”进程中的伦理制度考量。

(一) “健康中国”战略的产生

健康中国战略的出台，经历了一个从概念提出到学术研究、从具体行动计划到宏观国家战略的逐步发展历程。2007 年，时任卫生部部长陈竺首次提出了“健康中国”的概念。之后，卫生部于 2008 年组织了以韩启德、桑国卫两位院士领衔的数百名专家学者，开展了“健康中国 2020”战略研究，并于 2012 年发布了研究报告，详细分析了实现 2020 年国民健康发展所面临的机遇与挑战，提出了卫生事业发展的指导思想、基本原则、发展目标、战略重点、行动计划及政策措施。中国共产党第十八次全国代表大会召开以来，以习近平同志为核心的党中央提出了一系列治国理政的新思想、新理念、新战略，健康中国就是其中之一。在 2015 年 3 月 5 日，李克强总理在十二届全国人大三次会议上的政府工作报告中明确指出：“健康是群众的基本需求，我们要不断提高医疗卫生水平，打造健康中国。”这标志着“健康中国”概念首次由政府层面正式提出。随后，2016 年 8 月，全国卫生与健康大会在京召开，习近平总书记在会上发表了主题为“将人民健康放在优先发展战略地位”的重要讲话，他着重指出：“没有全民健康，就没有全面小康”“推进健康中国建设，是中国共产党对人民的郑重承诺”“努力为人民群众提供全生命周期的卫生与健康服务”“要坚持提高医疗卫生服务质量和水平，让全体人民公平获得”，以实现覆盖“全体人民”生命“全周期”的健康目标。同月 26 日，习近平总书记主持召开中共中央政治局会议，会议审议并通过了《“健康中国 2030”规划纲要》，此举标志着“健康中国”政策已上升为国家战略，成为中国社会发展的关键组成部分和民族复兴的基石。2022 年 10 月，习近平总书记在二十大报告中提出人民健康是民族昌盛和国家强盛的重要标志。把保障人民健康放在优先发展的战略位置，完善人民健康促进政策。

(二) “健康中国”战略的伦理内涵

1. 体现健康道德的核心伦理意义

将“健康中国”确立为国家战略，实现了从单纯“发展医疗卫生”到全面“推进健康中国建设”的转变，这标志着“健康”成了核心关注点。此举显著提升了“健康”在道德层面的重要性和地位。医疗与卫生服务仅是维护和促进人民健康的工具，其道德价值相对有限且偏向实用性。然而，“健康”本身才是我们追求的根本目标和终极价值。从元伦理的视角来看，“健康”被视为一种“本质上的善、自身的善”。因此，“健康中国”战略对“健康”道德价值的深刻认识，已然超越了医疗卫生的功能性层面，升华至“内在的善”“目的的善”以及“自身的善”的更高境界，从而成为整个国家和全社会共同追求的更高级别的价值目标。从幸福论的角度来看，健康是人们幸福的基础，构成了幸福的基本内容与主要载体。在亚里士多德看来，幸福是具有终极善的道德价值，因为“只有幸福才有资格称作最后的”，我们是因为幸福本身而追求它。不管人们持有什么样的幸福观，健康都是其中不可或缺的基本要素，假若一个人失去了健康，遭遇疾病的痛苦与折磨，我们不能说他是幸福的。幸福在最基本的意义上必须免除人生的重大痛苦，包括身体的、心理的、精神的疾病与痛苦，拥有健康完好的身体、心理与精神状态构成了幸福的基本内。

2. 彰显了国家政策的伦理制度构思

施政应以民意为导向。现今，《"健康中国 2030"规划纲要》已将"健康中国"确立为国家战略，这不仅彰显了国家维护人民健康的坚定责任，更体现了党对人民的深厚承诺。该战略反映出党和国家对国民健康的高度关切与决心，也深刻诠释了以人为本、为民执政的理念，致力于"让人民群众有更多获得感"。同时，此举还标志着中国在全球健康治理中的积极贡献，以及对联合国"2030 可持续发展议程"的认真履行，从而向国际社会展示了中国政府和国家的健康道德担当。健康中国以"共建共享、全民健康"作为战略主题，深刻地体现了社会主义社会的本质。社会主义的本质要求是要实现共同富裕，这种共同富裕不单纯是经济物质上的富有，更多的是包括身体、心理与精神上的富有。一个人假若失去了健康，即使拥有再多的物质财富也无济于事，也不可能给他带来最终的幸福。全民健康，正是要实现这一基础性的目标，每个人都应该享有国家卫生事业发展带来的成果，都应该分享改革开放、医疗卫生体制改革所带来的各种红利。坚持共享理念，就是要实现发展成果由全社会和全体人民共享，让每一个公民都有获得感、幸福感、安全感，这种理念的本质是发展为了人民、发展依靠人民、发展成果由人民共享，它既生动地诠释了马克思主义关于人民性的基本理论，也深刻阐释了社会主义社会的本质与核心价值追求。

3. 体现了以民为本的执政伦理追求

人民普遍期望享有健康和幸福。《"健康中国 2030"规划纲要》所提出的战略，即"人民共建共享"健康，并"倡导健康文明的生活方式"，这与"人人为健康，健康为人人"的基本健康道德原则高度一致。"健康中国"战略关注的是每一个个体的健康需求和福祉。在全民视角下，"健康中国"以民众的健康需求为指引，致力于提升整体健康水平，其制度设计以公平和公正为核心。它强调每个人的参与和责任，有效介入对健康产生重大和长远影响的议题，从而最大限度地实现个人的健康利益。

长期以来，学术界有一种偏倚的观念是，医疗卫生是一个可以市场化的产业部门，它的产出是整个行业对于 GDP 的贡献，而不是真正的健康产出，即便注意到健康的价值，也只是将其看作是再生产的劳动力或人力资源基础。这种纯粹经济学的思路，忽略了一个最为根本的伦理问题：健康究竟是一种工具性价值，还是一种目的性价值？如果健康是创造更大 GDP 的人力基础，那么它就只是一种手段或工具而已；如果健康是为了人自身的幸福快乐，那么它就成为一种目的性价值。"健康中国"战略的提出，不仅是一种从医疗卫生到大健康观念的话语转换，而且是在目的性价值的更高层次上确立了健康的应有地位。从价值论的角度来思考医疗卫生事业，这意味着要回归它的真正价值本位，从源头上确立健康本身的意义，不再囿于狭义的医疗观，而是更加符合人性本位的现代大健康、大卫生观。"健康中国"要求把健康摆在优先发展的战略地位，将促进健康的理念融入公共政策制定实施的全过程，聚焦的是每一个生命个体的健康需求与生命利益，充分体现了以人为本的伦理诉求。

三、“全球健康”的道德伦理阐释

全球健康(global health)是指跨越国家和政府边界，需动用全球性力量来解决的健康问题。卫生健康是人类面临的共同问题，尤其是艾滋病、“非典”、埃博拉病毒、新冠感染等疾病在全球的蔓延，直接威胁到人类健康，甚至危及人类安全，影响人类终极性价值的实现。丹麦驻新加坡大使在其《全球化危机》一书中大胆预测了未来几十年世界安全可能面临的危险，其中包括传染病的危险。因此，维护、实现人类生命权和健康权，无法单靠某个人或某个国家或几个国家的能力，亟须塑造类价值，保障类命运。毋庸置疑，人类卫生健康共同体，是对捍卫人类共同命运的正义性价值的坚守与践行。人类卫生健康共同体的实践主体由个体、国家行为体、非国家行为体等多元主体构成。这些主体是否在追求本国利益时兼顾人类共同利益，是否在不同的价值观中认同共同的价值观，关系到能否成为国际正义力量。从此意义上讲，人类卫生健康共同体有助于唤起各行为体在卫生健康问题上共生共存的清醒认识，形成平等合作的自觉意识，赋予了全球公共卫生治理的正义内涵。一个国家的健康安全无法摆脱其他国家的影响，因此以人类卫生健康共同体理念为指引的正义力量必将推动国际公共卫生安全合作。由此，人类卫生健康共同体能促进各个国际行为体形成经常考虑他者的正义信念，尤其当重大传染性疾病肆虐全球时，这种相互依存的安全关系能强化正义信念，而正义信念能发出正义行为。全球健康伦理这一研究领域，是伴随着全球性公共健康议题，尤其是公共健康危机的频繁出现，以及国际间在公共健康领域合作的日益加强而兴起的。该领域专注于对全球健康危机背后的社会因素进行深入探究，同时从伦理角度审视公共健康与社会公正之间的内在联系，以及对不同国家之间在健康利益分配方面的伦理考量。简而言之，全球健康伦理旨在对全球健康领域中的诸多伦理问题进行深刻的反思与研究。

(一)“全球健康”概念的形成

1. “全球健康”的出现

“全球健康”的出现与流行主要归因于三点：其一，随着全球化的推进，跨国健康风险显著增加，某地的健康威胁可能迅速演变为全球性危机，使得卫生风险不再局限于单一国家。其二，全球化背景下的健康问题导致健康的社会影响因素日趋全球化，个人的健康状况不仅受本国社会卫生条件影响，还与全球社会经济、环境及卫生状况紧密相连，甚至依赖于其他国家的健康安全水平。其三，鉴于全球范围内健康危害因素的复杂性和多元性，必须通过全球共识和集体行动来共同应对。

2. “全球健康”的内涵

全球健康视“健康”为公共资产，其核心目标是实现国家间及不同人群的健康公平。

美国科学院医学协会界定全球健康为跨越国界的健康问题或争议,这些问题可能受特定国家环境及遭遇的影响,而协同行动被视为最有效的解决方案。埃默里大学全球健康研究所的柯普兰(Jeffrey Koplan)等人则将全球健康描述为旨在全球范围内推动健康公平性的学术、研究与实践的首要选择领域。"全球健康"聚焦于跨国界的健康问题及其决定因素,并探索相应解决路径,其理念和行动已超越单纯的生物医学领域。习近平总书记适时提出的"构建人类卫生健康共同体"的战略构想是打破目前全球卫生治理"零和博弈"思维的有力武器。从致力于与世界卫生组织和"一带一路"沿线国家共同打造"健康丝绸之路",到抗击疫情中以自身的发展经历为世界疫情防控提供了可供借鉴的宝贵经验,再到宣布中国推进全球抗疫合作的五方面举措,中国在积极开展全球卫生安全治理、与世界卫生组织和有关国家的密切合作和政策对话、帮助公共卫生体系薄弱的发展中国家提升应对疫情的能力、共享优质医疗资源和健康科技成果等方面取得了积极成果,为深化国际社会不同领域的合作实践提供了更加精准的指引,充分展现了打造人类卫生健康共同体的大国担当。

3. "健康促进"概念

为推进全球健康事业,世卫组织于 1986 年 11 月 21 日在加拿大渥太华举办了首届国际健康促进大会,首次提出"健康促进"概念。据《渥太华宪章》阐述,健康促进旨在鼓励人们维护和增进个人健康。时隔 30 年,即 2016 年 11 月,第九届全球健康促进大会在中国上海举办,主题为"可持续发展目标中的健康促进"。通常有四种价值观决定着健康促进的实施。按照哈佛大学医学院全球健康发展研究者于 2013 年在《重新想象全球健康》一书提出的观点,第一种价值观是提供紧急援助的人道主义。第二种是基于人权思想的、倡导人人享有健康权的、提供全民卫生服务的、且由政府承担医药费用的国家福利主义。第三种是将医疗用品和卫生服务视为商品、需要付费、必须符合市场经济规律的新自由主义。第四种是保基本、保大多数、正视资源有限性、讲求人们有区别的社会贡献且承认社会群体等级差异的实用主义。

(二) 全球健康伦理

1. 多元包容、尊重健康观念差异

鉴于各国传统文化及道德观念的多样性,全球健康道德准则在各国间呈现出显著差异。举例而言,某些国家和民族持开放的性观念与性道德,而另一些则相对保守;对于同性性行为,部分国家在法律与道德层面均持支持态度,而有些国家则缺乏法律承认,甚至有些国家将其视为不道德行为。同时,尽管全球化进程使得各国在某些价值观上出现趋同,但这与价值多元化和多样化并存,构成一种矛盾。不同国家在全球健康及经济与社会发展的诸多领域,均持有各异的价值取向。因此,全球公共健康伦理应建立在人类健康的公共理性之上,推动包括国家在内的各道德共同体之间的深入对话与交流。

2. 达成全球健康公平且普及的目标

优化全球健康公平性是全球健康伦理的基石。全球健康运动的初衷,正是为了有效

应对全球性的健康不平等，为实现健康公平提供了新的思路和方法。全球经济的不平衡发展引发了难以预测的危机和风险。由于许多地区缺乏维持健康所需的基础设施，贫困引发的疾病在全球范围内普遍存在，对人类整体健康构成威胁。全球健康伦理不仅聚焦于某一国家或地区的健康状况及其影响因素，更着眼于全球范围内的健康公平及其决定因素；它不仅关注健康和疾病的全球分布，也重视全球化对健康的深远影响以及全球卫生治理的变革。此外，它强调跨国界和政策领域的相互依赖关系及应对策略，以推动人类健康水平的均衡提升。

第二节　公共卫生的伦理要求

一、公共卫生的定义与职责

（一）公共卫生的定义

一般而言，公共卫生包括为确保人们有能够健康生活和工作的环境而开展的所有活动。这种环境包括：清洁空气、清洁水和恰当的卫生条件；安全工作的环境（无物理或化学的应激原）、健康食品提供、医疗保健可及性和预防性诊断筛查；良好的饮食控制；参与体育锻炼。

作为改善和保障人群健康、预防疾病的一门科学，公共卫生在传染病的预防与控制中发挥了重要作用，形成了消毒、杀虫、灭鼠、检疫、预防接种及健康教育等公共卫生措施，发展了传染病流行病学。通过改善劳动环境、提供职业健康维护与监测等措施，有效地防止职业病的发生，促进了劳动卫生和职业医学的发展。环境卫生、营养与食品卫生、妇幼卫生和学校卫生等的发展，进一步促进了人群健康。随着疾病谱的改变，医学模式也从生物医学模式转变为“生物-心理-社会”医学模式，公共卫生领域的内涵进一步扩展。公共卫生不仅关注由生物因素引起的各类疾病（包括新发传染病）的防控，也关注由心理、行为、社会和环境等因素引起的各类疾病与伤害（包括慢性病、肿瘤、自杀、交通事故和其他意外伤害）的防制。

（二）公共卫生的职责

1. 社会与个体的责任

社会（包括营利性与非营利性机构、国有与私有机构）和个人在公共卫生领域也承担应有的责任与义务，以保护我们的生活与工作环境，共同预防与控制疾病的发生，维护与促进公众健康。例如，社会和个体应参与涉及人群健康的相关社会公共活动，如环保活动、戒烟宣教、疾病防治宣传，不做危害他人健康的事，不侵犯他人的健康权益；恰当地寻求、利用或提供医疗卫生服务，以及恰当地诊疗疾病，避免卫生资源的浪费；个人选择健康的生活方式以减少健康风险因素。

2. 政府的责任

公共卫生的责任涉及政府、社会与个人，没有政府强有力的干预及社会与个体的支持和参与，公共卫生措施无法有效实施。其中，政府的责任就是获得社区健康的信息，制定循证政策，并保证社区能够获得达到公共卫生目标所需的服务。

政府是公共卫生的核心，必须执行代表公共利益的使命。但是，政府为公共健康而行使职权、完成使命、实施强制性干预措施时，需要考虑政府干预的合理性和公众接受度，需要权衡个人权利和公共利益。当公众健康受到广泛威胁，而政府的干预与公共卫生措施可以更充分、更有效地保护公众健康时，政府应制定公共卫生干预措施政策，并可要求强制执行。例如，传染病检疫、隔离、免疫、接触者流行病学调查和追踪随访，以及疾病（如传染病、职业病、肿瘤、性传播疾病、枪伤和儿童意外死亡）的上报与监测；可要求采取环境治理、食品安全、卫生设施的卫生监测、害虫和寄生虫控制及污染控制等措施；也可要求社会与个人承担公共卫生责任（如碘盐供应、新生儿筛查及居家隔离等）。

强调政府在公共卫生领域中的责任，是因为公共卫生服务属于公共产品或准公共产品。相对于私人产品而言，公共产品具有消费或使用上的非竞争性和受益上的非排他性。非竞争性是指一部分人对某一产品的消费不会影响另一些人对该产品的消费，受益对象之间不存在利益冲突；非排他性是指产品在消费过程中所产生的利益不能为某个人或某些人所专有。例如，减少区域空气污染使所有生活在该区域的人免受空气污染的不利影响，而且无法让区域内的某些人不因此获益。公共卫生服务的公共产品或准公共产品特征决定了政府在公共卫生领域中的主导作用和决策地位。政府在保护公共健康和福利的责任上有其独特的作用。

二、公共卫生的道德价值

（一）推进健康公平

依照公共产品理论，公共卫生被归类为公共产品。其本质特性在于"公共性"，这一点凸显了居民在享受公共卫生服务时的公平性原则，构成了它的核心价值。2008 年，世界卫生组织在其报告《用一代人时间弥合差距》中强调，健康不公平现象深受多种政治、社会和经济因素的左右。例如，不同国家间的人均预期寿命存在显著差异，甚至在同一国家内，个体的社会地位也会大幅影响其健康状况。这些健康不公平的现象与人们生活的社会环境和医疗体系紧密相连，而这两者又受到政治和经济等多重因素的深刻影响。因此，报告在结尾着重指出，"缓解健康不公平现象是当务之急和一项道德义务"。为实现这一目标，需要通过制定和实施益于公众健康的基本公共卫生政策，以优化利用有限的卫生资源，进而推动人类健康的持续发展，确保健康安全，努力减少健康差距，并消除健康贫困现象。习近平在二十大报告中指出，"促进优质医疗资源扩容和区域均衡布局，坚持预防为主，加强重大慢性病健康管理，提高基层防病治病和健康管理能力。深化以公益性为导向的公立医院改革，规范民营医院发展。发展壮大医疗卫生队伍，把工作重点放在农村和社区”。近年来我国“分级诊疗”模式及“互联网＋医疗”服务模式的推广也是合理充分使用有限卫生资源的体现。

（二）保护健康环境

1988 年，美国医学研究所在其报告《公共卫生的未来》中界定了公共卫生的概念，即通过确保人人享有健康环境来增进社会福祉。公共卫生的起源与对健康环境的重视紧密相连。例如，1853 年英国三个城市因霍乱而死亡的人数高达 10 675 人，而 1854 年伦敦某街道在短短两周内就有 500 多人丧生。在公共卫生措施及相关技术，如传染病控制、检疫、免疫接种、安全用水和污物处理等出现之前，人们只能被动逃避或无奈接受这样的悲剧。这些技术的引入使得城市在历史上首次成为比农村更宜居的地方，也推动了发达国家工业革命后的人口城市化进程。在当今经济全球化的背景下，人员流动频繁，便捷的交通可以在 24 小时内将疾病传播到世界任何人口密集地区，加剧了传染病的迅速传播风险。因此，维护全球健康环境已成为公共卫生的紧迫任务。

（三）保护全民健康

《哥伦比亚百科全书》(2001 年出版）定义公共卫生为政府机构提供的公共服务，目的在于预防疾病并提升公民身体健康。此定义凸显了公共卫生的核心目标：确保所有公民的健康，并着重于延长平均寿命。相关研究显示，公共卫生在 20 世纪对全球人口寿命的延长起到了至关重要的作用。以美国为例，自 1900 年至今，美国人的平均寿命已增加 30 年，其中 25 年的增长得益于公共卫生措施，而医疗卫生服务仅贡献了 5 年。具体而言，这 5 年中，3.7 年源于治疗方法的改进，1.5 年则归功于临床预防服务，如预防接种和筛查检查；而那 25 年的寿命增长，则是通过实施社会政策、社区协同努力以及个人预防性选择，如降低婴幼儿传染病和成人慢性病发病率来实现的。

三、公共卫生伦理原则与实践

（一）公共卫生的伦理原则

公共卫生伦理更侧重于社会整体价值和群体健康，从宏观角度审视公平性。公共卫生领域伦理冲突的处理原则包括有效原则、比例原则、必要性原则、最小侵权原则和公共正当性与透明性原则。

1. 有效原则

有效原则要求公共卫生干预措施能够有效保护公众健康。有效原则是公共卫生决策最重要的伦理原则，也是公共卫生伦理的重要特征。在公共卫生干预措施选择中，有效原则可以左右干预措施方案的选择，无效或有效性差的方案不能成为公共卫生干预措施。

2. **比例原则**

比例原则(也称“相称性”原则)要求公共卫生干预措施可能产生的公众受益超过了可能带来的个体和(或)社会风险、负担及其他权益的负面影响。在公共卫生干预措施决策时,需要权衡干预措施给目标人群或全社会成员带来的可能受益(如健康促进、疾病与伤害预防)与可能的风险(包括对相关个体、部分人员和社会带来的风险、负担及其他权益的负面影响)。有时,为了公众利益,可能会使相关个体或部分人员的权益受到一些影响。即与个体或部分人员可能承受的负面影响相比,采取某项公共卫生干预措施可能是值得的,因为它可能带来更大的公众健康受益。对于个体或部分人员因遵循公共卫生法规和措施要求而承担的负担,社会有责任降低他们的负担,体现公共卫生的互助性。

3. **必要性原则**

必要性原则是公共卫生干预措施能否实现公共卫生目标所必须的要求。并不是符合有效原则、比例原则的干预方案都需要通过政府的公共卫生干预予以实施。只有实现公共卫生目标所必需的干预措施才应成为政府公共卫生干预的措施。

4. **最小侵犯原则**

最小侵权原则要求所建议的公共卫生干预措施是最小侵权的方案。当公共卫生干预措施可使公众受益,但可能导致相关个体或部分人员的隐私和信息泄露、自由权利受到限制时,应该采取必要措施使个体或部分人员的权益损害最小化。这在传染病防治、疾病监测及公共卫生大数据利用中,尤其需要予以关注。

5. **公共正当性与透明性原则**

在制定影响个体或家庭的公共卫生政策时,需要通过公众的讨论使其符合公共正当性原则,并且要求公共卫生决策符合透明性(transparency)原则,向公众阐明采取相关公共卫生干预措施的理由。尤其是当某项公共卫生干预措施不得不违反某一公共卫生伦理原则时,则应该向公众公开说明采取该项公共卫生干预措施的必要性及理由,决策过程应该透明。公共卫生干预措施的决策透明有利于建立和维持公众的信任。根据国家卫健委统计,和世界其他国家一样,我国目前仍然面对器官短缺的困境,供受体比例相当悬殊,高达1∶30。如果器官分配不当,这种稀缺资源无疑会成为为权贵服务的商品,显然器官商品化是有悖于人道主义救助的初衷的。鉴于此,我国参考国外的先进经验,根据我国国情开发出中国人体器官分配与共享计算机系统COTRS,针对病情轻重、分配距离的远近等等原则进行器官分配,使器官捐献可以最大限度地满足大多数患者的利益。

(二) 公共卫生伦理实践中的道德困境

公共卫生伦理遭遇多重道德挑战,诸如个体权益与公共利益的矛盾、平等与自由正义观的分歧、政府干预与个人自主权的对立,以及国家利益和全球公共健康利益的冲突、资源分配中公平与效率的权衡等。实际上,最突出的道德困境主要体现在两个层面。

1. 个体权利与公共利益的矛盾

在公共卫生领域，个人权利与公共利益之间的冲突屡见不鲜。例如，强制隔离措施与个人自由之间的对立、公开健康信息与个人隐私保护之间的矛盾、强制免疫与个人自主健康选择之间的不协调，以及强制检测与个人自主权之间的冲突等。众多学者普遍认为，从公共卫生的角度出发，为维护公共卫生而适当限制个人权利是合乎伦理的。南希・卡斯(Nancy E. Kass)曾指出，公共卫生的核心目标是提升群体健康水平，为实现这一目标，我们常采用以社会为中心的策略，而非以个人为中心的行动。换言之，在公共卫生实践中，我们常强调公共利益应优先于个人权利，要求个人在必要时为公共利益让步。因此，为维护公共卫生而采取的强制措施，甚至对个人权利进行一定限制，不仅是必要的，也是伦理上可辩护的。如与个人隐私权的冲突，尤其是在一些传染性疾病的防控工作中，患者个人的健康信息、病毒核酸测序数据、治疗方案以及预后等信息等会被记录、分析和共享。另外，在药物和医疗设备研发、流行病学调研、电子医疗数据库建设等涉及公共卫生事务的活动中，个人的基因组学数据等健康信息同样不存在绝对的隐私。乔纳森・曼恩及其同事强调，公共卫生与人权紧密相连，两者相互影响。若人权受损，公共卫生亦受波及；反之，强制的公共卫生措施也可能侵害人权。新社群主义则持异议，主张个体权利与社会责任、自由与公共福祉平等，无高低之分。但曼恩等人未全面考虑公共卫生与人权间的潜在冲突。公共卫生举措在维护健康时，可能会对个人权利产生限制。而新社群主义在处理权利与福祉冲突时，常陷入选择困境。要解释清楚个人服从义务与社会管控权利的道德合理性，就要厘清个人利益和社会利益的辩证关系，并且说明社会利益为什么在价值次序上具有优先性。对此，集体主义原则给出了正确的回答，其认为社会既不是虚构的，也不是与个人对立的抽象物，社会是个人交互作用的产物，但社会并不是单个人的集合体或“混合物”。作为一种系统化了的有机共同体，社会具有整合、交流、导向以及继承发展等功能，而这些功能的发挥又为个人的生存发展、利益和价值的实现提供了根本性和长远性保障。个人利益的实现总是依托或依赖于社会利益的实现，社会利益是个人利益实现的前提和保障，而且社会利益对个人利益的正当与否起着过滤和价值导向的作用，离开社会利益的实现，个人利益的实现就无法得到保证。因此，社会利益和个人利益是辩证统一的，在价值次序上社会利益应当具有优先性。个人应将服从和配合政府或公共卫生部门的统一安排视为公民应尽的义务，尽管这样会在一定程度上与个人权益相违背，但这种妥协或牺牲最终的受益者还是个人。总之，采用集体主义的解释方式，既不会造成无端地否定或漠视个人的权益，也不会将个人利益和公共利益相割裂。集体主义原则能够对个人服从义务和社会限制性措施的必要性和合理性做出合理的解释。

2. 平等主义与自由主义正义观之间的分歧

平等主义正义观主张所有公民应平等享有社会经济权利，并强调基本平等的优先性，超越个体间差异。该观点倡导社会为每位成员提供均等的健康保障，特别关注弱势群体，并认为社会需承担其更多健康责任，即使这意味着弱势群体获益多、负担少也是公正的。

相对地，自由主义正义观则主张根据个人贡献和价值分配社会权益，即使这种分配产生差距亦视为公平。它侧重于利益与负担的均衡分配，强调个人根据其承担来分配所得。简而言之，平等主义重视社会性的健康平等与责任，力求减少群体间的健康差异；而自由主义则更注重个体的健康机会平等与责任，致力于公正地分配利益与负担。在公共卫生实践中资源分配需考量因素的复杂程度甚至远超上述两种正义观的冲突，比如在个体间进行疫苗资源的分配时，由于不同个体所据有的价值优势，包括健康状况、年龄、社会贡献、购买力、等候顺序等不尽相同，且每一种价值都无法取得绝对的优先性，因此无论如何取舍和排序都容易陷入选择的困境。另外，由于疫苗接种会带来个体健康和群体健康两种效应，在二者不能同时兼顾的情况下，以何者为优先，也会带来道德决策上的困难。疫苗接种的各种技术事实，包括效果的不确定性、禁忌证和群体免疫的形成方式等，也对疫苗的分配方式构成了重要的影响。此外，群体免疫的形成方式也决定着疫苗分配的方式，由于传染病的传播方式和传播速度受到感染者和易感者之间的接触环境以及接触次数的重大影响，因此阻断病原体传播和形成群体免疫的方式，很大程度上取决于接种群体划分和接种次序排列的方式。除上述外，一些社会性因素，如疫苗的稀缺程度、传染病的流行情况、个体的隔离状况等，也都制约着疫苗分配的公正性内涵。可以看到，疫苗分配需要在各种事实与价值之间进行权衡，必然带来公正标准及其分配方案的多样性和复杂性，从而给疫苗接种带来道德选择的困难。

四、疾病防控的伦理准则

在不同时期，人们对疾病的认知各异。原始人类倾向于认为疾病源于外部神秘力量入侵，这不是病理学解释，更多融入了宗教和巫术的文化理解，视“言行失当”为疾病主因，为后续伦理探讨奠定基础。

受自然哲学启发，古希腊医学派以希波克拉底为代表，从物质和整体角度阐释疾病，“四体液病因说”应运而生，同时强调疾病的自然法则性，并重视精神治疗。中国传统医学中的《黄帝内经》亦提及道德与健康的关联，将情感、欲望与症状相联系。道教更将道德修养与身心健康紧密相连，强调善恶行为对寿命的影响，与古印度医学观点不谋而合。此外，欧洲和阿拉伯的信仰疗法也曾盛行，祈祷和朝圣被视作治疗手段，体现了疾病与伦理的紧密联系。

中世纪后，随着科技与生产力进步，疾病作为道德隐喻逐渐凸显。黑死病等瘟疫的流行，使人们将疾病与道德人格相联系，疾病常被视作耻辱与堕落的象征。明清文学中亦常见疾病与道德品行的关联，显示出鲜明的经验式判断特征，继承了伦理解读的传统。

20 世纪以来，随着医疗技术深入基因层面，对疾病的理解更加深入。但新疾病不断涌现，对疾病的解读也愈发强调与伦理、文化的联系。生物-心理-社会医学模式的转变加强了这种关联。如艾滋病初期被视为“男同性恋病”，引发道德批判。苏珊·桑塔格等学者对疾病的隐喻化进行反思，指出疾病如何从身体问题转化为道德批判。弗洛伊德则认为，精神疾病源于个人本能与社会规范的冲突。近年来，对乙肝等疾病的道德和政治歧视也屡见不鲜。

综上所述，在疾病认知和医治过程中，道德评判和伦理关涉始终存在。而疾病管理，作为公共卫生领域的一部分，涵盖对不同类型疾病的应对与控制。在实施过程中，医务人员的核心任务是防控疾病。为确保医学目标的实现，防控工作应遵循基础伦理准则，这在疾病管理中尤为重要。

（一）慢病防控中的伦理规则

慢性病，即慢性非传染性疾病的简称，并非单指某一特定疾病。它是对一系列具有隐匿起病、病程持久、迁延难愈特点，且缺乏明确传染性生物病因的疾病之统称。这些疾病的病因往往复杂，部分尚未得到完全确认。

1. 深入落实三级预防理念及举措

一级预防构筑了抵御慢性病的首道防线，它涵盖三个层面：个体层面的预防性措施、环境层面的预防措施，以及对社会致病因素的防范策略。二级预防策略旨在通过疾病的早期识别、及时诊断与初步治疗，从而有效减缓慢性病的进展，进而优化患者的生活质量，并降低社会成本。三级预防则侧重于对症治疗，同时结合多种康复手段，旨在减轻病患痛苦，延长生存期，追求病患即便带病也能保持功能，即便残疾也不失去作用，从而推进患者的全面康复。

2. 加强患者及家属行为引导和知识教育

慢性病患者常需长期与疾病共存。故而，公共卫生工作者的基本职责在于，深化对患者及其家属的疾病知识传授和健康行为引导。

3. 重视慢病患者心理状况，给予充分社会支持

为慢性病患者提供全面的心理与社会扶持，以优化其心理体验，激发其积极应对疾病的心态，鼓舞其战胜病痛的决心，同时调配充足的社会资源，以减轻病患及其家属的生活负担。

（二）传染病防控中的伦理规则

传染病因其传染性，能迅速在人群中蔓延，对公众健康构成重大威胁，具有深远的社会危害性，一直是危害人类健康的主要元凶。得益于免疫技术、抗生素及公共卫生等医学领域的进步，人类已在与传染病的抗争中取得显著成果，并据此归纳出传染病防控的伦理准则。

1. 切实落实隔离消毒及操作规范

隔离与消毒在传染病防控中占据核心地位，是公共卫生工作的重要组成部分。隔离旨在通过物理阻隔手段预防传染病的传播，涵盖传染病患者、疑似病患以及传染和疑似传染的动物。消毒则着重于采取有效措施杀灭可能由传染病患者散播的病原体，如细菌、病毒等，消毒对象广泛，包括居所、日常用品、排泄物、分泌物及医疗器具等。医务人员在与

传染病患者接触后，离开病区前必须采取严格的消毒措施，以防传染源外泄。

2. **秉持预防为主的积极防疫理念**

相较于一般疾病，对传染病患者的治疗固然重要，但保护易感人群并控制疾病传播范围以防范社会灾难亦同样关键。以实际成效观之，人类成功根除天花即为积极预防理念的显著成果。借助预防接种策略，我们已有效控制了部分严重传染病，尤其是那些常见于儿童的烈性传染病，从而显著降低了传染病的整体发病率。

3. **尊重传染病患者人权与尊严**

在公众的传统观念里，传染病患者，尤其是性病患者和艾滋病患者，常常遭受不公平的歧视与排斥，甚至因此导致不幸事件。作为医务人员，必须意识到这些患者实为传染病的受害者，他们不应为疾病的传播承担责任。因此，指责、歧视或排挤他们是不公正的。在履行职责时，公共卫生工作者应尊重传染病患者及疑似患者的所有合法权益。

4. **遵守法律，及时上报收集疫情**

现代社会已构建了较为完备的传染病防控体系，旨在及时发现、隔离并治疗各类传染病患者。医务人员应依法积极关注并及时报告疫情，这不仅是其法律义务，更是公共卫生道德的基本要求。

（三）职业病防控中的伦理规则

职业病，即因从事特定职业而引发的疾病，通常由于劳动者在工作中接触到粉尘、放射性物质或其他有毒有害物质，且因防护措施不足而导致。在职业病防治中，利益冲突涉及企业的短期经济利益、职业人员的健康利益、保险机构利益（维持保险经费平衡）与地方政府发展经济的短期利益。一些企业可能追求短期经济利益的最大化，不愿在职业病防护上多投入，使职业危害因素没有得到很好控制；也不愿定期为员工提供免费体检、做好职业危害与职业健康的监测，导致职业危害接触人群暴露于职业危害环境中，职业损害无法及时被发现与早期治疗；企业内的健康管理员或医务人员也可能受制于企业的管理，无法对职业损害做出公正判断或及时采取防治措施。一些保险机构为了避免因职业病诊断导致医疗保险基金支出增加，可能不愿看到大量职业病被诊断。一些地方政府为了发展地方经济而忽视维护环境保护与职业人群健康保护的责任，使职业病预防与诊疗不能落实到位，职业人群的权益无法得到保障。

职业病防控伦理要求主要有以下两条。

1. **始终秉持“预防为主，防治结合”的理念**

职业病的预防相较于治疗更为重要。随着科技与知识的进步，许多职业病已有有效的预防措施。公共卫生工作者应遵循《中华人民共和国职业病防治法》，坚持“预防为主，防治结合”的原则，积极开展职业卫生知识与技术的宣传教育活动，并强化对特定职业群体的健康保护措施。诊断机构应加强职业病诊断质量管理，提高诊断水平和疑似职业病病人发现能力。健全职业病诊断质量管理制度，规范院内诊断流程，规范诊断记录、诊断证明书书写，加强职业病诊断档案管理。诊断机构健全医院内部和医院间会商会诊机制，在呼吸、皮肤、眼、肿瘤、免疫、放射等临床科室配置或明确专业人员和仪器设备为特殊职业性损害提供专业服务，加强临床培训的技术指导和质量控制。非诊断机构的医疗卫生人员加强职业病诊断常识和《疑似职业病界定标准》(GBZ/T325—2022)等培训，在日常门诊和职业健康检查中一旦发现疑似患者，及时告知其相关情况和建议。

2. 始终践行“深入一线，监督指导”方式

监督指导涉及两大主体：生产单位和劳动者。在职业病防控工作中，为确保取得实效，公共卫生工作者必须持续践行“深入一线，监督指导”的工作模式。这涵盖了从劳动场所设计审查、竣工验收，到运营后的常规监督检查；同时包括对相关劳动者进行培训与预防指导、定期体检，以及在发现职业病问题后的及时报告与治疗。所有这些环节，都需要公共卫生工作者亲自深入一线，获取最直接的资料。

此外，公共卫生工作者还需关注社会发展中新兴的职业病问题，积极开展科研工作，以增进对职业病未知领域的了解，从而推动职业病防控工作的不断进步。

（四）地方病防控的伦理规则

地方病，亦称为水土病，指的是因水源和土壤因素导致的、具有地域性特征的疾病。这类疾病往往局限于某一特定区域，并与当地的自然环境紧密相关，长期在该地区流行，患者通常呈现共同的病症。在中国，克山病、大骨节病、地方性氟中毒、地方性甲状腺肿及克汀病等都是常见的地方病。针对地方病的防控工作，必须严格遵守相应的伦理规范。

1. 勤勉刻苦的工作精神

地方病往往频发于经济欠发达、交通闭塞、生活环境恶劣以及医疗卫生条件落后的区域。在进行地方病的预防保健与疾病控制工作时，公共卫生工作者需具备坚韧不拔的精神，勇于深入到环境艰苦的地区，亲临一线去探寻问题，提供现场指导并及时解决所遇到的难题。

2. 加强知识传授、行为训练与技术指导

地方病的防控工作，要求特定地区的每个社会成员都需掌握相关知识及技术，并采取适当行为来预防疾病。因此，公共卫生工作者应深入进行细致全面的教育与训练，严格评估受教育者的行为及教育成效，确保教育工作切实融入每位居民的日常生活中。

3. 强化公共卫生制度与体系构建

在地方病盛行区域，为确保地方病的预防与控制成为持续性的任务，必须巩固当地的公共卫生机制建设。除了设立特定的地方病防控系统外，利用既存的社会架构来推进公共卫生行动亦具有关键意义。举例来说，我们可以借助既有的教育体系来增进知识传授和技能培养；通过既有的行政架构来加强防控策略的实施；以及依靠既有的医疗卫生网络，提升对地方病的监察与医疗救治能力。

第七章

临床诊疗伦理

临床诊疗是医学实践活动中的重要组成部分，也是主体部分。由于诊疗过程中直接面对的是临床患者，因而这一过程所涉及的伦理要求尤为重要。临床诊疗伦理是临床医生在诊疗过程中处理各种伦理关系的行为准则，是规范自身诊断和治疗行为的标尺，故所有的临床诊疗行为都应遵守这一伦理，以避免诊治过程中可能出现的不良影响，最大限度保障患者健康。

第一节　临床诊断的伦理要求

临床诊断是医务人员收集患者病情资料，并对其加以整理、分析和归纳，从而做出概括性判断的过程，是医患双方发生伦理关系的第一环节，也是整个临床工作的基础环节。因此，把握这一环节的伦理要求，有利于后续临床治疗的展开。

一、中医四诊“望、闻、问、切”的伦理要求

1. 举止端庄，态度和蔼

在询问病史时，“举止端庄，态度和蔼”是医务人员应遵循的医德规范。这不仅能使患者产生信赖感和亲切感，以缓解患者紧张情绪，也体现了对患者的尊重，易于建立起医患信任，进而有利于医务人员获得全面、真实的病史资料。

2. 语言得当，通俗易懂

医务人员应当考虑到患者文化、地域或认识能力的差异，因此在询问病史时，一定要使用通俗易懂、简单明了、朴实热情的语言，一方面可以增强患者治愈疾病的信心，另一方面也有利于医务人员快速、准确地掌握病情。同时，这也是医务人员在问诊时应尽的伦理义务。

3. 规范精准，避免诱导

问诊是医务人员的基本功，在全面了解患者的病情的基础上，要坚持规范性和精准

性。对于住院患者,要定期查房问诊,动态随访。在问诊中可以根据患者的叙述情况选择问答式、启发式等方式进行询问,但应避免诱导性提问,否则可能会使采集的病史资料不准确或不可靠,进而影响诊断和治疗。当某些患者对涉及其隐私的疾病不愿吐露心声时,医务人员应耐心开导,使患者敞开心扉,以便获得准确、全面的病情资料。

4. 专心细致,慎言守密

中医药医务人员在运用四诊收集、判断病情时,要集中精力,神情专一,认真倾听患者主诉,详细询问患者病情,细心揣摩患者舌脉,切不可敷衍塞责,更不能受外界经济和政治利益的诱惑。此外,医务人员在询问病史时应注意规范自己的言语,要用关切、同情的语言,紧紧围绕与疾病有关的信息进行交谈,同时,要保守患者秘密,不得随意传播患者的病情信息。

二、体格检查的伦理要求

1. 全面系统,规范细致

在体格检查中,医务人员要秉持严肃、认真的态度,按正规的体格检查流程和操作要领,对患者进行全面、系统、规范、细致的检查,如果病情危重,就先扼要重点检查,以尽快明确诊断,立即抢救,待生命体征平稳后再行系统检查。对模棱两可的体征和病证要反复检查核实,或者请教上级医师。体格检查中要避免主观片面、草率从事,以免造成错诊、漏诊或误诊。

2. 关心体贴,爱护患者

在体格检查操作前,医务人员要与患者沟通,告知相关的情况,以获得患者主动配合。检查过程中,要注意动作轻柔,手法精准,体贴关心患者,避免反复刺激,尽可能地减轻患者身体和精神上的痛,比如,在天气寒冷时,应捂热听诊器体件后再行听诊检查,或者应把自己的双手搓热后再行触诊检查。在操作结束后,医师要向患者告知检查结果和注意事项,提醒患者自我保护。

3. 尊重患者,隐私保护

在体格检查过程中,回避不相关人员,真正将保护患者隐私落到实处。医务人员要尊重患者的人格,维护患者的自尊。若男性医务人员在给女性患者进行妇科检查时还需要有护士或第三者在场。当面对具有畸形或者生理缺陷的患者时,更需关心和体贴,注意做好隐私保护。如果教学医院需向被带教学生进行示范,或者需医学生来操作时,应征得患者同意。

三、辅助检查的伦理要求

1. 诊治所需,合理选择

在辅助检查中,医务人员要结合患者病情,根据诊治需要和患者耐受等情况,有目的、有计划、科学、合理地选择检查项目。切勿为了经济效益而过度检查,同时,也不可能为了图省事而不做必要的检查项目。

2. 知情同意，及时准确

在辅助检查前，医务人员要向患者或家属解释清楚各项辅助检查的目的、费用及医疗风险等，经其理解和同意后再行检查。若患者因惧怕痛苦而拒绝某些有创的必要的检查，医生应尽职尽责地向患者进行解释和规劝。此外，医务人员还要及时、准确地报送检查结果以免延误诊断，错过治疗时机，甚至影响抢救，给患者带来不良后果。

3. 综合分析，科学判断

辅助检查确实有助于医务人员深入、细致、准确地发现病位或判断病性，从而为疾病诊断提供依据，但任何辅助检查都存在局限性，所以完全依赖辅助检查结果是不可取的。辅助检查结果应与患者既往史、体格检查结果等结合起来进行综合分析，从而作出科学判断。必要时，临床医生还应与医技人员相互协作，主动沟通，以便作出更正确的临床诊断。

第二节　临床治疗的伦理要求

在正确诊断的基础上，及时、恰当的临床治疗是临床工作的核心和关键环节，而临床治疗的效果与医务人员的道德有密不可分的关系。因此，医务人员要严格遵守临床治疗中的道德要求，确保药物治疗、手术治疗、心理治疗及康复治疗等各项治疗工作取得最佳效果。

一、药物治疗的伦理要求

1. 对症施药，因人施治

对症施药是指医务人员根据临床诊断选择相适应的药物进行治疗的医疗过程，与中医药的“辨证论治”相类似。这一过程，重要的是明确药物的适应证和禁忌证，同时应考虑到用药后会掩盖症状的可能，以免贻误病情，甚至发生意外。在对症施药时还要考虑个体差异，包括患者的年龄、体质、既往用药史等多种因素，要做到因人而异，灵活用药，即中医理论所讲的“因人制宜”。此外，在保证临床疗效的前提下，也应考虑患者在经济方面的可承受能力，尽可能为患者合理节省费用，这也属于因人施治的重要内容。

2. 安全有效，合理配伍

医务人员在用药治疗中要秉持认真严谨的态度，掌握药物的安全有效范围，同时密切关注药物的毒副作用，避免因过量或毒副作用而导致机体的严重损害。由于治疗需要，临床上经常需要联合两种或两种以上的药物同时或序贯治疗，此时，一定要严格注意药物之间的合理配伍，明确其配伍作用及配伍禁忌。若单种药物即能治好疾病，那就不必联合用药。在用药过程中，医务人员要细致观察患者用药后的反应，适时调整药物的种类和剂量，以取得最佳的治疗效果。同理，在开具中药处方时，应当参考中药配伍的相关原则及禁忌。

3. **特殊药物，从严管理**

特殊药物包括麻醉药品、精神类药品、毒性药品等。鉴于其特殊性，医院、药物管理人员要严格按照国家的相关法规进行严格管理，并对相关医务人员进行岗位培训，确保每个环节的医务人员都按照规范流程进行正当治疗，以免特殊药物经非正常渠道流入社会，进而危害社会安全，甚至导致犯罪活动的发生。

二、手术治疗的伦理要求

1. **充分准备，知情同意**

术前，首先，医院及医务人员应根据患者病情及手术适应证确定患者手术的必要性；其次，医院及医务人员应根据自身条件确定手术的充分性。由于任何手术都具有风险性，故医院及医务人员必须在术前对手术的必要性和充分性进行严格评估，若达不到手术所需条件，则应考虑另请专家会诊或转诊。

此外，患方有充分的知情权。在术前，医务人员应向患方认真分析并说明选择手术治疗的必要性及手术方式、可能发生的不良情况或意外等，充分尊重患者或其家属的选择。在患方同意采取手术治疗后，患方应签署同意实施麻醉、手术、输注血制品及植入医疗器材等书面协议，同时，医务人员应认真做好术前准备，包括根据患者情况制定手术个体化方案及最佳麻醉方案，以保证手术安全进行。

2. **严肃认真，精诚协作**

手术要求科学性与技术性，但同时又具有一定的危险性。因此，术者要严肃认真，精益求精，竭尽全力发挥自己的最高水平。一旦手术中遇到问题，要沉着、冷静，果断、及时采取相关措施。一台手术的参与者包括术者、麻醉师、护士等人员，故手术成功是集体协作的结果。术中，参与手术的人员要将患者的生命健康放在首位，互相支持，精诚协作，密切配合，互相监督，以保证手术顺利完成。

3. **密切观察，精神抚慰**

术后患者病情变化及精神情绪起伏较大，故密切观察及精神抚慰必不可少。作为医务人员，要密切观察术后患者的病情变化，注意并发症的发生，及早发现问题并及时处理，以使患者顺利渡过术后阶段。患者术后很大程度可能会出现疼痛和其他不适，进而出现精神情绪波动，医务人员应同情理解，及时评估病情，尽力解除疼痛感或不适感，并耐心做好解释工作，给予精神上的抚慰，使患者重拾生活信心。

三、心理治疗的伦理要求

1. **真诚相待，取信患者**

取得患者充分信任是心理治疗的重要前提和关键，而医务人员真诚的态度是打开沟通之门、取信患者的钥匙。当患者诉说病情或痛苦时，医务人员要有同情心，耐心听取患者倾诉，充分理解患者的痛苦，给患者树立起可信赖的形象，并通过耐心地解释、支持和鼓励，使患者主动参与治疗，提高依从性，逐步摆脱困境，以取得预期效果。

2. 科学全面，统筹治疗

心理咨询与心理治疗资质完全不同，心理治疗绝不只是简单的给予患者安慰和鼓励，它要求医务人员需要具有完备的心理治疗知识，且需要掌握心理治疗的独特技巧，并根据自己的专业能力范围，采用科学、规范、系统的程序和方法，为不同的人群提供合适、专业的服务。只有满足这些要求，才能在与患者的沟通中了解其心理疾病的发生、发展机制，从而做出正确的诊断及治疗，同时避免因为不规范操作而产生的临床伦理问题。《精神卫生法》及国家卫生健康委员会已明确要求心理咨询人员不得从事心理治疗工作，故精神卫生中心和心理医院及其他医院应积极响应卫生部门的要求，确保在院心理服务人员各司其职。医务人员应在自己专业能力范围内，根据自己所接受的教育、培训和督导的经历和工作经验，为不同人群提供适宜而有效的专业服务。

医学人员也应明白，心理疾病往往比躯体疾病更复杂，心理疾病的形成既有心理因素，也有社会因素。这就要求医务人员要将患者的背景进行全面的分析，不仅要了解患者的病情，还要了解患者的社会地位、人际关系和性格特征等，进而才可推理判断出可能的病因，以完成对患者疾病的统筹治疗。

3. 尊重患者，隐私保密

心理医师在心理咨询与治疗工作中，有责任向寻求专业服务者说明工作的保密原则，以及这一原则应用的限度，并保证患者的知情同意权。在临床服务工作开始时和工作过程中，心理师应首先让对方了解专业服务工作的目的、专业关系、相关技术、工作过程、专业工作可能的局限性、工作中可能涉及的第三方的权益、隐私权、可能的危害、专业服务可能带来的利益以及治疗费用等相关信息告知患者，并尊重患者的决定权。此外，医务人员需尊重患者，不可把自己的价值观和看法强加给患者，不得因寻求专业服务者的年龄、性别、种族、性取向、宗教和政治信仰、文化、身体状况、社会经济状况等任何方面的因素歧视对方。心理治疗师应尊重寻求专业服务者的价值观。不代替对方做出重要决定，或强制其接受自己的价值观。

此外，医务人员有义务保护患者的隐私权，包括在医学科研或教学工作时，对于心理诊疗过程中涉及的内容，只有在得到患者的书面同意时，才能进行相应的处理或应用，并隐去相关身份信息。医务人员只有在得到寻求专业服务者书面同意的情况下，才能对心理咨询或治疗过程进行录音、录像或演示。心理师专业服务工作的有关信息包括个案记录、测验资料、信件、录音、录像和其他资料，均属于专业信息，应在严格保密的情况下进行保存，仅经过授权的心理师可以接触这类资料。但也应明白保密要求的应用有其限度，下列情况为保密原则的例外：① 医务人员发现寻求专业服务者有伤害自身或伤害他人的严重危险时。② 寻求专业服务者有致命的传染性疾病等且可能危及他人时。③ 未成年人在受到性侵犯或虐待时。④ 法律规定需要披露时等情况，医务人员应转告给其家人，必要时须向执法部门、疾控部门等进行披露或报告。

四、康复治疗的伦理要求

1. 理解尊重，宽容相待

疾病带给患者的不仅有躯体上的创伤，而且还有不同程度的自卑、孤独、悲观、焦虑等情绪，因此，在康复治疗中，医务人员要始终把尊重生命作为主导思想，充分理解和尊重患者，绝不可讥笑和伤害他们的自尊。由于患者的情绪变化，可能会使患者对医务人员出言不逊，此时，医务人员应体谅患者的处境，宽容以待，以建立起和谐的医患关系，并积极采取恰当的康复措施和有效的心理治疗，促进他们尽快康复。

2. 热情关怀，耐心诊疗

在康复治疗中，患者往往情绪和心理比较敏感，所以医务人员应注意自己的沟通方法，报以高度的同情心，热情、耐心地帮助他们，无微不至地关怀他们，同时还要关注患者的心理健康和情绪问题，尽力改善患者的心理状态，使其尽快从痛苦中解脱出来，不断增强患者的信心与毅力，使其尽快重返社会。

第八章

特定疾病伦理

第一节　精神类疾病伦理

随着社会、经济的快速发展和生活节奏的加快，人们所面临的种种负性生活事件增多，导致精神类疾病的发病率在全面内逐渐上升，精神卫生俨然已成为全球重大公共卫生问题和社会问题，精神类疾病伦理问题复杂且多层面，涉及医疗专业人员、患者、家庭和社会各方的共同努力，以确保在提供有效治疗的同时，尊重和保护患者的基本权利和尊严。因此，对精神类疾病所涉及的伦理问题进行深入的讨论尤为必要。

一、精神类疾病的伦理问题

1. 尊重关怀问题

由于精神类疾病本身的特殊性，患者可能存在行为障碍、举止怪异等问题，甚至做出一些幼稚、愚蠢的举动，这可能使得部分医务人员之间有一种居高临下之感，甚至产生取笑、打骂患者等不尊重人格的行为，这不仅是人文关怀和同情心缺乏的体现，也是对医德医风的践踏。此外，社会和文化因素对精神疾病的影响是多方面的，从疾病的认知、表现形式、寻求治疗的行为到治疗的接受度等方面都有显著作用。精神疾病的污名在许多文化中普遍存在，这可能导致患者和家庭隐藏病情，避免寻求帮助，甚至内化这些负面观念，对自尊和康复造成负面影响。由于公众对精神病学知之甚少，因此很容易形成对精神类疾病患者的偏见，包括回避、漠视甚至遗弃精神类疾病患者，或者不愿意与精神类疾病患者发生任何社会交往等，这些都给精神类疾病患者的治愈和康复增加了困难和挑战。

2. 知情同意问题

相比于一般的躯体性疾病患者，精神类疾病患者有其独特性。由于并不是每一位患者在了解自己病情后都能够基于理性做出良好的判断，因此精神类疾病的知情同意权很少得到尊重，甚至患者的监护人也被剥夺知情权或选择决定权，导致患者或其监护人对诊疗、预后等一无所知，而任由医务人员决定。这种未经知情同意的医疗行为，往往是许多医疗事故或医患纠纷发生的原因。

3. 隐私权问题

精神类疾病患者发病的表现与其他科患者有本质上的不同，由于存在认知、情感障碍以及缺少理性思维等问题，因此在发病时根本不懂得保护自己的隐私权，其各种怪异的行为、语言有可能被医务人员随便透露、散布给他人，导致社会大众对其产生偏见，可能对其今后学习、工作生活都产生极大影响。这种做法严重侵犯了患者的隐私权。

4. 强制治疗问题

由于部分精神病患者缺乏自知力，且具有攻击性或自伤性，一般认为政府对精神病人采取强制治疗的正当性依据是警察权和国家监护权，前者旨在防止患者实施伤害本人或他人的行为，后者旨在对那些不能照顾自己的精神病患者给予照护。强制干预被用来作为确保患者自身或他人安全的最后手段，通常包括非自愿入院、隔离、约束、强制用药等。然而，由于强制干预限制了患者的自由和自主性，强制干预在给患者提供及时治疗、保护患者和他人安全的同时，也给患者带来了一系列的负面体验，如胁迫、焦虑、害怕等体验。许多文献表明，精神病患者感知到的胁迫程度对患者的医疗服务满意度和预后的影响较强制干预本身更消极。因此，如何规范化强制治疗是一个重要的伦理问题。

二、精神类疾病的伦理要求

1. 尊重人格，关怀体贴

精神类疾病患者是一类特殊的人群，他们面临肉体和精神的双重打击，这就要求医务人员要对其尊重和关爱，建立起一种以相互信任和尊重为基础的医患关系。在诊疗过程中，要将精神类疾病患者与正常人一视同仁，尊重其人格，尊重其应享有的各种权利，平等地对待患者，而不能歧视、嘲弄患者，应对患者关怀体贴，耐心细致地为其提供合理的诊疗服务。实施保护性医疗措施应当遵循相关诊断标准和治疗规范，并在实施后告知患者的监护人。

2. 知情同意，有效治疗

在诊疗过程中，精神科医务人员的责任就是要为精神类疾病患者提供疾病相关信息，包括拟做出的诊断、治疗措施以及预后等，以使其能做出合理的决定。知情同意是指在医疗决策过程中，患者有权了解相关信息并在此基础上自愿做出决定。治疗应尊重患者的个人偏好和价值观，包括选择药物治疗、心理治疗或其他替代疗法甚至拒绝治疗的权利。对于精神障碍患者，由于他们的认知功能和判断能力可能受限，知情同意的问题尤为复杂和敏感。目前临床工作中已出现许多知情同意能力评价工具，如麦克阿瑟知情同意能力评估工具、简易智能精神状态检查量表、蒙特利尔认知评估简要筛查工具、知情同意能力筛查量表等均可对患者的知情同意能力进行评估。若患者病情较重，丧失辨别及判断能力，应与患者监护人进行联系。《精神卫生法》明确规定了代理知情同意权的主体是监护人，避免了由于亲属过多而导致责任主体不明确的情况，但是法律规定无法涵盖一切临床可能性，在实践中需具体情况具体分析，不能对所有精神障碍患者均实施监护人代理同意。总之，要在不妨碍他人安全和违反相关法律法规的前提下，以患者利益为最大利益，尽最大努力促使患者对其所患疾病的全面认知，并征得对其治疗的同意，以完成对精神类疾病患者的有效治疗。

3. 保护隐私，严守秘密

隐私权是当代公民保护自身人格的一项重要权利。作为医务人员，应该认识到保护精神类疾病患者隐私权的重要性和必要性，不可向其他人讲述患者病情等隐私，更不可以此来取笑、侮辱患者。此外，作为临床医务人员和医院管理人员，要对大数据时代隐私泄露保持高度敏感性，避免患者的隐私受到威胁。但隐私保护也有例外情况，即患者可能对自身、他人或社会产生安全威胁时，此时应及时向其家属或有关部门如实反映。

4. 法规指导，定期评估

对精神病患者的强制治疗具有其他生理疾病治疗所不具有的特殊性。首先，治疗具有强制性，无须取得患者本人的同意，且治疗过程中患者人身自由受到不同程度的限制，患者丧失自主选择权；其次，强制治疗通常包括约束、情绪稳定剂的使用，无抽搐电休克治疗等，使患者产生胁迫体验及治疗相关的副反应，因此，需要法规法律对强制治疗行为予以监控。应在何种情况下实施强制治疗是一个重要的伦理问题。通常，只有在患者对自己或他人构成显著威胁时，才会考虑强制治疗。强制治疗必须在法律规定和伦理指导下进行，确保患者的基本人权不被侵犯。

我国《精神卫生法》认为患者一旦被强制入院，即可采取强制治疗，这一模式符合我国当前精神卫生服务的现状。然而，从尊重和保障患者的自主权角度出发，对于拒绝治疗的患者，应提供一定的程序保护。具体可考虑在医疗机构内成立相对独立的机构，如类似伦理委员会的机构，其成员可以是来自医疗、法律、伦理、社会工作等各领域的专家，对患者拒绝治疗的申请或主张进行审查，以决定是否继续对患者采取强制治疗。此外，定期评估制度通过对住院患者的健康状况和治疗情况的评估，以决定是否对患者继续采取强制治疗。定期评估的内容是继续拘禁的合法性，即患者当前的精神状况是否仍然符合强制住院的条件。

第二节　传染性疾病伦理

传染性疾病是由病原体（如细菌、病毒、真菌、寄生虫）引起的疾病，能在人与人、动物与动物或人与动物之间相互传播的一类疾病。作为一类特殊的感染性疾病，诊疗中存在着与其他疾病不同的伦理问题和要求。传染性疾病患者的诊疗不仅要对患者生命安全的负责，更要体现出一种社会道德和义务，因而传染性疾病诊疗中的伦理要求意义重大。例如，突发的新冠疫情给社会正常生活秩序和人民群众的身体健康带来了重大的影响，同时导致了一系列的社会和医学伦理问题，也提出了一些新的医学伦理要求。

一、传染性疾病的伦理问题

1. 尊重个人权利与保护公众健康相冲突的问题

传染性疾病是一种特殊类型的疾病，若处置不当则会危害公众健康，因此，隔离措施是传染性疾病诊治过程的一项重要举措，但同时也是对公民出行权利的暂时限制。这就不可以避免的会产生患者拒绝隔离治疗的自主选择与社会、集体利益相冲突的伦理问题。但我们应明白，权利是相对的，患者拥有拒绝治疗的自主权利的前提是不能对公众健康造成危害。所以传染病患者的隔离是强制性的，即使在患者不知情、不同意的情况下也必须按照相关传染病的要求执行隔离措施。比如，2020 年暴发的早期新冠病毒 COVID－19 传播性强且病死率较高，感染者的自由活动会增加易感者的受感染风险，从而危害他人生命健康，因此，我们应在保障感染者基本权利的情况下，依照法律对感染者的人身自由进行适当的限制。总之，当个人权利与保护公众健康相冲突时，我们不应将个人权利置于社会整体利益之上。

2. 患者隐私权与社会知情权相冲突的问题

隐私权作为一项独立的人格权利，其强调对个体自身行为的保护。但在传染病防控中，如果为患者保密，就可能损害与患者密切接触者的健康；如果让社会公众了解，势必损害患者的隐私，这是传染病诊疗伦理中的难题之一。但特殊情况下政府常为维护公共健康进行强制性干预政策，使社会知情权置于隐私权之上。因此，在传染病的防治中，患者的隐私权应为以公共健康为基础的社会知情权适度让步，强调以社会公众利益为重，有条件地保护患者的隐私权。但这其中，如何进一步完善和协调患者隐私保护与社会信息公开机制之间的问题，成为亟须解决的问题之一。

3. 防护与歧视及的问题

在传染性疾病的诊治过程中，医务人员必须采取一定的防护措施，如穿隔离衣、戴口罩等。医务人员在给患者做检查之前，要给患者做必要的情况说明，以免引起患者误会，产生被歧视的感觉，导致医患沟通中出现误解。此外，对传染病患者的社会歧视情况屡见不鲜，即使患者已经痊愈，仍不可避免的遭受到了污名化，因此，政府有必要进行传染病防控的社会心理和文化建设，传播尊重生命和生命平等的道德精神，避免民众形成不正确的观念。

4. 突发传染病相关临床研究伦理问题

面对突发疫情，常常伴随着医务人员对疾病的病因、诊断和治疗的经验和知识不足，但是疫情防控的迫切性需要临床研究的结果制定诊疗方案。虽然大量的临床研究集中在已上市药物新适应证拓展、中成药研究、疫苗研发以及未上市药物增加新的适应证等领域，但是绝大部分临床研究的前期基础不充分，主要立项依据为药物作用机制、相关疾病研究结果或者中医病因病机的认识等，普遍缺乏针对新型突发传染病的药效学数据和有效剂量探索。因此，突发传染病应急情境下，传染性疾病的不确定性、防控紧迫性、临床和研究资源有限性等问题对此阶段临床研究伦理审查带来诸多挑战。

二、传染性疾病的伦理要求

1. 准确诊断，科学救治

对传染病患者，医务人员要做到确诊无误，以免引起社会的不良反应甚至动乱。同时，必须准确、及时地确立治疗方案并实施，以促进患者早日康复。此外，若因传染病的流行而产生疫情，政府应结合公共卫生伦理原则，建立起行之有效的疫情应急处置机制，制定出适宜的疫情解决方案。传染病上报是公共卫生系统中至关重要的环节，它有助于及时发现、控制和预防传染病的暴发和传播。目前我国法定传染病分为甲、乙、丙 3 类，其中甲类（霍乱和鼠疫）以及按甲类管理的乙类（肺炭疽、“非典”）2 小时内报告，其余法定报告传染病 24 小时内报告。上报制度涉及医疗机构、公共卫生机构以及政府部门之间的合作和协调。

2. 强化预防，妥善隔离

医务人员要强化无菌意识和预防观念，严格执行消毒隔离制度，防止交叉感染和疾病的扩散，并采取适当的方式，向公众科普传染病预防保健知识，提高全民卫生预防保健意识。传染病预防工作中调查及控制人员流动是最为关键的一环。在传染病防控中，人员的随意流动会扩大疫情的传播，因此，采取隔离、居家观察等人员控制的手段是疫情防控的重点工作。对需要采取隔离治疗的患者，相关医务人员和部门应处理好患者权利与隔离管控的冲突，对患者进行妥善隔离。在隔离过程中，储备好物资，确保患者的生活需求，尊重患者人格，维护患者尊严，密切与家属配合，尽可能减少对患者隐私权的侵害，给予患者充分的人文关怀以及足够的心理和社会支持，以免患者产生消极情绪，促使其早日康复。

3. 加强宣教，众志成城

面对突发的传染病暴发，每一个人的行动都与疾病的控制和发展息息相关，应及时向公众普及传染病预防的相关知识，包括感染者人数、病毒的传播率、传播途径、病毒在人体的潜伏期、疾病的症状、自测的方法等。还应该积极普及感染后的隔离流程、隔离时间、解除隔离的标准，消除公众对隔离者的歧视。

疫情时代如同战时，弘扬人道主义精神，人道主义精神是对人的根本关怀。在传染病防控工作中，医务人员都应坚持职业道德，不畏艰险，无私奉献，以公众利益为重，以患者为中心，主动承担救治责任，运用专业技术和医疗经验诊断、治疗患者，及时控制疫情传播，防止疫情蔓延。用实际行动诠释高尚的医学道德，努力树立现代医务人员的崇高形象。

4. **保障权利，跟进研究**

伦理委员会批准一项研究至少要满足研究具有科学和社会价值，对预期的试验风险采取了相应的风险控制措施，受试者的风险相对于预期受益来说是合理的对等条件。但在突发疫情下，可能面临一些在常规临床试验中并不突出的风险，是在突发疫情下可能存在的额外风险。在充分告知、自主选择基础上的知情同意是最重要的，书面的知情同意书是最佳选择，受试者签署过的资料要进行消毒并保存。但疫情原因患者及家属被隔离，无法快速获得知情同意，重症患者或未成年人的知情同意工作同样难以确保落实到位。在特殊情况下，如果采用了非纸质的知情同意书，那么要预先获得伦理委员会的同意，同时录音文件或视频文件将是必须留存的证明文件。

面对突发而至的疫情，控制疫情的主要措施之一是控制疫区人员流动，现场的伦理会议审查模式应用困难。因此，需进一步明确突发传染病疫情期间伦理委员会的运行模式，建立相应的标准操作规程，确保伦理委员会在疫情期间仍能切实履行保护受试者的权益与安全的职责。世界中医药学会联合会医学伦理审查委员会组织专家编写了《采用远程会议模式实施伦理审查的操作指引》，为线上会议执行提供了可借鉴的操作规范。在伦理审查基本原则的基础上，需进一步针对突发传染病的特殊性，从研究的科学价值、受试者选择的伦理合理性、风险受益评估、知情同意等方面提出突发传染病相关临床研究的伦理审查特殊规范要求。

第三节　性传播疾病伦理

性传播疾病本质上是一种急性或慢性传染性疾病，首先应该将其看作健康问题来对待，但由于性传播疾病传播途径的特殊性，伴随着特殊的伦理问题。由于某些性传播的疾病感染者被感染的途径与吸毒、卖淫、嫖娼、多性伴侣等活动相关，引发社会、单位和家庭对整个性传播疾病的恐惧、偏见和歧视。导致患者发现可疑症状时，首先考虑的是设法掩盖病情，选择非正规医院、诊所治疗，甚至自行购药治疗，从而延误病情，错过救治的最佳时期，甚至造成疾病的并发症。

性传播疾病的伦理要求

1. **注重医患沟通**

性传播疾病的患者普遍存在抑郁、人际关系敏感、偏执、神经衰弱、焦虑等心理问题。这些问题为临床工作带来挑战，医务人员要尊重患者人格，态度上应该主动热情，耐心聆听患者陈述病史，详细询问病史、症状，涉及隐私部位的体检要事先告知征得患者同意，使患者充分信赖医务人员，减轻心理负担。

医务人员要正确引导患者在面对性病时首先不要恐慌，而要重视怎么接受更好的诊断与治疗。性传播疾病可通过不洁性行为或者是通过间接接触而感染，其实患者本身也是疾病的受害者，从人文关怀角度而言，他们均应得到人文关怀。医务人员应掌握心理学的相关知识，针对不同的心理表现，适当的心理疏导，将躯体性治疗和心理治疗结合，树立患者治疗的信心。

2. 优先保护患者隐私权

面对性病患者，既要考虑保护其个人隐私，又必须强调保护相关人群，如配偶、子女和公众的利益，因而如何在个人隐私保护和公众权益之间权衡，是一个伦理层面的挑战。虽然艾滋病、淋病、梅毒为法定报告疾病，医师要在规定时间内依法向所在地卫生防疫机构报告疫情，但在性传播疾病诊治过程中，常会遇到患者要求医师不要告诉家属及配偶的情况。医学伦理学强调的“不伤害”原则，不仅仅是不给患者的躯体带来伤害，还应该不伤害患者的精神心理和人际关系。这种情况下，隐私权要大于知情权，即使在配偶、恋人之间，隐私权也应当优先得到保护，在没有征得患者同意的情况下，医务人员不能将病情告知其他相关人员。性伴告知作为控制性传播疾病的手段是否值得推荐，学界一直有争论。医务人员可以提醒患者本人告知性伴，但患者可能因各方面顾虑对病情进行隐瞒。对此，医生应强化心理健康干预，缓解患者焦虑抑郁情绪，增强患者性伴告知意愿。如有家属或性伴陪同就诊，要求医务人员进行告知时，医务人员要事先征得患者同意，并在告知过程中保持不主观、不评判、不歧视的态度，避免产生其他不良影响。

第四节 罕见病防治伦理

世界卫生组织定义罕见病为患病人口数占总人口数 0.65‰～1.00‰的疾病或病变，罕见病是一大类疾病的统称，约有 7 000 种，国家卫生健康委员会等联合制定罕见病目录共纳入 207 种罕见病，中国约有 2 000 万罕见病患。在国家政策、诊疗保障体系、临床诊治及研究、罕见病药物研发等领域都存在较多的伦理问题。

一、罕见病的伦理问题

1. 医疗资源的分布不均与患者救治的难度增加

罕见病在诊疗中面临的主要问题是难诊断、难治疗。全世界，尤其是在发展中国家，大部分医生对罕见病的认知度都非常低、不具备诊断和治疗罕见病的能力，在我国罕见病的误诊率高达 65.6%，而且诊断周期较长，一般为 5～30 年，即使在接受治疗的罕见病患者中，规范治疗的概率也只有25%。罕见病诊断率低及费时较长的原因，除了医疗资源分布不均，需要政策的调整和保障以外，临床工作也有客观的应对不足的问题。

2. 罕见病临床研究中的问题

罕见病是全球性公共卫生问题，仅有不足10%的患者可以接受针对性治疗。罕见病无论是诊断方法还是治疗手段，都存在巨大的未被满足的医疗需求，需要开展大量的临床研究来推动罕见病的诊疗。罕见病的药物临床试验从研究设计到组织实施都与常见病有明显不同，罕见病更多采用基因治疗、细胞治疗等新的手段，必然带来药物临床试验伦理审查的挑战，从而对伦理委员会的审查能力提出更高的要求。

50%的罕见病于儿童期起病，很多患者均为未成年人。即便是成人患者，也有相当一部分存在认知功能异常的情况，因此罕见病患者参与的药物临床试验很可能涉及弱势人群，受试者的知情同意能力有可能受限。甚至存在为了尽可能让罕见病患者加入试验项目，研究者可能存在隐瞒试验风险，夸大试验受益，过多诱导，甚至强迫的问题，严重损害了罕见病患者的权利和利益。

二、罕见病的伦理要求

1. 尊重患者生命，提高罕见病的救治

在医疗资源的配置方面，需要公平原则来解决罕见病患者与常见病患者之间的不平等问题，在医疗资源的享有层面来讲，公民有权利平等地享有基本医疗保障。临床工作中，临床的检查中，首先考虑从常规疾病角度对患者进行检查，罕见病往往在大量常规检查及治疗无效后成为疑难病例。其次，医学院校在课程设置和教学内容中也很少涉及罕见病，医学生对罕见病往往知之甚少。此外，很多罕见病患者的病情复杂，在同时患有常见病就诊的时候，医务人员可能因为知识储备不足而推诿。然而，罕见病通常比较严重，常伴有退行性病变，合并症多，致死率较高，严重威胁到患者的生命，对于罕见病患者来说，医疗卫生常常要面对生死抉择的问题。因此，医务人员在工作中也要加强对罕见病群体的关注，学习罕见病相关专业知识，提高对罕见病的诊疗水准。

2. 尊重受试者自主性与隐私，充分评估风险与受益

由于罕见病患者数量较少、确诊困难、临床表现异质性高，罕见病药物的受试者招募面临巨大困难，较难寻找到合适数量的受试者。罕见病的特点决定了其前期临床研究的不充分和试验数据的不足，伦理委员会应当根据药物的作用机制、临床前数据及已经完成的临床试验结果，结合疾病诊疗的临床需求、药物在常见病的研究结果和同类药的研究结果，综合判断是否可以接受现有的前期研究基础。

鉴于部分罕见病患者参与临床试验的意愿强烈。知情同意书更应当客观告知疗效。对于前期研究纳入样本量较少的情况，风险告知中要特别说明发生率低的不良反应可能尚未充分暴露。罕见病的机制及研究相对更为复杂，参与试验的受试者理解能力有限，因

此知情同意的内容应当更加通俗易懂，必要时加入试听及图文的方式表达。

多数罕见病都存在遗传背景，罕见病药物临床试验中数据采集种类多、数量大且环节复杂，可能涉及基因信息、视听数据和面部影像等特殊信息数据，还有可能会将研究相关数据与多个第三方共享，这些含有身份识别的遗传信息在使用中可能会涉及人身权和使用权问题，甚至是民族和种族问题。伦理委员会应当分析信息数据采集利用的必要性，判断用于保护隐私和信息安全的管理制度、软硬件条件等的可靠性，以及知情同意中的充分性。

第九章

遗传服务伦理

第一节　遗传服务的内容和原则

一、遗传服务的内容

1. 遗传服务的概念

遗传服务(genetic service)是指应用遗传学知识和相关技术为患有遗传病的患者提供医学服务。主要包括遗传咨询、遗传检查、遗传病的诊断和治疗等方面。

2. 遗传服务的目的

医学遗传服务的唯一目的是保证优生优育,即生育健康和家庭幸福。其具体目标是帮助有遗传问题的人们和他们的家庭:① 尽可能正常地生活与生育。② 在生殖和健康问题上做出知情选择。③ 帮助他们得到相关的医疗(诊断、治疗、康复或预防)服务或社会保障。④ 帮助他们适应独特的处境并理解医学上有关的新发展。

二、遗传服务的伦理原则

遗传服务也是一种医学服务,所以应遵循医学伦理的一般原则,如尊重原则、知情同意原则、隐私和保密原则、有利原则、不伤害原则、公正原则和互助原则。此外,遗传服务还应尊重世界卫生组织建议的医学遗传服务的伦理准则,主要包括以下内容。

(1) 在医学上运用遗传学知识需遵照医学伦理的一般原则,即有利于个人及家族,不能对其有损害。

(2) 在提供信息后给予自主的选择,并有利于对个人及社会的公正。

(3) 正确应用遗传学信息,父母遗传给我们的基因再传给我们的子女,并与我们的近亲及远亲共享这些遗传基因信息。

(4) 遗传检验及治疗服务应该是自愿的,避免由政府、社会或医生施加的强制要求。

(5) 试验前必须提供有关测试的目的和信息。

(6) 儿童做遗传试验是为了更好地获得医疗服务。

(7) 对于生殖问题的决定,受试者拥有自主选择权,决定必须由受试者来做出,妇女应该是有关生殖事宜的重要决策者。

(8) 遗传学应秉承公正需求及提供均等服务,并为所有的有需要者提供预防诊断及治疗疾病等服务。

(9) 遗传学的个人资料在任何时候都应作为保密文件。

(10) 遗传咨询应提供正确、全面、无偏见的信息,应用非歧视性语言,尊重患者的人格。

(11) 对公众、医务和其他卫生工作人员、教师、教士和其他宗教人士进行遗传学知识普及。

(12) 坚持公义原则,将公共资源平均分配给最需要做遗传服务的那些人,并及时提供所需的遗传服务和随后处理。

(13) 预防基于遗传信息在就业、保险或教育上发生不公平的歧视或优待。

(14) 禁止提供没有医疗指征的检验或操作,及时提供遗传服务在不断发展中的质量控制,包括实验室检查。

(15) 绝大多数遗传性疾病在不同国家和地区有类似的发病率,它与人们的社会经济地位无关,这是因为人类基因组并无"优""劣"之分。因此,人们应享受的医疗遗传服务的权利必须包括能对遗传性疾病进行诊断、治疗和预防的服务。

第二节　遗传病预防的伦理要求

遗传病的预防分为原发性预防和继发性预防两种。原发性预防是指在异常基因型出现之前的预防,如遗传咨询。遗传咨询是在遗传病学基础上,为人们提供遗传疾病风险评估和遗传性疾病防治等方面的咨询服务。充分关注遗传病学和遗传咨询的伦理问题,对于遗传病学科学发展、遗传咨询服务的质量提升、人们的身心健康和社会和谐具有重要意义。继发性预防是指带有某种致病基因的个体在临床表现出现之前做出的预防,如出生前筛查、新生儿筛查及携带者检出等。遗传病预防工作的普遍开展可以减少遗传病的发生,其伦理要求也应特别关注。值得注意的是,不在少数的反对者认为,遗传病预防中可能会出现基因"歧视"的现象,而且也关乎于社会公平,因为一系列的检查并不是所有人都能负担得起的,既然不是向全社会开放,公不公平尚未可知。

一、遗传服务宣教

遗传服务宣教是一项造福于人类、有利于社会的公益性事业,向公众宣传基础遗传知识,让人们了解基因工程、遗传疾病、基因检测等相关领域的信息,从而增强公众的遗传学素养，在日常生活中合理应用遗传技术。宣教的重点并非学术研究，而是以通俗易懂的语言向大众介绍科学知识，让大众认识到遗传学的重要性，从而支持和促进遗传技术的应用。目前的宣教形式主要有婚前检查门诊、广大基层优生优育医疗服务工作队、遗传咨询门诊、临床各科的遗传医学服务和网络咨询等。

遗传工作者在向群众进行遗传服务宣传教育时，应遵守以下伦理要求。

1. 促进公正

遵循公正原则，在进行遗传服务宣传教育时公平地对待每一位患者，平等合理地分配卫生资源；在公正地为患者提供遗传服务教育信息的同时，给予患者自主选择的权利；要科学地向群众解释遗传病的原因，使其明白有遗传病的发生不以个人意志为转移，不需要有负罪感；要积极做好遗传病的宣传教育工作，努力降低出生缺陷的发生率，促进个人和社会的公平、公正。

2. 自主自愿

必须使群众明晰遗传服务宣教的目标，了解遗传病检查对自身、家属和社会的益处，从而自愿进行检查。宣教时要坚持自主的道德准则，充分尊重每个个体或家庭的做出的选择。只有在目的明确、自主自愿的前提下做出的决定，才是最合适的选择。

3. 尊重妇女

遗传服务工作者在进行遗传服务宣传教育工作时，应始终明确——生育决定权属于被检查者，而非医生或政府。因此不管检查结果是好是坏，教育者都不能强迫妇女或夫妻对遗传缺陷的胎儿做出或继续妊娠或终止妊娠的选择。对有关生育的事，妇女应是重要的决定者。遗传服务工作者应知道出生前所做的遗传诊断信息不能用于亲子鉴定（强奸或乱伦的案例除外）或性别挑选，只能提供给父母或法定监护人。

4. 诚信为先

在进行预防、诊断和治疗遗传病的遗传服务教育时，遗传服务工作者应在诚信公正的基础上，真心实意地向需要者提供遗传服务和有关的遗传信息，而不能考虑其有无经济支付能力。

5. 谨慎守密

遗传病和遗传信息是个人的隐私，遗传服务工作者在预防遗传病的宣教中要谨慎行事、实事求是，不能把遗传宣教变为牟利的商业活动，比如为追求经济利益夸大某些药物、疗法、仪器在遗传病诊治中的实际效果。在严格要求自身谨慎守密的同时，遗传服务工作者也要教育公民保护好个人的遗传信息，不被商业、就业、保险、教育单位等利用。

6. 热情指导

在进行遗传咨询教育时，应真诚热情地为前来咨询者服务，在为咨询者进行遗传服务宣教的同时为其提供一定的心理疏导和情感支持。强调遗传咨询是一种为咨询者提供指导、表示关怀的行为，是为接受咨询者提供准确充分和无偏倚的信息交流。如检验的结果要使受检者个人和家属做出某种选择,遗传服务工作者还要给予继续咨询的指导,并科学指导并教育遗传病携带者面对现实,降低或消除负罪感、恐惧感等负面情绪。

7. **科学宣传**

随着科学技术的不断进步,遗传服务宣传教育的内容、方式、方法也需要不断更新,及时补充和修正一些必要的内容。应借助多样化的现代传播技术,将遗传服务宣传教育变为集科学性、知识性、通俗性、趣味性于一体的综合性科学普及活动,全方位多角度地增强人民群众对遗传病的认识,全面提高民族人口素质,有力推动精神文明建设。

二、遗传咨询

1. **遗传咨询的概念**

遗传咨询(genetic counseling)是由遗传咨询医师(从事医学遗传的专门人员、医生或计划生育的医务工作者)对咨询者(遗传病、先天畸形患者或其他咨询者)及其家属提出的有关该病的发生原因、遗传方式、诊断、防治与预后,以及在亲属与子女中再发生此病的风险率等问题予以解答,并就患者及其亲属的婚配与生育等问题提出建议与指导,供患者及其亲属参考。其基本目标是"患者及其家庭的终生幸福和社会的可持续发展"。

2. **遗传咨询的对象**

从理论上说,每一个患遗传病的家庭都需作遗传咨询,常见的遗传咨询对象有以下几种:近亲婚配的夫妇;夫妇双方或家系成员患有某些遗传病或先天畸形者;性发育异常者;曾生育过遗传病患儿的夫妇;不明原因智力低下或先天畸形儿的父母;不明原因的反复流产或有死胎、死产等情况的夫妇;婚后多年不育的夫妇;35 岁以上的高龄孕妇;长期接触不良环境因素的育龄青年男女;孕期接触不良环境因素以及患有某些慢性病的孕妇;常规检查或常见遗传病筛查发现异常者;其他遗传病疑似患者。

3. **遗传咨询的分类**

(1) 指导性咨询:在咨询者面对各种可供选择的方面时给予指导和建议,帮助咨询者做出最合适的选择,多出现于咨询者难以做出选择的场合。咨询师所使用的语言基本上是指导性和帮助性语言。

(2) 帮助性咨询:只向咨询者提供全面的信息,帮助咨询者了解相关情况,而不干预咨询者自主决定的全过程,一切决定均由咨询者在知情的情况下自主做出。咨询师所使用的语言多为中性语言,对各种可能的情况进行客观描述,不使用暗示性语言,但是可以建议咨询者同亲属商量后再作决定。

(3) 劝阻性咨询:在咨询者做出的决定将违反《人口与计划生育法》《婚姻法》等与优生优育相关的法律法规,可能对他人和社会造成不良影响时,咨询师应采用合适的方式劝阻咨询者。这种劝阻虽然不完全符合咨询者个人的意愿,但是符合全社会的整体利益,因此是十分必要的。劝阻性咨询中咨询师所使用的语言带有一定的强制性和严厉性。

4. 遗传咨询的伦理准则

世界卫生组织建议在遗传咨询中应该做到：

(1) 提供准确、完整、无偏倚的信息，并尊重咨询者及其家属所做出的决定。

(2) 保障当事人家庭的完整性。

(3) 不隐瞒任何与健康有关的事实，所有信息都应及时、全部提供给当事人及其家庭，包括正常的检测结果。

(4) 保障当事人和家庭的隐私不受雇主、保险公司和学校的不公正侵害。

(5) 告知当事人和家庭，相关的遗传信息可能会被非当事的第三方所误用。

(6) 告知当事人，他或她有道德义务去告知其血亲的遗传风险。

(7) 告知当事人，有必要将其携带者身份透露给配偶/伴侣，尤其是他们决定生育之前，并告知当事人，公开此事对他们的婚姻所存在的伤害的可能性。

(8) 告知当事人，如果会影响公共安全，他们有道德义务公开其遗传状态。

(9) 尽可能以无偏见的方式客观地陈述其遗传信息。

(10) 除非具有治疗的把握，在其他情况下，应主要采取非指导性咨询方式。

(11) 尽可能让当事的儿童和青少年介入影响他们自己的决定。

(12) 咨询师有义务同咨询者保持定期联系，以便及时告诉他们最新的相关情况。

(13) 遗传咨询工作应逐渐走向专业化和规范化。

第三节　遗传病检查与诊断的伦理要求

一、遗传测试的伦理要求

1. 遗传测试的概念

遗传测试包含遗传筛查和遗传检查。遗传筛查是对群体中的个体可能存在的某些遗传特性和与遗传疾病有关的基因进行测试，判断遗传疾病的携带者、发病率、分布情况和发病危险，对于测试发现的高风险人群采取进一步的基因诊断或相关的预防策略和措施，防止或延缓遗传病的发生。遗传检查是分析一些特定的基因状态，如特异性诊断有症状遗传病患者的基因遗传状态，确定在检查时无症状者将要发生某些遗传病的基因状态(症状前诊断)，或确定存在家族倾向性的一些诸如恶性肿瘤或心血管疾病的多基因遗传病的易感基因的状态等。

2. 遗传测试中的伦理要求

遗传测试是一种积极的优生学方法，可以做到对遗传病的早期发现和早期治疗，减少遗传病的发生。但施行过程中也存在着一些争议,因此世界卫生组织对遗传筛查和遗传检查中的伦理要求做出了以下规定。

(1) 除了某些对新生儿有利的新生儿筛查,遗传筛查和遗传检查必须是出自自愿而非强制性的,应获得本人的知情同意并对其身份保密。

(2) 在进行遗传筛查和遗传检查之前,应向受筛查者提供筛查或检查的目的、可能的结果,以及可能要做出的选择等相关信息。

(3) 筛查使用的技术和方法应是科学的、安全的,对人体是无伤害的。

(4) 未经个人同意,不能将结果透露给雇主、保险公司、学校或其他单位及个人,以避免发生歧视。

(5) 在极少的情况下,公开检查结果可能更加有利于个人权益或公共安全,这时医疗卫生服务提供者可与受检者一起讨论,由受检者自行做出决定。

(6) 得出检查结果后应及时向受检者提供遗传咨询,尤其是在检查结果对受检者不利的时候。

(7) 如存在有效的治疗或预防措施,应尽早公平、公正地向受检者提供。

(8) 如早期诊断和治疗有益于新生儿,则新生儿筛查可免费强制进行。

(9) 如果对一名儿童或未成年人作为研究计划的一部分而加以检查,应寻求其监护人及本人的同意,并向其监护人及本人说明该检查可能产生的利弊。

(10) 接受筛查后的个人和家属无论做出什么决定,他们的医疗卫生服务都不应受到危害。

(11) 处于研究目的做筛查或检验时,应告知受检者对他人和对科学研究可能带来的好处,以及对个人和家属可能带来的不便和风险。

(12) 告知受检者有关研究的问题,以及在发生研究损伤时的联系人。

(13) 个人在任何时候都有撤回不接受筛检的权利。

二、产前诊断的伦理要求

1. 产前诊断的概念

产前诊断是预测胎儿在出生前是否患有某些遗传病或先天畸形的方法,也称为出生前诊断、宫内诊断或病胎检查法。例如,羊水和羊水细胞的分析和检查,可用于诊断染色异常、伴性疾病、先天性代谢病、无脑儿和脊柱裂等;绒毛染色体检查,可用于对患有先天愚型患者的胎儿作产前诊断。1954 年华人科学家徐道觉发现了染色体的准确数目;1967 年医学家自羊水中成功制备出胎儿;20 世纪 70 年代国内有研究员用羊水脱落细胞做胎儿性别检查;20 世纪 80 年代遗传病学的进展比较快,对血红蛋白病的基因诊断有了较大的进步,从而成功地开展了胎儿的基因诊断。随着医学科学的发展,产前诊断的实验室逐步完备,光学影像的进步、超声波诊断水平的提高,产前检查的投入越来越多,准确性也越来越高。

2. 产前诊断的目的

(1) 诊断某些遗传性疾病或先天性畸形。通过孕早期的筛查,主要检查唐氏综合征(21-三体综合征)和18-三体综合征等染色体病的风险胎儿;通过孕中期的筛查,主要检查开放性神经管缺损的胎儿,同时弥补因孕早期未进行筛查者,胎儿21-三体综合征等染色体病的发病风险。21-三体综合征又称先天愚型,是最常见的引起出生缺陷和智力低下的病因之一,发生率约1/700。开放性先天性神经管缺损是由于胎儿脊柱和头颅发育缺陷,导致无脑儿、脊柱裂等引起死胎或严重出生缺陷,发生率为1‰～2‰。

(2) 了解胎儿的生长和成熟度。例如有些孩子可能是无脑儿、脊柱裂等先天性畸形,这种情况通过产前检查也能发现。从而可以评估母亲和胎儿的安危,如有停止妊娠的必要也可以及时采取措施,避免对母体造成更严重的伤害。

(3) 诊断非遗传性疾病和胎儿宫内窘迫,并根据诊断结果进行选择性宫内治疗或流产。

3. 产前诊断的对象

(1) 35岁以上的高龄初产孕妇。

(2) 有染色体异常患儿生育史、代谢性疾病患儿生育史或神经管畸形儿生育史的孕妇。

(3) 夫妇之一是染色体异常或携带者或有脆性X综合征家系的孕妇。

(4) 有性连锁遗传病家族史的孕妇。

(5) 羊水过多或过少的孕妇。

(6) 夫妇一方有明显不良因素接触史的孕妇或早孕阶段有严重病原生物感染者。

(7) 具有遗传病家族史又属于近亲婚配的孕妇。

4. 产前诊断的伦理问题及伦理准则

羊水穿刺法总体来说是比较安全的,但也有刺到胎儿的可能,从而引发伦理问题。不过,产前诊断的伦理问题主要还是在于是否应该对阳性诊断结果的胎儿选择性流产。由于文化、宗教和国家法律的不同,人们关于这一问题的讨论存在着巨大的争议。为了解决这一问题,世界卫生组织提出了不同国家法律框架下产前诊断的通用准则。

(1) 遗传咨询应在产前诊断之前。

(2) 包括产前诊断在内的遗传服务应得到公平分配,首先要给予最需要医疗服务的人群,而不考虑支付能力等其他因素。

(3) 产前诊断是自愿参加的,是否进行产前诊断及罹患胎儿是否堕胎应由未来孩子的父母自行决定。

(4) 如果医学上有产前诊断的指征,无论怀孕夫妻关于流产的观念如何,都应进行产前诊断。在有些情况下,产前诊断可为罹患胎儿进一步的诊治做准备。

(5) 产前诊断的目的是向父母和医师提供胎儿的相关健康信息。除了强奸或乱伦等特殊情况，不应利用产前诊断做亲子鉴定；除外性连锁疾病，也不应利用产前诊断做性别选择。

(6) 在没有医学指征仅为宽慰母亲焦虑而做的产前诊断，不能优先于有医学指征的产前诊断。

(7) 医师应将所有与临床有关的产前诊断发现透露给妇女或夫妻，包括所涉及疾病临床上可能出现的所有情况。

(8) 在家庭和谐和国家法律、文化及社会结构的框架内，孕妇及其配偶对受累胎儿妊娠的选择应得到尊重与保护。

三、新生儿筛查的伦理要求

新生儿筛查是对已出生的新生儿进行在某些遗传病临床症状尚未表现之前或有轻微表现时所做的症状前诊断，是出生后预防和治疗某些遗传病的有效方法。

新生儿筛查是对新生儿这一特定人群的遗传测试，除了应满足一般的遗传测试的伦理要求，还应该做到：

(1) 对儿童和未成年人的检验，只有在可能为其在医学上带来好处时才能进行。如果不能带来好处，对成年才发病的遗传病的症状前检验或易感性检验，最好延迟到成年阶段，由其本人决定。

(2) 如早期诊断和治疗有益于新生儿，则新生儿筛查可免费强制进行。

四、出生缺陷新生儿诊断的伦理要求

理想状态下，经过遗传咨询、产前诊断和选择性流产等措施后，缺陷新生儿诞生数量应大幅减少。但由于当前人力、物力和旧习俗的限制等因素，这些技术开展受到了一定阻碍，仍有相当数量的缺陷儿出生。出生缺陷一方面严重危害了新生儿的生存和生活质量，一方面又会为家庭带来沉重负担，并带来一定程度上的社会经济负担。既然如此，那么对有缺陷的新生儿是否应该积极治疗呢？不治疗又应如何处置？根据“生命质量标准”和“代价标准”的综合考虑，目前主要主张对不同程度的出生缺陷情况采取不同的处理办法，孕妇掌握着如何处理的最终决定权。

五、遗传病基因诊断的伦理要求

基因诊断(gene diagnosis)是指利用分子生物学技术，进行 DNA 水平上的诊断(检测结构缺陷)或 RNA 水平上的诊断(检测基因表达异常)，又称 DNA 分析法。随着科学技术的发展，越来越多的遗传性疾病可以在症状出现前或胎儿出生前做出明确的基因诊断，从而提前预测疾病的风险，并做出相应的处理。但这也引发了一系列伦理问题：如何保护诊断对象的隐私权？如何处置产前基因诊断中发现的患有遗传性疾病的胎儿？其生存权是否会受到影响？为了解决这些问题，遗传病基因诊断中提出了一些应当遵循的伦理要求。

(1) 基因诊断的目的必须明确,不能因性别选择等其他非医学目的诱使做基因诊断。

(2) 做基因诊断必须是自愿的,并签署知情同意书后方可进行。

(3) 所使用的技术必须是可靠的、安全的、无伤害的。

(4) 应向检查者详细解释和说明基因诊断结果的不确定性。

(5) 妥善处理基因诊断过程中可能对胎儿及母亲引发的医学风险及可能提供的预防措施。

(6) 如实告知父母有关基因诊断的诊断目的、结果、后果、风险等相关信息,并根据情况提出合理的建议,但对患有先天性遗传病胎儿的处置,应由其父母及其家属自主决定。

(7) 不应把基因诊断作为倡导流产和计划生育的一种方法,对不需要妊娠的妇女应给予可靠的信息和富有同情心的咨询,医疗卫生系统中任何有关流产的措施,只能按照国家立法程序和国家的相关法律决定。

(8) 严格保护基因诊断信息的隐私权,防止基因歧视。

(9) 基于基因诊断获得的相关资料或信息开展的相关研究,必须征得当事人的知情同意,同时当事人还具有一定的专利收益分享权。

第四节　遗传病治疗的伦理要求

目前遗传病的治疗手段主要有手术治疗、药物治疗、饮食疗法和基因治疗四种。这四种治疗手段造福人类的同时也引发了一系列的伦理学问题,应用时要注意相应治疗伦理要求。

一、遗传病手术治疗的伦理要求

遗传病发展到临床症状显现、器官组织损伤的阶段时,手术治疗方法最为适宜。一方面,可以应用外科手术切除、修补病损器官,以改善某些遗传病的症状,如手术修补唇裂、腭裂,手术矫正先天性心脏畸形和两性畸形,手术切除脾脏治疗遗传性球形红细胞增多症等;另一方面,也可以应用外科手术进行器官和组织移植替换病损器官和组织,如通过肾移植可以治疗先天性肾炎、糖尿病、先天性肾病综合征等多种遗传病,肝移植、骨髓移植、胸腺移植等手术也可治疗许多相关遗传病。需要注意的是,手术治疗时应遵守外科手术治疗中的伦理准则。

二、遗传病药物治疗的伦理要求

遗传病药物治疗的原则是补其所缺,去其所余。治疗过程中需遵守药物治疗的一般伦理要求:认真负责,安全有效;对症下药,因人施治;合理配伍,适时调整。此外,还需遵守一些其他伦理和道德要求。

首先，要节约费用，公正分配。在疗效相同或相似时，优先使用常用药、国内生产的药物，尽量不使用贵重药、进口药；少用大处方，在保证疗效的基础上尽可能地少用药。总之，在确保疗效的前提下尽量节约患者的费用。并根据患者病情的轻重缓急综合考虑，公正分配药物资源。

其次，还要严守法规，接受监督。要严格按照国家法律规定用药，谨慎使用麻醉药品、医疗用毒性药品、精神药品和放射性药品，避免造成医源性成瘾或医源性疾病；使用国家批准使用的药品、消毒剂，坚决抵制使用假、劣、变质、过期药品。医生用药时还应接受护士、药剂人员和患者的监督，如发现有误要立即纠正，并及时采取补救措施，尽量把损害降到最低。

三、遗传病饮食疗法的伦理要求

遗传病的饮食疗法有两种：产前饮食治疗和对症饮食治疗。其原则是禁其所忌，如对因酶缺乏造成的底物或中间产物堆积的患者，应制定特殊的食谱或配以药物，控制底物或中间产物的摄入，减少代谢产物的堆积，从而达到治疗目的。

产前饮食治疗是指根据系谱分析或产前诊断结果，在遗传病患儿母亲怀孕期间就开始进行饮食治疗的方法。如对患有半乳糖血症风险的胎儿，孕妇怀孕期间应限制乳糖和半乳糖的摄入量，胎儿出生后也要禁用人乳和牛乳喂养。

对症饮食治疗是在出生后，根据遗传病患儿病情特点对症安排饮食的治疗方法。如苯丙酮尿症患者出生后应服用低苯丙氨酸的奶粉，避免出现智力障碍。随着年龄的增大，饮食治疗的效果会越来越弱。一般情况下，患儿到5岁左右各种症状即已出现，这时结果往往难以逆转，所以一定要早诊断、早治疗。

遗传病饮食治疗的伦理要求包括以下几方面：① 严把食物的安全关。② 注意食品的质与量。③ 保证患者的知情同意权。④ 医务人员要耐心指导。⑤ 合理调配饮食的口味，使患者食之开心、饮之有味等。

第十章

生殖与生育控制伦理

第一节　计划生育

一、概述

1. 计划生育的概念

计划生育(birth planning)是指有计划地控制生育的时机、数量、密度等来生育子女。1982 年开始,计划生育成为我国的基本国策,为我国的人口问题做出了积极贡献。

2. 计划生育的分类

(1) 生育控制(birth control):根据人口和国民经济发展计划的客观要求,由政府对生育的数量进行预先设计,实行人口再生产的计划化,采用行政手段控制人口,夫妇生育需要经过计生部门的审批。

(2) 家庭计划(family planning):以家庭为单位,由夫妇自主决定生育子女的数量和生育间隔,政府或家庭计划生育机构提供指导和适当的辅助措施。由于缺乏有效的避孕知识和方法,世界上多数妇女实际上拥有的子女数往往多于她们真正想要的数量,避孕和节育可以使妇女有能力拥有她们真正想要的子女数量。

二、我国计划生育政策的发展历史

早在春秋战国时期,我国就开始有计划地控制生育了,《韩非子・外储说右下》中记载,齐桓公曾下令"丈夫二十而室,妇人十五而嫁",通过早婚来增加生育机会。近代我国的计划生育政策是综合考虑人口、经济、社会、资源、环境等各方面因素后决定的,其内容也是随着时代发展而变化的。1971 年,国务院批复的《关于做好计划生育工作的报告》首次把控制人口增长的目标纳入国民经济发展计划。1979 年,第五届全国人民代表大会上提出"鼓励一对夫妇只生育一个孩子"。2001 年 12 月 29 日,第九届全国人民代表大会常务委员会第二十五次会议审议通过了《人口与计划生育法》,其中明文规定,"提倡一对夫妻生育一个子女；符合法律、法规规定条件的，可以要求安排生育第二个子女”。2015 年，第十二届全国人民代表大会常务委员会对《人口与计划生育法》做了第一次修改，“全面实施一对夫妇可生育两个孩子政策”。2021 年，《人口与计划生育法》再次修改，修改后的法律规定，“一对夫妻可以生育三个子女”。

三、计划生育的伦理原则

1. **树立科学的生育观和人口观**

个体的生育不止关系到个体和家庭，还具有一定的社会后果。人口的数量、素质、增长率、年龄构成、地区分布等与经济、社会、资源和环境的协调发展，才能保证我国社会的可持续发展。而这一目标的完成需要广大人民群众的共同参与，因此我国始终将宣传教育作为计划生育工作的首位，只有树立科学的生育观和人口观，才能保证计划生育工作的顺利开展。

2. **遵守法律政策原则**

计划生育必须严格遵守国家相关法律、法规，如《中华人民共和国宪法》《婚姻法》《人口和计划生育法》和《计划生育技术服务管理条例》等。同时，还要遵守各级政府规定的计划生育相关政策。

3. **提供优质服务原则**

在生育计划过程中，政府提供了优质的技术服务，包括计划生育技术指导咨询以及与计划生育有关的临床医疗服务。计划生育工作者必须严格遵守操作规程，在技术上精益求精，坚决避免不应有的差错、事故和并发症，努力提高服务质量。

4. **贯彻知情同意原则**

我国提供计划生育技术服务时必须贯彻知情同意原则。医务人员实施避孕、节育手术、特殊检查和特殊治疗时，应当详细告知患者服务的目的、预期效果、可能出现的后果和风险、应对措施等信息，征得本人同意后方可进行。在计划生育工作中，应当尊重男女双方自愿选择一方（男方或女方）采取避孕、节育和绝育措施。

第二节　生育控制技术

一、概述

生育控制技术即对生育率的控制的技术。我国为缓减人口压力，使人口发展与经济发展相适应，以期增加育龄妇女受教育和就业机会、增进妇女健康、提高妇女地位、促进国民物质文化生活水平的提高。

1. **生育控制技术方法**

生育控制采用的方法主要有避孕、人工流产、绝育等。此外，还有一些非科学的方法被一些人用来尝试控制生男生女，如饮食控制调节法、掌握排卵期和改变阴道的酸碱度等。然而，这些方法的科学依据并不充分，且效果难以保证。

2. **生育控制技术的伦理原则**

生育控制是人类对自身的生育从自然选择转向人工选择的开端，它不仅仅是一个单纯的技术问题，还影响到生命的延续、家庭的稳固、社会的发展、国家的兴旺和人类的进步。因此，在生育控制中应遵循一定的伦理原则。

(1) 有利原则：生育控制应有利于育龄男女的身心健康，有利于人的全面发展，有利于家庭的幸福和生活质量的提高。

(2) 尊重原则：人不仅是生育控制的对象，更是生育控制的主体。在生育控制中，要将人本身看作目的，而不仅仅是达到其他目的的手段。要尊重女性和男性在生育问题上的自主权。

(3) 公正原则：应公正地对待所有育龄妇女和男子，而不能因性别、年龄、民族、社会地位、经济状况、文化程度及其他方面的不同而在提供服务方面有所区别。

(4) 宏观控制原则：计划生育在达到控制人口增长的人口宏观目标，对社会带来总体正面效益时，要重视对某些个人或人群可能或实际带来的负面效益，必要时应给予相应的补偿。

3. **生育控制的伦理疑问看法**

(1) 生育控制的最终目的代表着优生，这意味着要增加有利基因，减少不利基因，在以后的学习与生活中，我们也应认真思考有利基因与不利基因的界定标准，尽量避免选择时可能造成人才的缺损问题。

(2) 优生政策并不意味着要对个人生育权利进行过度干预，而是一种对社会发展的友好协助、对家庭负担的有效避免手段。在执行政策、享受权利的同时，更需理智看待、精确把握，避免造成问题的过度解读。

二、避孕的伦理问题

1. **避孕的概念**

避孕(contraception)是指基于社会和个人的某些医学或非医学需要，运用一定的技术或方法防止怀孕的一系列措施，是生育控制的重要手段。

2. **避孕的方法**

避孕是许多人在日常生活中需要采取的一种措施，包括自然控制法或者人工控制法等，有利于避免意外怀孕。

（1）自然控制法：根据女性生殖系统的周期性生理变化，避开排卵期进行性生活而达到避孕目的。

（2）人工控制法：通过口服避孕药、使用避孕套、放置阴道环等达到避孕目的。

3. 避孕的伦理争议

随着高效、安全、无痛苦的避孕技术和方法的出现，避孕已经被人们普遍接受了，但一些伦理争议仍然存在。

（1）避孕会不会帮助人们逃避生育的义务？反对避孕者认为，避孕切断了性交与生殖之间神圣的联系，生殖才是性的最终目的，避孕会影响人类的延续。支持避孕者认为，婚姻和性生活的目的是多方面的，不只是生育。实际上，避孕将妇女从沉重的生育负担中解脱了出来，使生育更加节制和合理，反对者的言论夸大了避孕的负面影响。

（2）避孕会不会引起性关系的混乱？反对避孕者认为，便利、经济的避孕工具将性与生育完全分离，使人们不再担心意外怀孕和婚外子女的麻烦，从而导致人们在性生活上的“滥交”。支持避孕者认为，人们应从社会环境、文化氛围以及人们的生理、心理的变化中去寻找性关系混乱的根本原因，而不应归咎于避孕技术的应用和推广。因此，积极开展正确的性健康教育才是避免性关系混乱的重要途径。

三、人工流产的伦理问题

1. 人工流产的概念

人工流产(induced abortion)是指以人工手段有意终止妊娠，也称诱发流产，是生育控制的补救手段。

2. 工流产的分类

人工流产主要包括治疗性人工流产和非治疗性人工流产两种。治疗性人工流产通常是因为孕妇患有某种疾病不能继续妊娠，或妊娠危及孕妇的生命健康而终止妊娠。非治疗性人工流产的相关原因较多，如妊娠期被诊断出患遗传性疾病、胎儿畸形或乱伦致孕等。

3. 人工流产的伦理争议

治疗性人工流产的伦理争议较少，即使严厉反对人工流产的天主教也同意在危及母亲生命(异位妊娠和子宫癌)时实行人工流产。人工流产的争论主要产生于非治疗性人工流产，其焦点在于“胎儿是不是人”，或者说，“胎儿什么时候才具备和在多大程度上拥有和具备了一个人的权利和价值”。反对者的观点认为生命始于受孕，胎儿就是人，人工流产就是杀人，是不道德的。支持者则认为，受精卵、胚胎和胎儿尽管是生命，但其特定的存在形态使其还不具备完全的生存和道德权利，因而人工流产在伦理上可以接受。法律上认可的人是始于出生，终于死亡。胎儿尚未出生，故在法律意义上无法判定成人。但即使如此，随着“受精卵-胚胎-胎儿”的发育进程，人工流产也必须受到一定的限制。我国在贯彻实施计划生育政策和具体措施时，也严格禁止和避免大月份胎儿的引产。

四、绝育的伦理问题

1. 绝育的概念

绝育(sterilization)是指用手术等医学方法使具有生育能力的男性或女性长久或永久失去生育能力。其方法通常是通过对男性输精管或女性输卵管进行切断、结扎、电凝或环夹等，阻止精子与卵子相遇。

2. 绝育的伦理争议

一般来说，出于控制人口的社会需要和治疗疾病、避免怀孕给妇女及胎儿带来严重伤害等个人需要，夫妇可以自主选择绝育，这种绝育是合乎伦理的。但为了消极优生而强制痴呆、智残人绝育，为了惩罚性犯罪而对罪犯实施绝育，则存在着很大的伦理争议。德国"优生计划"对"劣等"人的强制绝育、古代宫廷对男性仆从的强制性绝育等行为都存在着一定的伦理问题，它们的共同点是都忽略了绝育行为中个人意愿的主导作用。随着社会文明的进步和发展，现在人们已经认识到，除非严重影响到他人或社会的基本权益，绝育行为应该建立在自愿基础上。

3. 我国施行绝育术的伦理要求

(1) 对未成年人不得实施绝育术。

(2) 除某些严重遗传病和精神病患者应进行义务绝育外，一般都应得到本人和配偶的知情同意、自愿进行。

(3) 自愿绝育也要履行一定的医学和法律程序。

第三节　人类辅助生殖技术的伦理要求

一、概述

1. 人类辅助生殖技术的概念

人类辅助生殖技术(assisted reproductive technology, ART)是指运用医学辅助技术和方法，代替自然人类生殖过程的某一步骤或全部步骤，以达到受孕目的的技术。其目的是通过对配子、合子、胚胎或生殖过程的人工干预，满足不育夫妇想要孩子的愿望。主要包括人工授精(artificial insemination, AI)、体外受精-胚胎移植(in vitro fertilization and embryo transfer, IVF-ET)、卵胞浆内单精子注射(intracytoplasmic sperm injection, ICSI)、胚胎植入前遗传学诊断(pre-implantation genetic diagnosis, PGD)、精液冷冻、胚胎冷冻、克隆(clone)等技术辅助生殖技术属于自然科学技术范畴,它是解决不孕症患者“能不能”生育的问题。而伦理属于哲学范畴,是协调人与人、人与社会各种关系所应遵循的行为规范,它是基于价值判断来解决技术“该不该”实施的问题。一方面,通过伦理评价和价值判断,防止辅助生殖技术的滥用;另一方面,传统伦理观也要与时俱进,以更好地引导、规范新技术的应用,并促进技术的进步。

2. 人类辅助生殖技术的分类

(1) 人工授精:是指由医师将收集到的丈夫或自愿捐精者的精液注入女性生殖道,以达到受孕目的的辅助生殖技术。人工授精替代了自然生殖中的性交过程,可以解决男性不育的问题。按照精液的来源不同,可以分为同源人工授精(artificial insemination of husband, AIH)和异源人工授精(artificial insemination of donor, AID)。同源人工授精又叫夫精人工授精或同质人工授精,即用自己丈夫的精子进行的人工授精;异源人工授精又叫供精人工授精或异质人工授精,即用自愿捐精者的精子进行的人工授精。自愿捐精者一般需要匿名,而且同一捐精者的精液最多只能供给 5 位妇女受孕使用。捐献的精液一般储存在精子库(sperm bank)中,在 −196.5℃ 的液态氮中长期保存然后用于人工授精。

(2) 体外受精-胚胎移植技术:是指用人工方法让卵子和精子在人体以外受精和培养,然后再将早期胚胎植入子宫继续发育的生殖方法。其衍生技术包括卵胞浆内单精子注射(intracytoplasmic sperm injection, ICSI)、胚胎植入前遗传学诊断(pre-implantation genetic diagnosis, PGD)、精液冷冻、胚胎冷冻等。由于受精卵的数目可能超过移植的需要,于是产生了与精子库相似作用的冷冻卵子库和冷冻胚胎库。体外受精-胚胎移植替代了自然生殖中性交、受精和自然植入子宫的过程。因为受精过程是在试管中完成的,通过这种方式诞生的婴儿也被称作“试管婴儿”。

(3) 卵胞浆内单精子注射术:即所谓第二代试管婴儿,是 1992 年比利时自由大学中心 Palermo 等创立的辅助受精技术,该技术借助显微操作系统将单一精子直接注射入成熟卵子内使其受精,显微注射前精子无须发生顶体反应,对精子浓度、活动度、形态等参数要求低,仅需数条精子即可获得较高的受精率、胚胎移植率,利用附睾和睾丸的精子也能取得和正常精子相似的妊娠率。因此,ICSI 技术的发展使少弱精子症、无精子症等方面的治疗取得了突破性进展,已成为严重男性因素不育患者的最有效治疗方法。此项技术主要适合于严重的少、弱、畸形精子症,梗阻性无精子症、生精功能障碍、精子无顶体或顶体功能异常等各种男性不育患者。但 ICSI 是一种侵入性操作,对卵子有一定创伤,治疗费用较高,而且其子代的安全性还需长期跟踪随访,不能也不应取代常规 IVF,建议严格掌握适应证。

(4) 胚胎植入前的遗传学诊断:即所谓的第三代试管婴儿技术,它是在常规试管婴儿的基础上,对获得的胚胎进行遗传学方法检测,在医生指导下挑选合适的胚胎移植入母体子宫,以期防止遗传性疾病患儿的出生。第三代试管婴儿技术应用至今已有 20 余年的历史，目前通过PGD技术可检测上百种疾病，它们包括染色体异常、单基因遗传病或性连锁疾病，如染色体平衡易位、罗氏易位、血友病、多囊肾、克尼格征等。随着检测技术及基因诊断的发展，PGD技术对优生工作起到越来越重要的作用。

（5）克隆技术：又称为无性繁殖（asexual reproduction），该技术能取出高等动物的成体细胞，将其携带遗传信息的细胞核植入去核的卵母细胞中，不经过有性过程即可将结合体激活、分裂，再将发育到一定程度的胚胎移植于母体子宫妊娠直至分娩。无性繁殖应用现代医学技术，不通过两性结合而进行高等动物（包括人）生殖，用简单的低等生物生殖方式来繁殖，几乎完全放弃了人类自然生殖的所有形式和步骤。由于成体细胞已经失去了受精卵的分化能力，就大大增加了无性生殖的难度。目前，虽然无性繁殖人类已经逾越了生物技术障碍，但其应用仍面临激烈的伦理争议。

二、人类辅助生殖技术的伦理价值

1. 治疗不孕不育

辅助生殖是人类辅助生殖技术最基本的价值，其初衷就是为了解决不孕不育问题。目前临床上应用的生殖技术各有其价值。人工授精技术可以解决男性的不育问题，AIH适用于性功能障碍、不能进行正常性交的男性，精液中轻度少精、弱精的男性或其他轻度男性不育者；AID适用于精液中无精子的男性或男女为同一染色体隐性杂合体者。在体外受精-胚胎移植技术中，第一代“试管婴儿”技术主要解决夫妻双方中因女方输卵管阻塞而产生的不孕难题，还可以解决女性宫颈黏膜不利于精子通过以及其他不明原因的不育症问题，也可以解决女性无卵或卵功能异常（使用供体卵）问题。第二代“试管婴儿”技术则主要解决夫妻双方中因男方极度少精、弱精或阻塞性无精而产生的不育难题。

2. 实现优生优育

挑选优质精子和卵子进行人工授精和体外受精-胚胎移植，一方面，可以使有极大遗传病可能的夫妇拥有健康、不患病的后代，实现消极优生；另一方面，又可挑选优质生殖细胞，实现积极优生。第三代试管婴儿技术可以通过胚胎筛选的方式将没有遗传病基因的胚胎筛选出来，并移植到女方的子宫里，从而实现预防遗传病的目的，有效地帮助人们实现优生优育的愿望。

3. 提供生殖保险

如果一对夫妻的子女在成长的过程中不幸夭折，而这对夫妻此时已经失去了生育能力，或夫妻年轻时不想生育后代，想生育时生育能力却出现问题，那么他们还会有机会生育自己的子女吗？在科学技术落后的时代，答案肯定是没有，但现在在人类辅助生殖技术的帮助下，不可能也变为了可能。辅助生殖技术可以提供“生殖保险”服务，即利用现代技术把生殖细胞或受精卵、胚胎进行冷冻保存，条件合适时通过人工授精或体外受精-胚胎移植来生育孩子。但要注意的是，在应用这项服务时应遵守相应的伦理规范，不能滥用。

三、人类辅助生殖技术的伦理问题

1. 配子、合子和胚胎的道德地位确定的问题

生殖技术使精子、卵子、受精卵和胚胎与自然父母和自然生理过程分离而成为独立的个体，其道德地位如何确定就成了一个问题。它们是具有独立道德地位的个体还是属于提供者的物质、身体部分？提供者可否因此获得报酬？如果将它们看作是提供者的私有财产，可能会导致一系列商品化问题。如供体可能为了获取利益有意或无意地隐瞒自己身体上、行为上、心理上的缺陷；精子库等医疗机构可能为了竞争或利润最大化，忽视精子的质量，或者为了追求高质量的口碑，只提供一类他们认为“最佳的”精子，使人类基因库缺乏多样性。另外，人类辅助生殖技术是在生殖细胞无偿自愿捐献原则的基础上，对无法生育的人的帮助，生殖细胞商品化可能会消解其道德性，并促使其他人体组织或器官使用过程中的道德滑坡。因此，目前我国还不提倡生殖细胞商品化。

2. 对伦理关系的影响

辅助生殖技术的应用，可以使一个孩子最多有 5 个父母：遗传学父亲、遗传学母亲、生育母亲、社会学父亲、社会学母亲，这会造成传统伦理与法律关系的混乱，并引发一系列的社会问题。另外，国外已经出现未婚男女或同性恋者通过辅助生殖技术生儿育女的情况，如何理解和评价他们的社会婚姻家庭关系及其对孩子身心健康的影响，也是一个复杂的问题。但在我国，法律明确规定了不允许单身女性使用人工辅助生殖技术，暂不需要担心这个问题。

3. 代孕母亲问题

代孕母亲出于牟利目的的代孕行为可以看作“出租子宫”，有些非法机构已经将代孕发展成了产业链，将女性变为生育机器，严重损害了女性的身心健康。通过代孕分娩的婴儿同时拥有遗传学母亲和生育母亲，法律规定的母亲对孩子权利与义务分属问题难以判断。

4. 错用或滥用辅助生殖技术造成的问题

“错用”是指实施生殖技术的动机本来是合乎道德的，但由于种种原因可能会出现违背伦理的结果。如因精子库失误使孕妇分娩出与自己人种不同的婴儿。“滥用”是指有的操作人员本来就没有按照社会认可的伦理原则操作生殖技术。如有些人工授精专科医生利用职权为自己制造多个人工授精后代并收取大量钱财。虽然我们已经制订一系列规章制度来规范辅助生殖技术的使用，但错用或滥用的风险是无法完全避免的。

四、人类辅助生殖技术的伦理原则

1. 有利于患者的原则

医务人员有义务告诉患者目前可供选择的治疗手段、利弊及其所承担的风险，在其充分知情的情况下，提出有医学指征的选择和最有利于患者的治疗方案；不育夫妇对实施人类辅助生殖技术过程中获得的配子、胚胎拥有其选择处理方式的权利，技术服务机构必须

对此有详细的记录，并获得夫方、妇方或双方的书面知情同意；患者的配子和胚胎在未征得其知情同意的情况下，不得进行任何处理，更不得进行买卖；禁止以多胎和商业化供卵为目的的促排卵。

2. 知情同意的原则

人类辅助生殖技术必须在夫妇双方自愿同意并签署书面知情同意书后方可实施；对人类辅助生殖技术适应证的夫妇，医务人员须使其了解：实施该技术的必要性、实施程序、可能承受的风险以及为降低这些风险所采取的措施、该机构稳定的成功率、每周期大致的总费用及进口、国产药物选择等与患者作出合理选择相关的实质性信息；接受人类辅助生殖技术的夫妇在任何时候都有权提出中止该技术的实施，并且不会影响对其今后的治疗；医务人员必须告知接受人类辅助生殖技术的夫妇及其已出生的孩子随访的必要性；医务人员有义务告知捐赠者对其进行健康检查的必要性，并获取书面知情同意书。

3. 保护后代的原则

医务人员有义务告知患者通过人类辅助生殖技术出生的后代与自然受孕分娩的后代享有同样的法律权利和义务，包括后代的继承权、受教育权，赡养父母的义务，父母离异时对孩子监护权的裁定等；医务人员有义务告知接受人类辅助生殖技术治疗的夫妇，他们同样对该技术出生的孩子（包括有出生缺陷的孩子）负有道德和法律上的权利和义务；如果有证据表明实施人类辅助生殖技术将会对后代产生严重的生理、心理和社会损害，医务人员有义务停止该技术的实施；医务人员不得对近亲间及任何不符合道德的精子和卵子实施人类辅助生殖技术；医务人员不得实施代孕技术；医务人员不得实施胚胎赠送助孕技术；在尚未解决人卵胞浆移植和人卵核移植技术安全性问题之前，医务人员不得实施以治疗不育为目的的人卵胞浆移植和人卵核移植技术；同一供者的精子、卵子最多只能使5名妇女受孕；医务人员不得实施以生育为目的的嵌合体胚胎技术。

4. 社会公益原则

医务人员必须严格贯彻国家人口和计划生育法律法规，不得对不符合国家人口和计划生育法规和条例规定的夫妇及单身妇女实施人类辅助生殖技术；根据《母婴保健法》，医务人员不得实施非医学需要的性别选择；医务人员不得实施生殖性克隆技术；医务人员不得将异种配子和胚胎用于人类辅助生殖技术；医务人员不得进行各种违反道德的配子和胚胎实验研究及临床工作。

5. 保密和互盲原则

凡使用供精实施的人类辅助生殖技术，供方与受方夫妇应保持互盲，供方与实施人类辅助生殖技术的医务人员应保持互盲，供方与后代保持互盲；医疗机构和医务人员对使用人类辅助生殖技术的所有参与者（例如卵子捐赠者和接受者）有实行匿名和保密的义务，匿名是藏匿供体的身份，保密是藏匿受体参与配子捐赠的事实以及对受者有关信息的保密；医务人员有义务告知捐赠者不可查询受者及其后代的一切信息，并签署书面知情同意书。

6. **严防商业化的原则**

医疗机构和医务人员对要求实施人类辅助生殖技术的夫妇，要严格掌握适应证，不能受经济利益驱动而滥用人类辅助生殖技术；供精、供卵只能是以捐赠助人为目的，禁止买卖，但是可以给予捐赠者必要的误工、交通和医疗补偿。

7. **伦理监督的原则**

为确保以上原则的实施，实施人类辅助生殖技术的机构应建立生殖医学伦理委员会，并接受其指导和监督；生殖医学伦理委员会应由医学伦理学、心理学、社会学、法学、生殖医学、护理学专家和群众代表等组成；生殖医学伦理委员会应依据上述原则对人类辅助生殖技术的全过程和有关研究进行监督，开展生殖医学伦理宣传教育，并对实施中遇到的伦理问题进行审查、咨询、论证和建议。

五、我国人类精子库管理伦理准则

1. **有利于供受者**

(1) 严格对供精者进行筛查，精液必须经过检疫方可使用，以避免或减少出生缺陷，防止性疾病的传播和蔓延。

(2) 严禁用商业广告形式募集供精者，要采取社会能够接受、文明的形式和方法，应尽可能扩大供精者群体，建立完善的供精者体貌特征表，尊重受者夫妇的选择权。

(3) 应配备相应的心理咨询服务，为供精者和自冻精者解决可能出现的心理障碍。

(4) 应充分理解和尊重供精者和自冻精者在精液采集过程中可能遇到的困难，并给予最大可能的帮助。

2. **知情同意**

(1) 供精者应是完全自愿地参加供精，并有权知道其精液的用途及限制供精次数的必要性(防止后代血亲通婚)，应该签署书面知情同意书。

(2) 供精者在心理、生理不适或其他情况下有权终止供精，同时在适当补偿精子库筛查和冷冻费用后，有权要求终止使用已被冷冻保存的精液。

(3) 需进行自精冷冻保存者在签署知情同意书后，方可实施自精冷冻保存。医务人员有义务告知自精冷冻保存者采用该项技术的必要性、目前的冷冻复苏率和最终可能的治疗结果。

(4) 精子库不得采集、检测、保存和使用未签署知情同意书者的精液。

3. **保护后代**

(1) 医务人员有义务告知供精者，对其供精出生的后代无任何的权利和义务。

(2) 建立完善的供精使用管理体系，精子库有义务在匿名的情况下，为未来人工授精后代提供有关医学信息的婚姻咨询服务。

4. 社会公益

(1) 医务人员必须严格贯彻国家人口和计划生育法律法规，不得对不符合国家人口和计划生育法规和条例规定的夫妇和单身妇女实施人类辅助生殖技术。

(2) 根据《母婴保健法》，医务人员不得实施非医学需要的性别选择。

(3) 医务人员不得实施生殖性克隆技术。

(4) 医务人员不得将异种配子和胚胎用于人类辅助生殖技术。

(5) 医务人员不得进行各种违反道德的配子和胚胎实验研究及临床工作。

5. 保守医密

(1) 为保护供精者和接受者夫妇及所出生后代的权益，供精者和接受者夫妇应保持互盲，供精者和实施人类辅助生殖技术的医务人员应保持互盲，供精者和后代应保持互盲。

(2) 精子库的医务人员有义务为供精者、接受者及其后代保密，精子库应建立严格的保密制度并确保实施，包括冷冻精液被使用时应一律用代码表示，冷冻精液的接受者身份对精子库隐匿等措施。接受者夫妇以及实施人类辅助生殖技术机构的医务人员均无权查阅供精者真实身份的信息资料，供精者无权查阅接受者及其后代的一切身份信息资料。

6. 严防商业化

(1) 禁止以营利为目的的供精行为，供精是自愿的人道主义行为，精子库仅可以对供精者给予必要的误工、交通和其所承担的医疗风险补偿。

(2) 人类精子库只能向已经获得原卫生部人类辅助生殖技术批准证书的机构提供符合国家技术规范要求的冷冻精液。

(3) 禁止买卖精子，精子库的精子不得作为商品进行市场交易。

(4) 人类精子库不得为追求高额回报降低供精质量。

7. 伦理监督

(1) 为确保以上原则的实施，精子库应接受由医学伦理学、心理学、社会学、法学和生殖医学、护理学、群众代表等专家组成的生殖医学伦理委员会的指导、监督和审查。

(2) 生殖医学伦理委员会应依据上述原则对精子库进行监督，并开展必要的伦理宣传和教育，对实施中遇到的伦理问题进行审查、咨询、论证和建议。

现代生殖医学提供了越来越多的能有效干预人类自然生育行为的手段，例如计划生育、优生优育和辅助生殖等。这些生育控制措施既给患者和人类带来了巨大的福音，也引发了令人困惑的诸多伦理问题。生殖医学技术服务都是由医务人员提供的，因此，作为生育控制的专业技术"守门人"，医务人员应该明确和积极承担起在计划生育中的重大道德责任，严格遵守国家制定的伦理准则和法律法规，处理好计划生育、优生优育、辅助生殖等技术应用中的特殊医患关系问题。对于其中充满伦理争议、尚无"标准答案"的问题，应该充分发挥伦理智慧，积极而慎重地应对，并通过参与学术探讨等途径，以集体的力量加速解决问题的进程。

第十一章

死 亡 伦 理

第一节　死亡标准及其转变

一、死亡的概念

死亡是生命本来有的维持其存在的属性的丧失且不可逆转的永久性的终止。通常，生物的死亡是指其一切生命特征的丧失且永久性不可逆转的终止，而最终变成无生命特征的物体。

人的死亡一般以心跳停止和呼吸停止及脑死亡为识别标志。死亡的进程可分为 3 个阶段：濒死期、临床死亡期、生物学死亡期。

濒死期，也称为挣扎期或临终期，是死亡过程的开始阶段。在这个阶段，主要生命器官功能极度衰弱，逐渐趋向停止。这个阶段的特点是中枢神经系统处于深度抑制状态或丧失。

临床死亡期，此期延髓处于极度抑制状态。表现为心跳、呼吸完全停止，各种反射消失，瞳孔散大。此期一般持续 5～6 分钟，在低温条件下，临床死亡期可延长至 1 小时或更久。若得到及时有效的抢救治疗，生命有复苏的可能。

生物学死亡期，是指全身器官、组织、细胞生命活动停止，也称细胞死亡。此期从大脑皮质开始，整个中枢神经系统及各器官新陈代谢开始完全停止，并出现不可逆变化，整个机体无任何复苏的可能。

二、传统的心肺死亡标准

1. 内容

心肺死亡是指由心、肺功能丧失导致的心脏跳动停止、呼吸停止、瞳孔反射机能停止。1951 年美国的《布莱克法律词典》将死亡定义为“血液循环的完全停止，呼吸、脉搏的停止”。我国古代称死亡为“断气”，人们将人口鼻处放置的新絮是否摇动作为判断是否死亡的依据。现代出版的《辞海》将呼吸、心跳停止作为死亡的重要判定标准。临床上也将心跳停止、呼吸和血压消失及体温下降作为宣布死亡的依据。

2. 心肺死亡标准的挑战

心肺死亡标准并不十分准确。苏联的著名物理学家列夫·达维多维奇·朗道曾在1962年遭遇车祸，治疗过程中他的心跳多次停止，并经历过数次临床死亡判决。但多国专家的会诊治疗将朗道从死亡线上拉了回来，6年后他才在莫斯科与世长辞。而且，随着科学技术的发展，心脏起搏器、人工呼吸机、体外循环机等生命支持系统的使用越来越广泛，器官移植技术也不断完善，一些自主心跳、呼吸停止的患者仍然有存活的可能。在不断的实践中，传统的心肺死亡标准遭到了动摇，显露出其局限性，新的死亡标准亟待提出。

三、现代脑死亡标准

1. 内容

脑死亡是指整个中枢神经系统的全部死亡，包括脑干在内的全脑功能不可逆转和永久的丧失。

1968年，哈佛大学死亡定义特别委员会在《美国医学会杂志》上发表了报告，将脑死亡定义为包括脑干在内的全脑功能丧失的不可逆状态，即全脑死亡。并提出了人类首个脑死亡判定标准，即"哈佛标准"。其主要内容为：① 不可逆的深度昏迷；② 无自发呼吸；③ 脑干反射消失；④ 脑电波图平坦。凡符合以上标准，并在24～72小时内多次重复测试，结果无变化，即可宣告死亡。但要排除体温过低（＜32.2℃）或刚大量服用过中枢神经抑制剂这两种情况。

同年，世界卫生组织建立的国际医学科学组织委员会也提出了脑死亡标准，这一标准与"哈佛标准"内容相似，主要内容包括：① 对环境失去一切反应；② 完全没有反射和肌肉张力；③ 停止自主呼吸；④ 动脉压陡降；⑤ 脑电图平直。

1976年，英国皇家医学会提出了英国脑死亡标准。这一标准认为脑干死亡为脑死亡，主要内容为：深度昏迷、因自主呼吸不足或停止而需用呼吸机维持、确诊为不可逆的脑部器质性损害、所有脑干反射均消失。德国、比利时等欧洲国家也采用脑干死亡的概念。

目前，80多个国家和地区已经将"脑死亡"纳入法律上的死亡定义，包括芬兰、美国、日本等。虽然我国台湾地区于1987年通过了《脑死亡判定步骤》，香港也于1996年确立了脑死亡法，但我国目前尚未有统一的、正式的关于脑死亡定义及标准的法律规定，这主要与我国的文化背景和思想观念有关。当然，随着科学技术的进步与发展，我国的许多专家学者也逐渐认识到了通过法律规定脑死亡标准的迫切需要。1986年，急救、麻醉、神经内科等医学专家们在"心脑复苏座谈会"上草拟了我国第一个《脑死亡诊断标准（草案）》。2002年，国家卫生部脑死亡判定标准起草小组拟定了《脑死亡判定标准（成人）（征求意见稿）》和《脑死亡判定技术规范（成人）（征求意见稿）》。虽然仍未完善，但我国脑死亡立法的进程一直在不断地向前推进。

2. 脑死亡标准的意义

（1）有利于及时抢救，维护人的生存权利。溺水、服毒、服用大量中枢神经抑制剂的患者可能会出现呼吸、心跳停止的假死状态，脑死亡标准的确立，使医务工作者可以在这种情况下继续抢救，从而使一些心跳暂停的患者有恢复的可能。

（2）有利于合理分配医疗卫生资源。一些脑死亡患者可以借助现代医疗设备继续维持心跳和呼吸，但他们并没有自己的精神意志，这不仅会加重患者的痛苦，更会增加家属的经济和精神负担。终止对脑死亡患者的无效治疗，一方面是对患者及家属负责，另一方面也可以使医疗卫生资源得到合理利用。

（3）有利于发展器官移植技术。脑组织对缺氧最敏感，脑组织坏死时，其他组织或器官可能还没有受到损害，因此脑死亡标准的确立可以有效提高器官移植供体的质量。实施脑死亡标准，可以让更多的患者因器官移植而获得新生，同时推动我国器官移植技术的发展。

第二节 临 终 关 怀

一、临终关怀的概念和特点

1. 临终关怀的概念

临终关怀的概念来自英译文 hospice，又被译为“临终照顾”“安宁医疗”“善终服务”等名称。它是现代医学对生存时间有限(6 个月或更少)的患者及其家属提供的一种立体化的社会卫生保健服务，涉及医疗、护理、心理、营养、伦理等多个方面。它的内容一方面是对临终患者进行适当的生理和心理护理，满足患者的需求，帮助患者缓解极端痛苦，提高生存质量；一方面是对临终者家属提供包括居丧期在内的生理及心理关怀，减轻他们失去亲人的痛苦。

2. 临终关怀的特点

（1）不以治愈疾病为目的，而以患者为中心。临终关怀的对象是所有临终对象，特别是晚期肿瘤患者和其他患有类似疾病，身心遭受痛苦折磨的患者。现代医学不能治愈这些患者，因此治疗时多采用姑息治疗和支持疗法，以护理为主，治疗为辅。尽可能地减轻患者的痛苦，提高其生存质量，维护其生命尊严。

（2）工作范围不止涉及临终患者，也涉及其家属。对家属健康的关心和精神的支持，可以帮助他们缓解心理压力，减轻痛苦程度，逐渐适应患者病情的变化和死亡。

（3）医护人员为主导，家属、社会志愿者等共同参与。医护人员掌握专业知识，可以准确评估患者身体状况并采用合适方式缓解其痛苦。但这远远不够，患者家属和社会志愿者需要配合医护人员，共同为患者营造一个温暖、和谐的生活环境，使患者能够舒适地度过最后的时间。

二、临终关怀的发展历史

英国的西塞莉·桑德斯(Cicely Saunders)是临终关怀运动的奠基者和创始人。她长期工作于晚期肿瘤医院中,因此目睹了许多临终患者的痛苦。1967 年,她在英国伦敦创办了世界上第一所的临终关怀机构——圣·克里斯托夫临终关怀医院(St. Christopher's Hospice),之后美国、加拿大、法国、荷兰、澳大利亚、日本等多个国家和地区都相继开展了临终关怀服务。

1988 年,天津医学院在美籍华人黄天中博士的资助下成立了临终关怀研究中心,这是我国的第一所临终关怀机构。同年,我国的第一家临终关怀医院——南汇护理院在上海诞生。1991 年,我国首届临终关怀研究会成功举办,临终关怀的临床实践和研究不断深入。目前,全国已成立了多家临终关怀医院和病房,如北京松堂临终关怀医院、浙江义乌市关怀护理医院和中国医科大学附属中心医院临终关怀病房等。临终关怀服务与我国传统道德观念十分契合,患者及家属对临终关怀接受度很高,这也推动了我国临终关怀事业的进一步发展。

随着时间的推移,安宁疗护已经成为全球范围内的一项重要服务。在中国,2006 年成立了中国生命关怀协会,这是第一个关注人的生命晚期生存状态的社会团体。2010 年,生前预嘱协会成立,通过推广生前预嘱文本《我的五个愿望》帮助人们实现"尊严死"。2017 年,国家卫计委发布了三个关于安宁疗护工作的相关文件,包括《安宁疗护中心基本标准(试行)》《安宁疗护中心管理规范(试行)》和《安宁疗护实践指南(试行)》,为中国安宁疗护的标准化和专业化定了基础。

三、临终关怀的道德要求

1. 理解临终患者的感受,帮助患者减轻对死亡的恐惧

临终患者不仅要忍受生理上的痛苦,还要承受死亡带来的巨大心理压力。美国著名的医学博士库伯勒·罗斯(Kubler Rose)通过大量研究,将临终患者的心理分成 5 个阶段:否认、愤怒、乞求、抑郁、接受。医务人员应该充分理解患者出现的这些心理及相应行为,以真挚、亲切、慈爱的态度对待他们,设身处地地站在患者角度考虑,使其能够得到精神上的慰藉,坦然地面对死亡。

2. 维护临终患者权益,满足他们的需求

临终患者拥有和其他患者相同的权益,他们的权益也必须受到保护。医务人员应尊重患者的知情权、隐私权等,允许患者保留一些个人生活习惯,为患者营造适宜的、温暖的、有尊严的生活环境。患者昏迷时,也应尊重其清醒时留下的意愿以及家属的代理或监护权。

3. 做好临终患者家属的安抚工作

面对亲人的病情发展和死亡,临终患者家属可能会出现一些不理智行为,医务人员要做好解释、劝慰、安抚工作,帮助家属缓解痛苦。

四、临终关怀的伦理意义

1. 体现了医学人道主义精神

临终关怀减轻了临终患者身体及心理上的痛苦，为患者提供了舒适、温暖的生存环境，维护了患者的尊严。临终关怀对于患者在临终期的疼痛、痛苦和其他身体症状的缓解有着重要的意义。在这个阶段，患者通常不受控制的疼痛、呕吐、恶心等症状会给患者带来巨大的痛苦和精神压力，同时也会给患者家庭带来极大的负担。临终关怀的目标是缓解病痛、减轻痛苦、促进患者的安宁和舒适感，帮助患者渡过难关。这充分体现了医务人员对临终患者的尊重与关怀，体现了医学人道主义精神。

2. 彰显了生命神圣论、生命价值论、生命质量论的统一

生命是神圣不可侵犯的，每个人的一生都为自己、为他人、为社会做出了一定贡献，因此，当生命即将消亡时，每个人都应无条件地获得尊重与关爱。随着医学技术的不断进步和临床实践的发展，在临终关怀方面，患者和医生之间的信任和团结是至关重要的。医生不仅需要对患者身体状况进行细致的观察和评估，还需要关注患者的心理和精神健康状态。而临终关怀不仅能够通过护理提高临终患者的生命质量，而且能够使患者在舒适、温暖的环境下有尊严地离开人世，这就彰显了生命神圣论、生命价值论、生命质量论的统一。

3. 标志着人类文明的进步

长期以来，人们都更注重“生”，医务人员的主要职责也更偏重治愈疾病和挽救生命。临终关怀的出现，使医务人员能够重新审视生命的价值，体现了医疗服务从生到死的全面覆盖，完善了医疗卫生体系，是人类文明进步的标志。

4. 顺应了时代发展要求，减轻了临终患者家庭的压力

随着时代的进步和医学科学的发展，人类的平均寿命显著增长，老龄化问题也日益加重。对于单个家庭来说，人口老龄化加重了家庭的经济和心理负担，而临终关怀将对临终患者的关怀和照顾，分担到了医务人员和其他社会志愿者身上，患者家庭的经济和心理压力就相应减少了。

第三节　安 乐 死

一、安乐死的概念、分类和条件

1. 安乐死的概念

安乐死一词来源于希腊文，本来是“无痛苦的快乐死亡”或“幸福的死亡”的意思。现在多指在危重濒死患者自身或家属的强烈要求下，用医学的方法使患者无痛苦地死亡，从而解除患者极端痛苦的全过程。

2. 安乐死的分类

（1）按照实施方式的不同，安乐死可以分为主动安乐死和被动安乐死。主动安乐死，也可称为积极安乐死，是指对符合安乐死条件的患者采取施用药物等主动措施的方式，使其无痛苦死亡，这种方式又被称为“仁慈杀死”。被动安乐死，也可称为消极安乐死，是指通过不给予或撤除符合安乐死条件的患者的生命维持技术的方式，使其自然死亡，这种方式又被称为“听任死亡”。

（2）按照临终患者是否有安乐死意愿，可以将安乐死分为自愿安乐死和非自愿安乐死。自愿安乐死是由患者本人明确表达或立下遗嘱表示同意安乐死。非自愿安乐死是指婴儿、精神病患者、昏迷不醒的患者等无行为能力患者，由亲属或监护人做出安乐死决定。

3. 安乐死的条件

对于实施安乐死的条件，目前还没有统一的规定，大致可以归为以下三点。

（1）目前的医学诊断技术和医学经验确切地证明患者所患疾病无法治愈，而且患者正处于濒死期。

（2）在接近死亡的过程中，患者承受着不堪忍受的极端痛苦，生不如死。

（3）必须有患者神志清醒时的真诚嘱托或同意及明确、持续、强烈地要求，是完全出于患者的自愿，而不是为亲属、国家、社会利益而实施。

二、安乐死的发展历史与现状

安乐死的历史可以追溯到史前时代，原始部落在迁徙或战争时，会把一些老人和病弱者扔下，任其自然死亡，以此来减轻部落的负担。对于先天残疾或畸形的新生儿，人们也可以自行处置。另外，在古希腊和古罗马自杀是被允许的，协助别人自杀也不构成犯罪。古希腊医学家希波克拉底也认为“被疾病完全征服的病人无须治疗”，我国古代的神医扁鹊也提出过“阴阳并藏气不定”“形羸不能服药”者不治的看法。这时，安乐死的概念虽然还没有提出，但是人们的生活实践已经体现出安乐死的雏形了。

17 世纪，发出“知识就是力量”呼喊的英国唯物主义和现代实验科学的始祖弗兰西斯・培根（Francis Bacon）在《新大西洋》中提出：“医生的职责是不但要治愈患者，而且还要减轻他的痛苦和悲伤。这样做，不但会有利于他健康的恢复，而且也可能当他需要时使他安逸地死去。”他还提出：“长寿是生物医学的最神圣目的，安乐死就是医学技术的重要领域。”哲学家休谟（D. Hume）也提出：“如果人类可以设法延长生命，那么同理，人类也可以缩短生命。”科尔纳罗（L. Cornaro）在西方历史上第一次倡导被动安乐死，即“任其死亡”。19 世纪下半叶，英国人威廉姆斯（Samuel Williams）提议，医生不仅可以使用麻醉剂缓解患者的疼痛，而且可以将此作为结束患者生命的手段。这些提法都主张由医生采用某种方式对患者施以死亡，比较接近现代意义的安乐死。

自19世纪始，安乐死作为一种减轻死者痛苦的特殊医护措施被提到议事日程。至此，人类开始了现代意义上的安乐死。

1936年，英国率先成立了“自愿安乐死协会”，并在上院提出了关于安乐死的法案，由此拉开了安乐死走上立法轨道的大幕。最终，英国安乐死的提议以35票反对，14票赞成被否决。尽管提议遭到否决，但观念的种子已然埋下，逐步深入人心。对于安乐死的积极倡导与广泛呼声影响了欧洲各国。1938年，美国成立了“无痛苦致死学会”。1944年，澳大利亚和南非也成立了类似的组织。医学的发展使得安乐死愈发为人们所关注，安乐死运动逐渐演变成了一种新的人权运动的内容之一。

1936～1942年，德国纳粹借用安乐死的名义，惨绝人寰地屠杀600多万人；希特勒还授权实施“儿童安乐死计划”，对5 000多名身心残疾的婴幼儿进行屠杀；借安乐死之名，行灭绝患有遗传病、慢性病或精神病之人及异己种族之实。这些令人发指的行径，使得安乐死被蒙上了阴影，声名狼藉。

1947年各国医疗团体依据《希波克拉底誓言》与医学其他道德原则，制订了著名的《日内瓦宣言》：“我将保护人类生命的最高尊严，我甚至在受到威胁的情况下，也决不会利用我的医学知识去反对人道主义的法律。”此后，关于安乐死的倡导几乎销声匿迹。直到20世纪60～70年代，安乐死又重新回到人们的视野，并成为热门话题。

1975年，昆兰事件成为生命伦理学史上的里程碑事件。克伦·安·昆兰因意外导致昏迷，她在医院靠着呼吸器维持着心跳和呼吸，靠着人工喂养技术维持着营养。她的父亲向所在的新泽西州法院提出申请撤除维持女儿生命的呼吸器，表达了终止治疗的意愿。新泽西州高等法院驳回了他的要求，认为“认可这一点就是杀人”。但新泽西州最高法院同意撤去呼吸机，成为美国历史上的首例。后来，许多类似案例都援引了新泽西州最高法院对卡伦·昆兰案的这一判决。

1976年，在日本东京召开了安乐死国际会议。会议宣言强调，应当尊重人“生的意义”和“死的庄严”，主张在特殊情况下应当有选择死的权利。1980年，国际死亡权利联合会成立。

2001年4月1日，荷兰正式通过了安乐死法案，但对安乐死的实施条件制订了十分严格的规定。之后，比利时、加拿大、卢森堡、西班牙等国家也相继成了安乐死合法化国家。

中国的首例安乐死案件发生在1986年，主治医生蒲连生在患者儿子的请求下为肝硬化患者实施了安乐死，后被患者女儿告上法庭。经过长时间的思考和讨论，1992年最高法院宣布“不做犯罪处理”。案件落下帷幕，但安乐死的讨论没有结束。1988年和1994年，上海先后两次举办了全国安乐死学术讨论会。1994年，陈蕃等人草拟了《中国自愿安乐死协会章程(草案)》，引发了社会的广泛关注。近年来，我国人大代表曾多次提交过安乐死立法议案，但由于安乐死涉及各学科问题十分复杂，我国尚未通过相关法案。

三、安乐死的伦理分析

安乐死从提出开始就饱受争议，一方面是人们对摆脱痛苦、有尊严死亡的追求，另一方面是社会伦理道德的要求，安乐死发展的每一步都异常艰辛。目前，对于安乐死的看法主要有两派：支持派和反对派。

1. 支持派观点

(1) 每个人都有决定自己生或死的权利，安乐死合法化体现了对个人生命权的尊重。当患者身患绝症，现代医学无法治愈其疾病且无法缓解其极端痛苦时，生命时间的延长才是更大的折磨。安乐死可以使患者摆脱疾病的折磨，有尊严地死去。

(2) 安乐死可以减轻家庭和社会负担。在现代医学技术的限制下，对于危重濒死患者的救治是无意义的，还会加重患者家庭的心理压力和经济负担。安乐死则可以减轻这些家庭负担，并且避免对社会医疗资源的浪费。

(3) 安乐死是人类文明的进步。在人类思想水平还较低的年代，人们很少对死亡的问题进行讨论，大多数人都讳莫如深。我国古代对死亡就有很多种代称，如“天子死曰崩，诸侯死曰薨，大夫死曰卒，士曰不禄，庶人曰死”。现在人们对于安乐死的需求实际上是对死亡质量的追求，体现了人们面对死亡的勇敢和理性，是人类文明的进步。

2. 反对派观点

(1) 安乐死违背了中国传统道德要求。在传统道德观念下，只要患者一息尚存，家属就应尽全力要求救治，否则就是无情、冷血。安乐死的实施，无疑是对这种传统道德观念的冲击，患者死亡后，家属内心也会充满歉疚。

(2) 安乐死违背了医学人道主义宗旨。生命是神圣不可侵犯的，医务人员的职责是“救死”而不是“促死”。

(3) 安乐死阻碍了医学的进步和发展。“无法治愈”的诊断是在现代有限的医学条件下做出的，不是一个绝对不可更改的概念。安乐死一旦实施，患者就会失去病情自然改善的机会、继续治疗恢复的机会和新技术、新方法使疾病得到治疗的机会。而且，如果越来越多的绝症患者选择了安乐死，医务人员也会丧失许多研究这种绝症的机会，从而阻碍医学的进步和发展。

(4) 安乐死可能会带来一系列不可预知的后果。安乐死赋予了个体掌控其他人生死的权利，一旦“掌权者”心怀不轨，造成的后果无法挽回。纳粹德国就曾以安乐死的名义给犹太人带来灭顶之灾，很难保证类似的事件不再发生。

安乐死涉及医学、伦理学、法学、心理学、社会学等多个学科，是一个十分复杂的多学科交叉问题，绝对的支持或反对都不可取，应当具体问题具体分析。目前，被动安乐死已经被人们普遍接受，关于主动安乐死的争论仍然十分激烈，我国的安乐死合法化之路还很长。

第十二章

生物医学研究伦理

第一节　涉及人的生物医学研究伦理

生物医学研究的目的是了解疾病的起因、发展和影响，改进预防、诊断和治疗干预措施，促进人类对健康和疾病的了解，找到预防和治疗疾病的方法和途径，因而具有重要的社会意义和公共价值。医学科研的两种主要方法是动物实验和人体试验，这两种方式中均存在不同的伦理争议和伦理问题，而任何一项新干预措施、新药物，无论事先做过多少次动物实验，在推广应用到人类身上之前，必须经过人体试验。这就要求医务人员和研究人员深刻把握并遵循人体试验的伦理原则和伦理规范，发挥人体试验的价值，在法律和伦理的框架内开展生物医学研究。

一、概述

1. 人体试验的概念

人体试验，也称涉及人的生物医学研究（biomedical research involving human subjects），一般是指以人作为研究对象所进行的科学研究。国家卫生计生委 2016 年颁布施行的《涉及人的生物医学研究伦理审查办法》中明确"涉及人的生物医学研究"包括以下三个方面的活动：① 采用现代物理学、化学、生物学、中医药学和心理学等方法对人的生理、心理行为的病理现象、疾病病因和发病机制，以及疾病的预防、诊断、治疗和康复进行研究的活动。② 医学新技术或者医疗新产品在人体上进行试验研究的活动。③ 采用流行病学、社会学、心理学等方法收集、记录、使用、报告或者储存有关人的样本、医疗记录、行为等科学研究资料的活动。

2. 人体试验的类型

（1）根据人体试验发生原因的不同分类，可分为天然试验和人为试验两大类。

天然试验：是指不对试验对象进行任何干涉，不受研究者控制的在天然条件下（如战争、旱灾、水灾、地震、瘟疫及疾病高发区等）的人体试验。这种实验的开始、发展、结束都是自然演进的结果，与研究者的意志无关。这种研究更多的是一种观察性、回顾性的分析和总结，不存在人为控制，因此不存在严格的道德问题。

人为试验：与天然试验相反的人为试验，一般指按照随机的原则，对受试者进行有控制的观察和研究，以验证假说。

（2）根据人体试验中受试对象及其参与意愿的不同分类，可分为自体试验、自愿试验、欺骗试验和强迫试验。

自体试验：是指研究人员利用自己的身体进行的试验研究，以获得某种药物或治疗方法对个体的效果等相关数据信息。

自愿试验：是指受试者在一定的目的支配下自愿参加的试验，这种目的可能是社会的、治疗的或经济的。在此试验中，研究者与受试者完全处于平等的地位，是人体试验中最常见的一种。

欺骗试验：是指针对风险较大的试验，为了达到某种目的，研究人员利用受试者的某种愿望而编造谎言或故意不提供准确信息，欺骗受试者参与的试验。欺骗试验是不符合医学伦理的。

强迫试验：是指研究人员利用强大的压力（军事、政治、行政关系等），迫使受试者不得不参加的试验。这实际上违背了受试者的意愿，是不符合医学伦理的。

二、人体试验的价值

1. 人体试验是医学存在和发展的必要条件

特别是在近代实验医学产生以后，科学的人体实验更成为医学科研的核心和医学发展的关键。涉及人的生物医学研究和相关技术应用包括以下活动：采用现代物理学、化学和生物学方法在人体上对人的生理、病理现象以及疾病的诊断、治疗和预防方法进行研究的活动；通过生物医学研究形成的医疗卫生技术或者产品在人体上进行试验性应用的活动。

在《淮南子・修务训》记载："神农……尝百草之滋味，水泉之甘苦，令民知所避就。当此之时，一日而遇七十毒。"古医籍中类似的记载还有很多。神农尝百草，一日遇七十毒，虽带有神话色彩，但反映了人类早期的医学活动是离不开人体试验的。纵观医学史，几乎所有重大的医学成就都与人体试验有关。人体试验是医学产生和发展的必要前提，贯穿于医学发展的始终。

2. 人体试验是保障患者生命健康的必要手段

无论人们对人体试验有多少争议和反对意见，也改变不了这样的客观事实：人体试验是医学研究成果从动物实验到临床应用的唯一中介，是医学实验不可缺少的必要环节。由于种属的差异性，动物实验并不能完全取代人体试验，经动物实验所获得的研究成果必须经过人体试验进行最后验证，以确定其在临床中的应用价值。更为重要的是，人有不同于动物的心理活动和社会特征，人的某些特有的疾病不能用动物复制出疾病模型。这类研究如果取消人体试验，而把只是经过动物实验研究的药物和技术直接、广泛地应用于临床，那么就等于拿所有的患者做实验。这实际上是对广大民众的健康和生命不负责任，是极不道德的。

总之，以增进诊断、治疗和预防，以达到了解疾病的病因与发病机制，从而更好地维护与增进人类健康、促进医学发展等为目的的、科学的、合乎规范的人体试验，不仅是必然、必要的，而且也应该得到伦理的论证和支持。

三、人体试验的历史经验教训

在有记录的以人为受试者的研究试验历史上，有些是有害的，甚至是致命的。在某些时期某些研究打着科学研究的旗号，这些人体试验常利用弱势的受试者，做一些惨无人道的试验，给受试者造成严重的伤害。

在第二次世界大战前的生物医学研究基本是盲目和自发的。比如，1845～1849 年，被誉为“产科学之父”的莫里安・西姆斯（J. Marion Sims）在不施麻醉的情况下，在非洲女奴身上进行各种妇产科手术试验，女奴们承受了无法想象的痛苦之后，多数死于感染。

第二次世界大战期间，德国纳粹惨无人道的人体试验，如低气压实验、冷冻实验、疟疾实验和伤寒实验，以及日本 731 军队在中国实施的毒气和生化武器实验等，令世界震惊。

尤其 20 世纪以来随着生物医学研究投入的不断增加，临床研究中的丑闻事件也不断被披露。最典型的事件是轰动一时的“塔基吉（Tuskegee）梅毒试验”。美国健康服务署（The US Health Service）自 1932 年开始实施该研究，为了研究梅毒的自然病程，在 20 世纪 40 年代，即使在已发现青霉素能有效治疗梅毒的情况下，研究方仍阻止受试者获得青霉素治疗。该研究持续 40 年之久，许多受试者及其家属遭受梅毒折磨而死亡。

从历史上这些人体试验丑闻可以看出，人体试验缺乏伦理原则规范和伦理监督其后果是严重的。在没有伦理意识的研究者眼中，弱势群体的牺牲是一种必要的义务。在 21 世纪，随着现代生物医学研究技术的突飞猛进，伦理的重要性日渐凸显。如何确保其试验研究的科学和社会价值，同时符合伦理要求？如何做到最大限度地保护受试者的权益和安全？这些都是伦理审查的基本要求。

四、人体试验中的伦理问题

虽然依靠涉及人的生物医学研究得出的结果控制了危害人类健康的诸多病证，符合造福人类的目的，但人体试验是带有风险的一种行为，其中的伦理问题常常引发争议而难于处理，随着人权意识的增长，人们自我保护的意识将会越来越强烈，未来人体试验中涉及的人类安危问题将会越来越突出和尖锐。具体来说，在以下几个方面存在较大伦理问题。

1. 风险与获益的伦理问题

风险与获益评估是涉及人体研究的项目在实施前必须要做的工作，是判断是否符合伦理的核心内容。

(1) 研究风险。**研究风险的定义：**研究风险是指参加临床研究时，受试者面临的风险包括研究风险和医疗风险。只有研究风险才在伦理审查的考虑范围之内。需要注意的是，对照药或对照干预措施尽管使用的是临床被证明有效的常规治疗方法，但当被列入研究方案设计中，就属于研究干预的范畴，其风险应被界定为研究风险。

研究风险的类别：指伤害或损伤发生的机会和程度，通常指多种伤害的机会和程度，包括生理伤害、心理伤害、社会伤害、经济危害。

生理伤害 医学研究中的研究干预和研究程序可能会给受试者带来生理、心理伤害或损伤。如试验药或对照药已知可能出现的不良反应所造成的伤害；研究程序尤其是涉及侵入性医学手段所造成的轻微疼痛、不适或明显损伤。医学手段或药物不良反应导致的身体损害绝大多数是暂时性、轻微的；如常见的静脉抽血会造成短暂的疼痛、局部青紫，少数人会有轻度头晕，或极为罕见的针头感染。但也有极少部分损害可能是永久性的、严重的，如创新药物可能会引发严重的重要器官失能或致残性损伤。

心理伤害 参与医学研究可能会使受试者情绪不佳或因担心隐私泄露而产生焦虑，或者药物本身可引发抑郁症、精神错乱或幻觉、紧张、内疚或自尊受损的感觉等。大多数心理风险都非常轻微、短暂，但也有极少数部分研究可能会造成较重或严重的永久性心理伤害。

社会伤害 研究涉及的隐私与个人信息一旦泄露后，轻则受试者可能受人歧视，在其工作单位或社区生活中处境尴尬，也可能在申请医疗保险和就业时受到歧视；重则受试者可能失去就业机会导致失业和经济损失，甚至导致法律诉讼。

经济危害 参加医学研究可能会给受试者带来经济方面的损失，包括较常规医疗相对频繁的随访引起的误工费、交通费等。尽管一般临床研究会适当提供给受试者每次随访的交通费，但往往只能补偿部分费用支出。受试者仍将为参加研究自行承担部分误工费、交通费等与试验相关的经济开销。

(2) 研究获益。**研究获益的定义：**研究获益包括任何对个人或群体有利的结果，通常代表多种利益产生的机会和程度。

研究获益的类别：研究获益分为受试者获益与社会获益。

受试者获益 医学研究可能会对受试者的诊断、治疗或疾病预防有直接益处。受试者参加试验的获益有可能包括缓解病症、对所患病症取得更深刻的认识、在研究期间获得医生特别的监护、提前获得有临床应用前景的新药治疗等。也有部分研究不会给受试者带来直接获益，但研究结果在将来可以对其他患者有所帮助，因未来可以帮助他人而自身感到间接获益。需要说明的是，受试者免费参加研究，以及因参加研究而获得交通费或营养费等补偿，不应被考虑为对受试者的获益。

社会获益 不是所有的医学研究都会给受试者带来直接获益。伦理委员会在评估一项研究是否合乎伦理要求时，在对受试者无直接获益的情形下，会考虑该研究是否有社会价值，即对社会有无益处。受试者参与的医学研究一旦完成后，可能会给疾病带来新的诊治方式，使临床诊疗标准发生改变，降低发病率和病死率，研究结果可以成为新的医学知识广泛传播，并有可能启发未来的有效发明，造福更多的社会人群。此可归为社会获益。

（3）风险和获益的评估。**研究者评估风险与获益的原则是：**① 明确研究对受试者的潜在风险，并尽可能使风险最小化；② 合理风险下，若对个人有潜在好处，并且研究设计适当，易被接受；③ 受试者和社会的潜在获益应超出风险或与其成比例；④ 在涉及人体研究中，个体受试者的福祉必须高于所有其他利益；⑤ 要有充分的保护受试者的措施极危急情况下的处理预案。研究者、伦理委员会和有关人员都必须对参加研究的受试个体和群体，就可预见的研究风险或负担，以及带给他们的可预见益处开展分析，进行谨慎评估，只有当预期的获益大于风险，或者风险与获益比合理或正当时，研究才可以启动和进行，受试者个体的权利、安全及健康是首先需要考虑的，永远优先于科学和社会的利益。

CIOMS 2016 版《涉及人的健康相关研究国际伦理指南》和国家食品药品监督管理局 2010 版《物临床试验伦理审查工作指导原则》提出研究风险与获益的合理性评估方法，即对受试者有直接获益前景的研究，预期获益与风险应当至少与目前可获得的替代治疗的获益与风险相当。研究风险相对于受试者预期的获益而言必须是合理的；对受试者没有直接获益前景的研究，风险相对于社会预期获益而言必须是合理的。在评估风险和获益时，研究者既要避免过高估计风险或过低估计获益，也要避免过度估计风险或过高估计获益。前者可能阻碍研究的开展，后者会将受试者置于不必要的风险之中。几乎不存在“零风险”的研究，研究者必须遵循基本伦理原则，提出切实可行的风险最小化和获益最大化的措施。

案例：某新药Ⅱ期临床试验，计划招募 10～60 岁的哮喘患者作为研究对象。该药属于国际多中心的原研药品，创新性较强。请问招募该年龄段患者是否会增加研究潜在的风险？

案例分析：该案例提问 10～60 岁的研究对象是否会增加该项目的潜在风险。研究者首先需考虑该项目存在哪些潜在风险和不确定因素，如果该项目是新药进入临床研究比较早期的Ⅱ期试验，该阶段是以评价试验药物的安全性和初步疗效为主要内容。若还处于探索阶段，风险和获益的不确定性较大，且包含儿童和未成年人，虽然申办者的理由是“该类疾病的未成年人较多，希望有更多的患者可以早日获益”，但这不能成为招募未成年人的理由。按国际指南要求，对于该类创新性较强的原研药物，应先在成年人群中开展研究，待疗效和安全性比较确定后再在未成年人群中开展，这也符合保护弱势受试者的基本原则。

2. 受试者招募的伦理问题

人体试验历史中的诸多丑闻使得受试者一度被认为是试验中的“小白鼠”。2000年版的《赫尔辛基宣言》在其第16、17、18、19、29共五个条款中作了具体而且明确的规定。作为承受人体试验的人，受试者处于极其特殊的地位。在选择受试者时，如何给其定位和筛选更合适的受试对象，是试验当事人双方以及社会都非常关注的问题。

受试者招募存在伦理问题的根本原因在于人体试验中，受试者与研究者的目标不同：受试者只想以自己的获益为目的、享有试验利益。研究者想让受试者作为科研手段、承受试验负担。而显然，让受试者（个体或群体）承受过分的负担，而把由此换来的收益让其他人（研究者、申办方、资助者等）享有——这些做法都是不合理的。

受试者招募最容易出现的第一个问题是受益与负担分配不公平的问题。研究目标人群的选择应该是科学的、公平的，受试对象的选择应有明确的医学标准，不允许用非医学标准来选择或排除受试者，不能有种族歧视、性别歧视和年龄歧视。不得过多地利用某些因经济或社会地位原因的人群成为受试者，也不得轻易地排除某些可获益人群成为受试者。所以招募受试对象的选择应遵循公平分配研究负担和利益的原则，研究者应保证研究的风险和获益在研究目标人群及招募的人群中公平分配。

第二个问题是对受试者的激励补偿不恰当的问题。对受试者参加试验的激励补偿应该是合理的补偿，要避免过度劝诱。要区分可接受的补偿与不可接受的补偿。不可接受的补偿就是给受试者的钱或实物数额过大，或提供的医疗服务过多，会诱使他们冒过度的风险，削弱了他们的自由选择能力。

受试者招募的方式可采用从临床医疗过程中直接招募、公开招募、通过数据库招募。不管选择哪种方式招募，招募程序和招募材料均应提交伦理委员会审查，明确告知招募者研究的风险和获益。

案例：某研究者递交了招募广告，上面用醒目字体标出了“参加研究可免费接受药物治疗和检查”，且较多描述了该研究的积极益处，但对研究风险只字未提，也未说明招募的方式。请问该招募广告是否符合伦理要求？

案例分析：招募广告的基本原则是开展招募的研究的基本信息完整，包括研究的风险和获益；用语恰当，避免受试者被误导或诱导。从本案例中可以发现，该项目所招募的受试者接受的是一项试验性治疗，所以不应以“治疗”来混淆或诱导；不能用醒目字体强调免费、益处，也不应添加夸大疗效或诱导性的语言等内容。同时应明确该研究的风险、具体如何招募及由谁来负责实施招募等。

3. 知情同意的伦理问题

《CIOMS/WHO国际伦理准则》规定：“对所有涉及人的生物医学研究，研究者必须取得未来受试者的知情同意，或在其无知情同意能力时，取得按现行法律合法授权的代表的允许。”

在生物医学研究中，尊重人的核心问题就是尊重受试者的自主权或知情同意权。知情同意(informed consent)权，是保障受试者权益的基础，签署“知情同意书”是保障受试者权益的主要措施之一，知情同意的内容和过程必须经过伦理委员会审查。知情同意不是例行手续，更不是医生/研究者推诿责任的手段。

知情同意中主要的伦理问题有：① 受试者并非真实自主选择同意。受试者可能在受强迫或不正当影响、引诱、恐吓的情况下，做出非理性的选择，此类同意是无效的、不道德的。② 知情同意只有结果，知情同意告知过程简单，内容简略。研究者有责任确保“知情同意”中信息告知的完整性，还应确保能真正被受试者所理解。知情同意不仅是程序和结果，而且是互动和过程。③ 知情同意缺乏连续性。知情同意书的签订并不意味着告知的结束。人体试验项目是一个长期的过程，当研究的程序、条件等情况发生变化，研究者必须及时通知受试者，使其了解变化了的试验信息，重新获得知情同意。

案例：有些研究者认为知情同意的过程很简单，告诉受试者参加该项研究，并可以提供免费药物、免费检查、交通费补贴和医师的密切关注等。对此，你怎么看？

案例分析：此案例可以看出研究者对知情同意过程的理解过于简单。而实际工作中确实不能排除较多研究者采取这样“简便有效”的知情同意方式。对此，我们应该深刻认识到这样的知情同意是不合规的，潜在的风险和隐患很多。知情同意过程必须遵循完全告知、充分理解和自主选择的基本原则，充分告知研究的潜在风险和获益，确认耐心回答受试者的所有问题，由受试者自愿选择是否参加，真正落实对受试者的保护。

4. 安慰剂与双盲法的伦理问题

安慰剂对照以削弱受试者的知情同意为前提的，其目的是为了保证研究及其结果客观可靠。在此情况下，受试者的知情同意自主权与医学科学发展的功利追求发生了严重碰撞：安慰剂的应用意味着必须停止对患者的治疗，患者很有可能因此而错过最佳治疗时机。因此，安慰剂对照只能用于疾病诊断明确的受试者，对于危重患者、病情发展变化快的患者不能进行安慰剂对照试验，比如急性肾衰、急性心肌梗死、严重的糖尿病患者等。且试验过程中，如发现患者病情有恶化趋势，须立即停止试验，并积极采取一切措施加以补救。

双盲法是在使用安慰剂对照的情况下，使受试者和试验观察者都不知道受试者是使用安慰剂还是试验药物，此方法可以更大限度地避免各种主观因素的影响，保证试验结果的客观性，从而保证其研究的科学性。但双盲法在伦理上也存在障碍：双盲法使患者不能知悉自己治疗过程的全部信息。但是，双盲法与安慰剂设计一样是为了保证研究及其结果客观可靠，因此，双盲法是道德的。但双盲法应严格遵循《赫尔辛基宣言》中的伦理要求，全力保障受试者的权益。

案例：某药物Ⅲ期临床试验，开展随机、双盲、安慰剂对照研究，但目前临床上已有针对该研究疾病可使用的阳性药物。请问该试验项目安慰剂对照是否合理？伦理委员会在审查时需要关注哪些方面呢？

案例分析：在研究疾病已有阳性药物可作对照的情况下，研究者须考虑设置安慰剂对照是否合理。法规指南要求对照组通常应选择最佳干预措施。若采用安慰剂对照，应符合公认的伦理原则。2013 版《赫尔辛基宣言》要求：在缺乏已被证明有效的干预措施的情况下，在研究中使用安慰剂或无干预处理是可以接受的；或者有强有力的、科学合理的方法论支持的理由相信，使用安慰剂对照对于确定一种干预措施的有效性和安全性是必要的，并且接受安慰剂者不会因未接受已被证明的最佳干预措施而遭受额外的、严重或不可逆的伤害。因此，研究者应关注研究方案的安慰剂对照设计，在已有有效干预措施可作对照的情况下，不选择阳性对照的理由应有强有力的、科学合理的方法论支持，且应证明安慰剂使用不会对受试者造成额外的、严重或不可逆的伤害。

五、人体试验的伦理原则

从 1947 年第一部有关人体试验研究的国际伦理指南《纽伦堡法典》(纽伦堡军事法庭决议，1946)，再到最具影响力和普遍性的伦理文献《赫尔辛基宣言——涉及人的医学研究的伦理准则》(世界医学会，2013 最新版)，生物医学伦理学已逐渐系统化、规范化，对受试者健康与权益的保护、研究的开展、医学的进步起到积极的作用。我国近些年非常重视人体试验伦理方面的规范，相继制定、修改、颁布了《药物临床试验质量管理规范》《医疗器械临床试验质量管理规范》《药物临床试验伦理审查工作指导原则》《涉及人的生物医学研究伦理审查办法》等，均对人体试验提出了明确的伦理要求。依据以上国际、国内伦理规范的要求，人体试验需符合以下 5 个原则。

1. 保护受试者原则

动物实验获得充分依据确认无明显毒害之后，才可以做人体试验；对可能出现的意外有足够的预估和处理办法；全过程有安全防护措施；有医学研究专家或经验丰富的专家共同参与试验或指导试验全程。强调对受试者利益的考虑必须高于对科学和社会利益的考虑，力求使受试者最大程度受益和尽可能避免伤害，这是人体试验最重要、最核心的伦理原则。

具体要求包括：必须以充分的、确认对动物无明显毒害作用的动物实验为基础；确保人体试验方案设计、试验程序严谨科学；在人体试验的全过程要有充分、有效的安全防护措施以处置各种不良事件；必须有严格的审批监督程序，须在具有相当学术水平和临床经验丰富的医学科研工作者的亲自参与和指导下进行；试验结束后必须做出科学报道。

2. 尊重受试者原则

（1）尊重受试者自我决定权：这是对受试者人格完整性的尊重。受试者的自我决定权是指具有行为能力的受试者享有在较充分的相关信息之基础上，就人体试验的相关事项（是否参加试验、是否退出试验等）独立做出决定的权利。为保障此原则的实现，要做到事前无胁迫，事后无不利影响。

（2）全面维护受试者的知情权：应如实告知关于试验的基本信息，在内容上至少包括：研究目的和方法（例如双盲法、对照组、随机抽样等）；研究的持续时间；合理预期的受益；可预见的风险和不适；有益的替代治疗方法；受试者资料的保密程度；研究者为受试者提供医疗服务责任的大小；对因研究而导致的伤害所提供的免费治疗；对因研究而导致的残疾或死亡的赔偿义务；受试者拒绝参加研究及随时退出研究的权利等。

在程序上至少做到：给受试者以足够的时间和机会，鼓励他们提出问题；为受试者真正做到知情同意而与受试者保持联系；避免欺骗、不正当影响及恐吓受试者等现象出现；只有在受试者充分了解研究相关信息之后，方可征求受试者是否参加研究的意见；如果研究条件以及步骤有了实质性的改变，每位受试者的知情同意书也须重新修改。

（3）保护受试者隐私：对受试者个人试验资料采取有效的保密措施，包括生活秘密、私生活空间及私生活的安宁状态。临床试验禁止采用实名制；受试者全名不得出现在病历报告表等所有记录及文件中；通常以姓的拼音及入选编号组成的代码替代；相关信息的传阅除研究者之外，仅限于申办者、伦理委员会、药监部门在符合相关规定的情况下进行。

3. 公正原则

（1）分配公正：受试者的选择与排除都要依据科学的入选与排除标准，受益与负担合理；研究设计应尽量采用随机双盲对照，以保证不同组别的随机分配；研究结果产生的利益在人群中应得到合理的分配。

（2）程序公正：招募受试者的程序公正；受试者随机分组过程要保证公正；试验方案、知情同意、招募广告都要经过伦理委员会审查。

（3）回报公正：免除或者减轻受试者因参与研究而承担的经济负担，比如交通费、误餐费、相关检查费用等；受试者如因参与研究而受到伤害时，有权得到对该伤害的免费医疗，并得到经济或其他方面的援助，以公平地补偿对他们造成的损伤、丧失能力或残疾；如果受试者由于参与研究而死亡，他们的家属有权得到赔偿；受试者不得被要求放弃赔偿的权利。

4. 特殊保护原则

对儿童、孕妇、智力低下者、精神障碍患者等特殊人群的受试者，应当予以特别保护。

（1）当研究涉及无知情同意能力的人时，对风险的特殊限制规定：当以无知情同意能力的人为研究受试者在伦理和科学上得到合理性论证时，那些对受试者个人无直接利益的研究所带来的风险，应该不大于对这些人的常规医学或心理学检查的风险。比这类风险轻微或很小增高的风险可能也是允许的，但这种增高必须有压倒性的科学或医学上的根据，而且是伦理审查委员会批准的。

（2）在资源贫乏的人群或社区进行研究的规定：在资源贫乏的人群或社区进行研究之前，资助者和研究者必须尽最大力量确保研究是为了针对该人群或社区的健康需求和优先事项，为了该人群或社区的利益，所研发的任何干预措施和产品或所产生的任何知识都将可作为该人群或社区合理可得。涉及脆弱人群的研究，如果要征募脆弱个人作为研究受试者，必须有特别的合理性论证。他们一旦被选中，必须采取保护他们权利和福利的严格措施。

（3）涉及儿童的研究，在进行研究之前，研究者必须保证：研究不能在成人中很好地进行；研究目的是为了获得与儿童健康有关的知识；每个儿童父母或法定代理人已经允许；已取得在儿童能力范围内的同意；儿童拒绝参与或拒绝继续参与研究的意愿将受到尊重。

（4）涉及精神患者的研究在对因精神或行为疾患而无足够知情同意能力的人进行研究之前，研究者必须保证：如果该研究能在有充分知情同意能力的人身上进行得一样好，则不应以这些人作为研究受试者；研究的目的是为了获得与精神或行为疾患患者的特殊健康需求有关的知识；已在每个受试者的能力范围内取得其同意，未来受试者拒绝参与研究的意向必须受到尊重。除非在例外的情况下，即没有其他合理的医学治疗方法，且当地法律允许推翻受试者的反对意见，当未来受试者缺乏同意能力的时候，可由一名适当的家庭成员或法律授权的代表按照现行法律给予同意。

（5）妇女作为研究受试者：研究者、资助者或伦理审查委员会不应将育龄妇女排除在生物医学研究范围之外。在研究期间有可能怀孕，本身不应成为排除或限制其参与的理由。但是妊娠妇女及其胎儿风险的详尽讨论，是使妇女能对参与临床试验做出理性选择的前提。在这种讨论中，如果参与研究可能对在研究中怀孕的妇女及其胎儿构成危险，则资助者或研究者应该保证在研究开始之前向未来受试者提供妊娠试验和有效避孕方法。如果由于法律或宗教原因做不到这点，研究者就不应征募可能怀孕的妇女参与这种可能有风险的研究。

孕妇应该被认为是符合参与生物医学研究条件的。研究者和伦理审查委员会应该确保怀孕的未来受试者充分了解参与研究对她们自己、对其妊娠、对胎儿、对其以后的子女，以及对其生育能力的风险与利益。对这一人群的研究只有当其与孕妇及其胎儿的特殊健康需求有关，或与一般孕妇的健康需求有关时才能进行，并还应尽量获得动物实验特别是致畸和致突变风险的可靠的证据支持。

5. 伦理审查原则

人体试验本身含有十分尖锐的伦理矛盾，化解矛盾、克服干扰，一方面依赖于研究者自律，另一方面依赖于对研究者加以他律。这种他律的机制就是伦理审查。

实施伦理审查的主体称为“伦理委员会”“科研伦理审查委员会”或“药物（医疗器械）临床试验伦理审查委员会”，国际上常用的名称是“机构审查委员会”（institutional review board，IRB）。《赫尔辛基宣言》第23条对此机构及其审查程序做出了框架性规定：研究开始前，研究方案必须递交至独立的伦理审查委员会进行审查，通过审查之后方可开展试验；委员会必须监督正在进行中的研究；研究人员必须向该委员会提供研究的全部信息，特别是任何不良事件的信息；未经该委员会考虑和批准，不得修改研究方案；在研究结束后，研究者应向伦理委员会递交最终报告，包含对于研究发现及研究结论的总结。

根据我国涉及人的生物医学研究相关法规和指南的规定，伦理审查类型包括初始审查和跟踪审查。跟踪审查包括修正案审查、年度和（或）定期跟踪审查、安全性事件报告审查、偏离方案审查、暂停和（或）提前终止临床研究审查和研究完成审查。

第二节　动物实验伦理

动物实验对于当今人类的健康具有非同寻常的意义，且短期内难以被替代；而人类利用动物实验展开科学研究，又不可避免地对实验动物造成生理或心理上的伤害，甚至死亡。目前，在动物实验中如何善待实验动物，维护其基本的福利，使其受到的伤害最小，并确保动物实验符合伦理学规范等一系列问题，已成为医学伦理的重要内容。从伦理学的角度去思考善待实验动物的伦理原则，不仅可以保证生命科学研究的可持续发展，也是和谐社会文明进步的一种表现。

一、概述

1. 动物实验的概念

动物实验（animal experiment）是指为了获得有关生物学、医学等方面的新知识，或者发现解决具体临床问题的新手段，而在实验室内使用实验动物进行的科学研究。动物实验是由经过培训、具备研究学位或专业技术能力的人员或在其指导下进行的，是生命科学研究中不得不采用的手段，尽管对生物医学、生物技术的发展起着非常重要的作用，但也受到动物保护主义的严峻挑战。

实验动物泛指所有在实验过程中使用的动物，包括传统意义上的实验动物，以及少数用于实验研究的家养或野生动物。绝大多数的实验动物是人们在有资质的生产场所繁殖、培育、严格控制其生活环境及携带病原生物，遗传背景明确、来源清楚，并被明确用于科学研究、教学、生物制品生产、药品检测及其他科学研究的动物。这种在严格人为控制下产生的实验动物，可保证敏感个体间的反应均一性和遗传稳定性良好，是实验结果精准、可靠及可重复的重要保障。

实验动物的属性与其他动物如肉食经济动物、宠物和野生动物有本质区别。实验动物是为了科学研究目的出生的，其整个生命过程均受人为控制，并在一定条件下接受实验研究。

2. 动物实验的意义

在生物医学研究中为了探求人体疾病的发生发展规律，动物实验方法的广泛应用发挥了至关重要的作用，尤其进入19世纪中期以后，医学科学的每一次重大发展和进步，几乎都与动物实验息息相关。例如动物模型广泛用于研究各种疾病的原因和治疗：病原微生物鉴定中的郭霍法则(Koch's postulates)，其关键点在于将人体中分离得到的细菌接种至健康动物，如能引起与人类相同的疾病，且从该动物体内分离出相同的细菌，才能认为该细菌是该疾病的病因。正是在郭霍法则的指导下，一大批重要的病原菌相继被发现，包括结核分枝杆菌、霍乱弧菌、脑膜炎奈瑟菌、痢疾志贺菌及白喉棒状杆菌等，并由此迎来了细菌学研究的黄金时代。

很多商品及药品都利用动物做安全实验，由实验动物替人类去先行承担安全评价和效果试验的风险与伤害；每种新药物，只有经过动物实验证明其安全性和有效性，才能进行后续的临床应用研究。此外，实验动物也是很多生物制品原料的提供者，如白喉抗毒素就是将白喉菌液免疫动物后获得的免疫血清，从而挽救了无数白喉患者的生命，

现阶段，动物实验依然是医学科学发展的一个不可或缺的研究手段和基本途径。实验动物常被认为是生命科学研究中"活的试剂"，是食品、药品评价中"活的天平"，是医学、药学、航空航天和疾病防控研究中的"人类替难者"，是人类健康与安全"活的屏障"，是应用于人体之前的"最后一道防线"。

二、动物实验伦理的发展

动物实验伦理的概念虽然在近现代才出现，但古代的先哲们早已用文字记录了他们最朴素的动物伦理思想。比如孟子曾说过："君子之于禽兽也，见其生，不忍见其死；闻其声，不忍食其肉。是以君子远庖厨也。"

在1822年，英国议会通过的《马丁法案》，是世界上第一部专门针对保障动物福利制定的法律，被公认为动物福利史上的里程碑。动物实验伦理也随着动物福利理念而出现，1875年，英国两份议案[Lord Henniker发起的"亨尼克尔议案"(Henniker bill)及由达尔文等科学家群体提出的"普莱费尔议案"(Playfair bill)]的提交，直接促成了英国于1876年推出《防止动物虐待法案》。这也是世界上第一部有关实验动物福利的法律。

进入20世纪以后，动物保护组织的持续努力促进了动物实验伦理方面的进步。动物权利运动客观上推动了人类社会更加全面、客观地审视动物实验研究，通过建立更加规范、全面的法规约束科研工作者的行为。目前全球100多个国家已制定了相应的法规，并随着时代的发展进行不断的修订和完善。

我国从 1988 年开始，先后推出《中华人民共和国野生动物保护法》《实验动物管理条例》，特别是 2006 年国家科学技术部发布《关于善待实验动物的指导性意见》，是我国第一次针对实验动物福利出台的比较全面、系统的法规，逐渐与国际上的动物实验伦理准则保持同步，并规范了国内研究和教学工作中实验动物使用的相关原则。2016 年，中国开始对其第一个实验动物福利相关的国家标准《实验动物福利伦理审查指南》公开征求意见，并正式发布于 2018 年 2 月，具有法律效应，对实验动物福利伦理审查涉及的审查机构、原则、内容、程序、规则和档案管理进行了规范。该标准还涵盖了安乐死、疼痛管理、运输和动物房等方面的内容，还规定了饲养设施和从业人员技能培训的要求。

三、动物实验的伦理原则

现代生物医学的高速发展更离不开动物实验，在科学研究的进程中，动物实验扮演着不可或缺的角色。然而，动物也是生命，因此动物实验也引发了广泛的伦理争议。我们不仅需要从法律、规则和道德层面来规范研究者的行为，更需要研究者意识到实验动物对人类社会发展的贡献和牺牲，给予实验动物相应的福利，保证实验动物的身心健康，也有助于研究结果客观精准，科学可靠，倡导人与自然和谐共处与发展。

目前在世界范围内得到广泛认同的动物实验伦理原则——“3R”原则，即“替代”“减少”“优化”，“3R”原则的实施需要科研人员具备高度的责任感和伦理意识。通过采用这些原则，我们可以最大限度地减少对动物的使用和痛苦，同时确保科学研究的准确性和可靠性。具体内容如下：

在国际伦理规范中，1959 年英国学者发表了《人道实验技术原理》(The Principles of Humane Experimental Technique)，提出动物实验至少应该遵循“3R”原则。这是当今国际上普遍推崇的动物实验指导原则。

1. “替代”原则

替代(replacement)是倡导应用无知觉材料替代有知觉动物的方法。常用替代方法包括：相对替代和绝对替代。相对替代方法如低级动物代替高级动物、小动物代替大动物、选择对动物福利影响较小的物种进行实验；用组织细胞培养代替整体动物实验。绝对替代是指不使用动物，而是选择使用分子生物学方法替代动物实验；人工合成材料替代动物实验；利用数学及计算机模拟动物各种生理反应替代动物实验；用物理、化学和信息技术方法代替实验动物的使用等。

2. “减少”原则

减少(reduction)是指在动物实验时尽量减少动物的使用，需要在保证获取一定数量与精确度的信息前提下，通过选择优质量动物、改进实验设计、规范操作程序等方法，达到动物使用数量的最少化。具体方法包括：选择优质量动物，提高质量减少数量；尽量使用低等动物，实验中考虑动物一体多用或重复使用来减少动物使用数量；通过改进实验设计、统计方法和数据分析、规范实验操作流程等，以减少所需动物的数量；加强科研机构和实验室之间的合作，共享实验数据和资源，避免不必要的重复实验，从而减少动物的使用。

3. “优化”原则

优化(refinement)是指使用动物时尽量减少非人道程序的影响范围和程度。优化饲养方式和实验步骤、实验条件和实验技术，优化实验操作方法，在动物正常状态下取得真实可靠的实验数据。同时，避免或减轻给动物造成的与实验目的无关的疼痛和紧张不安。具体方法包括：① 改善动物福利。为实验动物提供舒适的饲养环境、充足的食物和水、适当的社交和休息条件，以减少它们的痛苦和不适。② 优化实验技术。采用更先进的实验技术，如微创手术、无痛注射等，以减轻动物的痛苦和不适。③ 使用麻醉和镇痛药物。在必要的情况下，使用麻醉和镇痛药物来减轻动物的痛苦和不适。

四、动物实验伦理的挑战和机遇

随着越来越多国家对动物实验监管的加强及替代技术的发展，实验动物的使用呈下降态势。如借助计算机技术的虚拟实验在医学教育领域的应用，不仅能弥补实验教学条件的不足，也避免了真实实验操作给实验动物造成的伤害，大大减少了实验动物使用量。有数据显示，用于研究和测试的动物数量在 20 世纪 70 年代达到顶峰，在 20 世纪 90 年代末、21 世纪初约下降到 30 年前的一半。欧盟委员会已将完全替代动物实验作为终极目标，美国的动物保护协会甚至将完全替换的目标定到了 2050 年。

近年来，出现了很多动物实验替代技术，其发展让我们看到了动物实验最终被取代的希望。下面简单介绍一些替代技术。

1. 芯片上的器官

芯片上的器官(organ on chips)最早由美国哈佛大学和宾夕法尼亚大学的研究者于 2010 年率先开发。这是一种微工程仿生系统，包含以人体活细胞为内衬的微流体通道，具备人体活器官的复制单元，可在体外重建完整的人体器官水平的病理生理学。目前，已开发出肠道芯片、肺部芯片、心脏芯片、血管芯片、肿瘤芯片、胎盘芯片、人眼芯片和人体芯片 8 种可用于实验动物的替代品。

2. 人体来源的 3D 组织模型

从人体获得最初的细胞，通过体外培养技术，发展出三维组织模型，不仅仅是动物实验的替代，更具有动物实验研究无可比拟的优势。目前，体外皮肤模型已日趋成熟，其他如口腔上皮细胞、胃肠道上皮细胞、阴道上皮细胞、眼部组织、牙龈组织、呼吸道上皮细胞和树突状抗原呈递细胞等模型陆续被开发。这些组织模型在体外环境中生长，高度模拟人体的稳态条件，所获得的研究数据也更有应用价值。

3. 体外人工模拟技术使用

高科技计算机建模可模拟肠道吸收、蛋白结合、内皮屏障通道等，在体外获得基础药代动力学数据，用于药物的毒性筛选，或者通过模拟分子结构，进行结构动力学分析。计算机建模虽不能替代现有的动物实验，但可以帮助获得初步数据，并通过数据的合并和分析，再进行涉及其他模型（包括动物）更具体的研究，符合动物实验伦理的“减少和替代”原则。

第十三章

医学新技术与应用伦理

基因、干细胞、器官移植和现代人工智能技术等研究已被应用到疾病诊断治疗各阶段，使许多原本算是绝症的患者有了新的希望和可能。但是，在这些新技术应用的过程中，也引发众多伦理问题和争议。如何看待医学新技术的产生、医学新技术的正确应用，已经成为国内外广泛关注的一个重要话题。

第一节　基 因 伦 理

一、概述

1. 基因的概念

基因(gene)是对具有遗传效应的特定核苷酸序列的总称，是染色体上具有遗传效应的DNA分子片段，是遗传物质在上下代之间传递遗传信息的基本单位。每一种生物都有不同数目和结构的染色体。人体共有23对染色体，每个染色体只含有一个DNA分子，染色体是DNA分子的主要载体。每一个DNA分子是由腺嘌呤核苷酸、胞嘧啶核苷酸、胸腺嘧啶核苷酸、鸟嘌呤核苷酸这四种核苷酸构成的双螺旋结构。每一个DNA分子中包含有许多基因，人类的遗传密码就储存在基因中，世代传递遗传信息。

2. 基因技术研究的伦理问题

人类基因研究和人类基因组研究是遗传学研究的重要领域，包括基因测序、结构和功能分析表达控制、特定基因定制、剪切和重组、人工生命合成等。相关研究不仅有重要的自然科学基础理论价值，而且具有重要的应用价值。应用范围包括临床诊断治疗、考古与医学人类学、优生优育、心理健康、预防医学与公共卫生事业、新药研发、动物培育、体力智力增强、人体细胞组织器官培养修复工程等相关领域。

人类在基因研究领域已经取得了巨大的进步，并通过基因技术服务于人。但是，基因研究技术应用引发的伦理问题日益突出。例如：基因组研究的伦理问题、基因测试的伦理问题、基因诊断伦理问题、基因治疗的伦理问题、转基因研究的伦理问题、基因信息的伦理问题、基因专利的伦理问题等。

二、人类基因组计划的伦理要求

1. 人类基因组计划

1985年美国科学家率先提出人类基因组计划（human genome project，HGP），于1990年正式启动。这一计划与“曼哈顿原子弹计划”“阿波罗登月计划”并称为“三大科学计划”。我国于1998年分别在上海和北京成立了国家人类基因组南方研究中心和北方研究中心，在HGP研究计划中承担其中1%的任务，即人类3号染色体短臂上约3 000万个碱基对的测序任务。

人类基因组计划的基本宗旨是：人类基因组图谱涉及巨大的人类共同利益，因此应通过国际合作来完成人体基因组图谱的破译工作，并建立完整的遗传信息数据库，成果为人类所共有共享，仅对每一个具体基因具体作用的研究成果授予专利。其根本任务是发现人类基因组所携带的完整的遗传信息，并将这种信息用于提高人类生命质量。具体任务包括完成对人类DNA的测序，如遗传图谱、物理图谱、序列图谱和转录图谱的测序工作等。人类基因组计划相关研究方向包括：结构基因组学研究、功能基因组学研究、医学基因组学研究、蛋白质组学研究、基因调控研究、生物信息学研究，以及相关伦理-法律-社会影响研究等。

2004年人类基因组图成功绘就使人们看到了基因在决定人的性状、智力、健康、性格等方面的重要作用。可以说，生命的各种性质和活动都是受基因控制的，基因异常通常会导致生命异常，甚至人类的精神活动也在基因的控制之下。遗传学上曾经的争论重新被人们重视，遗传决定论进入分子水平基因决定论。人类基因组计划中设立“HGP的伦理、法律和社会意义”（ethical legal and social implication，ELSI）的研究项目。它的目标是：预测和考虑HGP对个人和社会的意义，考查将人类基因组绘图和排序后可能引发的伦理、法律和社会后果。研究项目集中在4个领域：一是利用和解释遗传信息时如何保护隐私和达到公正；二是新基因技术应用到临床时，即“从板凳到床边”时如何处理知情同意等问题；三是对于参与基因研究的人类受试者，如何做到知情同意，保护个人隐私；四是公众和专业人员的教育。

人类基因具有突变性，人类的演化在很大程度上归结为个体基因的关变，不存在绝对“优等基因”的个体，在某些方面的缺陷或许在其他方面是一种优势。人类基因的多样性是人类整体能够抵御某些突发疾病的福音。

《世界人类基因组与人权宣言》声明，任何有关人类基因组及其应用方面的研究，尤其是生物学、遗传学和医学方面的研究，都必须以尊重个人或在某种情况下尊重有关群体的人权、基本自由和人的尊严为前提。违背人的尊严的一些做法，例如用克隆技术繁殖人的做法是不能允许的。要求各国和各有关国际组织进行合作，以便根据宣言所陈述的原则，鉴别这些做法，并在国家和国际级别采取各种必要的措施。每个人都应本着尊重其尊严和权利的精神，利用生物学、遗传学和医学在人类基因组方面的成果。知识进步所必需的研究自由取决于思想自由。有关人类基因组研究的应用，特别是在生物学、遗传学和医学方面的应用，均应以减轻每个人及全人类的痛苦和改善其健康状况为目的。鉴于对人类基因组进行研究的伦理和社会影响，在从事这一研究的范围内，应特别注意研究人员从事活动所固有的职责，尤其是在进行研究及介绍和利用其研究成果时的严格、谨慎、诚实和正直态度。公立和私立部门科学政策方面的决策者在这方面也负有特殊的责任。应采取适当的措施，以便在宣言所规定的原则范围内，促进有利于自由从事人类基因组研究活动的精神和物质条件，并考虑这些研究会产生的伦理、法律、社会和经济影响。应采取适当的措施，确定在遵守宣言所规定的原则情况下，自由从事人类基因组研究活动的范围，以确保尊重人权、基本自由和人的尊严，以及维护公众的健康。各国应努力确保这些研究成果不用于非和平目的；促使建立各级具有独立性的多学科和多元化的伦理委员会，对人类基因组研究及其应用所造成的伦理、法律和社会问题进行评估。

《世界人类基因组与人权宣言》声明，只有在对有关的潜在危险和好处进行严格的事先评估后，并根据国家法律的其他各项规定，才能进行针对某个人的基因组的研究、诊断或治疗。在各种情况下，均应得到有关人员的事先、自愿和明确的同意。如果有关人员不能表态，则应由法律从其最高利益出发予以同意或授权。每个人均有权决定是否要知道一项遗传学检查的结果及其影响，这种权利应受到尊重。在进行研究的情况下，应根据这方面实际的国家和国际准则或指导方针，对研究方案进行事先评价。按法律规定，如果有关个人不具备表示同意的能力，除法律授权和规定的保护措施外，只有在对其健康直接有益的情况下，才能对其基因组进行研究。一项无法预计对有关人员的健康是否直接有益的研究只有在特殊情况下才能十分谨慎地进行，而且要注意使有关人员冒最小的风险、受最小的限制，但条件是这项研究应有利于属于同一年龄组或具有相同遗传条件的其他人的健康，而且符合法律规定的条件及保护有关人员个人权利的原则。任何人都不应因其遗传特征而受到歧视，有关的遗传数据应按法律规定的条件予以保密。

2. 人类基因组计划中的伦理原则

在实施人类基因组计划中，应遵循一定的伦理原则，来规范人们的行为，以确保人类基因组计划朝着有利于人类社会进步的方向发展。

（1）知情同意原则：人类基因组技术的知情同意原则是一项至关重要的伦理准则，它确保了受试者在参与基因技术相关研究和应用时的权益得到充分尊重和保护。这要求在人类基因技术的研究、开发、应用过程中，研究者必须向受试者提供全面、准确、可理解的信息，包括基因技术的目的、方法、潜在风险、预期效益以及可能的替代方案等，并确保受试者在充分理解这些信息的基础上，自愿、独立地作出是否参与的决策。联合国教科文组织在《关于人类基因组与人权问题的世界宣言》中指出："在任何情况下，均应征得当事人预先同意。若当事人不同意，相关的认可或授权亦应依照法律和当事人的意愿而获得。"

（2）不伤害原则：在人类基因组技术领域，不伤害原则具有重要地位，因为人类基因组包含了大量的个人遗传信息，这些信息对于个体的健康、疾病以及家族遗传特征具有重要意义。随着人类基因组技术的发展，这些基因信息将会越来越容易被读取，基因信息的泄露可能对人类造成不应有的伤害，比如通过基因检测预测个体患某种疾病的风险或具有某种特征的可能性。然而，这些预测往往基于统计数据和概率，而非绝对事实，因此可能导致不必要的歧视。因此，联合国教科文组织提出："从生物学、遗传学及医学的有关人类基因组的研究进展中所获益处，应在个人尊严与人权得到保障的条件下让人人受益。"所以，人类基因组计划最根本的目的是服务人类，造福人类，不应给受试者及其家庭甚至家族造成伤害，在利益与风险均存在时应权衡利害得失，要趋利避害，对不可避免造成的损害要给予赔偿。遵循不伤害原则是保障人类基因组技术健康、可持续发展的重要前提，需要在技术进步与伦理道德之间寻求平衡。

（3）保护隐私原则：基因承载着一个人的生物学秘密，个体独有的基因信息保证每个人的独特性，因而是一个人的生物学身份的标志。随着人类基因组技术的发展，基因信息在诸多领域发挥作用，可用于临床疾病诊断、疾病治疗、药物研发、生殖医学、司法鉴定等，如果这些个体化的基因信息的泄露会导致一系列不良后果。如某些携带缺陷基因的人群基因信息泄露，工作单位可能担心携带致病基因的员工会增加公司的医疗支出，因此拒绝录用；学校可能担心携带遗传特征的学生会影响学校声誉，因此拒绝录取；保险公司可能提高携带高风险基因人群的保费或拒绝提供保险。保护隐私原则是人类基因组技术中基因信息的坚实屏障，确保在基因技术的应用过程中，必须坚持个人隐私得到充分的尊重和保护。

三、基因诊断的伦理要求

1. 基因诊断概述

基因诊断（gene diagnosis）是指利用分子生物学技术，进行 DNA 水平上的诊断（检测结构缺陷）、RNA 水平上的诊断（检测基因表达异常），又称 DNA 分析法。基因诊断可以诊断疾病，也可以用于疾病风险的预测。

目前，基因诊断已应用在：① 临症基因诊断，医生根据患者病史、症状，为明确或排除某一疾病而进行的检查；② 症状前基因诊断，主要用于一些遗传病家系或有遗传病倾向的家系中目前未发病、但有高度发病风险人群的诊断，特别适用于一些早期诊断后可进行预防性干预措施，避免出现严重不良后果的疾病；③ 产前基因诊断，主要是针对一些有生育患儿风险夫妇的胎儿进行诊断，对明确诊断为某种疾病的胎儿可采取干预措施，对目前疾病尚无治愈可能的胎儿可实施选择性流产；④ 胚胎植入前遗传学诊断（preimplantation genetic diagnosis，PGD），适用于有生育患儿可能又不愿经产前诊断选择性流产的夫妇。

2. 基因诊断引发的伦理问题和实施的伦理原则

基因诊断是临床医学领域一种全新的诊断方法。针对无论是常染色体疾病，还是性染色体疾病、单基因疾病和多基因疾病等都可进行基因诊断。但基因诊断同样也存在许多的伦理问题，主要分为：① 基因诊断的内容，也就是检测什么，是遗传性疾病还是倾向性疾病，还是与疾病并无关系的智力、体力、外表等人类自然素质呢？② 基因诊断的目的，也就是为什么检测，是为了预警、预防、治疗，还是为了获得基因资源？③ 基因诊断的结果，如何面对结果，目前已经开始应用的基因诊断方法所测得的结果是否可靠？患者在诊断过程中出现的一系列心理问题，医院是否应负责任？被诊断为基因缺陷阳性的信息如何保密？被诊断为基因缺陷阳性的人如何得到公平对待，使他们不受保险公司、招聘单位和社会的歧视等。

应用基因诊断，要严格遵守以下伦理规范。

一是尊重。要尊重人权、尊重人格尊严，贯彻自愿原则，应将诊断目的、结果、后果、风险等相关情况如实告诉受检者；基因诊断前后应进行遗传咨询，检查结果发现某些特殊疾病，如有治疗和预防的方法，应毫不延迟地给予提供；产前基因诊断的目的仅仅向夫妇和医师提供胎儿健康状况，并根据情况提出合理的建议，患病胎儿的处置应由母亲或夫妇最终决定；基因诊断不能应用于非医学目的的性别选择。

二是保密。检测结果应注意保密，保护受检测者的个人隐私。

三是防止基因歧视。未经本人同意不得披露给单位(雇主)、保险公司、学校。

四是遗传资源保护。基因诊断方法所获得的有关个人及其家族的信息具有重要的科学价值。基于相关资料或信息进一步开展基础研究、应用研究或开发研究，必须征得当事人的知情同意，可识别的遗传信息必须去掉标识，并应妥善保管和处置采集的血样等生物标本。人类基因是遗传资源，具有重要的诊断、治疗和基因药物开发等应用价值，应注重保护人类基因这一重要的遗传资源。近年来，伴随着基因检测的广泛开展，临床遗传咨询也发展迅速。不同层次的遗传咨询规范和行业共识也相继出台。比如，上海市卫生计生委于2018年印发的《上海市遗传咨询技术服务管理办法(2018版)》，中华医学会心血管病学分会精准心血管病学学组、中国医疗保健国际交流促进会精准心血管病分会组织专家制订的《单基因遗传性心血管疾病基因诊断指南》等都对遗传咨询中可能出现的伦理问题进行了一定程度的规约。遗传咨询师应遵守相应的伦理规范。

五是保护医学样本提供者的知情权与专利收益分享权。基因作为一种生物资源，具有非常大的经济价值，因而必须保护医学样本提供者享有真正的“知情同意”权和利益分配。2000年，海牙国际伦理委员会按照公平原则发表了一项关于基因利益分配的声明，该声明指出：“个人、人群或社团贡献都应该得到回报。”国际人类基因组织也于同年发表了《关于利益分享的声明》，呼吁如果基因医学研究获得了利润，制药公司应该提取1%～3%的利润返还给受试者。我国政府也赞同这一声明。

四、基因治疗的伦理要求

1. 基因治疗概述

基因治疗(gene therapy)是指将正常基因植入靶细胞以代替遗传缺陷的基因，或关闭、抑制异常表达的基因，是一种达到预防和治疗疾病目的临床治疗技术，是基于改变细胞遗传物质所进行的医学干预。从定义可以看出，基因治疗的目的是治疗人类疾病，而不是增强人类的某些特性。因此，转移的目的基因都是疾病相关基因。现在的基因治疗手段主要包括：基因修复、基因替代、基因抑制/基因失活、基因增强和基因激活。基因治疗的对象包括体细胞和生殖细胞两类。严格意义上的基因治疗，必须满足以下 4 个条件：① 其作用对象为人而非动植物或者其他生物；② 所有物质为核酸而非其他药物；③ 治疗机制在于影响基因的表达；④ 对疾病相关基因应具有高度的选择性。

2. 基因治疗存在的问题和实施的伦理原则

基因治疗研究与临床实践主要存在以下问题。

（1）生殖细胞基因治疗目前为各国普遍叫停，其伦理争论大体上有几个问题：人类基因是否已恶化到需人工干预的地步？现代人是否有改变未来世代人基因的权利？人们怎么保护自己的基因而不被别人操控？

（2）体细胞基因治疗研究与临床实践的伦理问题因不涉及胚胎，敏感程度低，但是其依旧存在许多问题：首先，基因治疗的目的之争。基因治疗是用来解决人类重大疾病还是用来改进人种的？如何确定“坏”的基因？其次，基因治疗的安全性之争。技术的安全性与导入基因能否稳定、高效表达。通过病毒等载体将外源基因携带入人体，干扰人体正常基因的活动；作为载体的病毒重组出新的高传染性病毒等。基因转移至人体后，专家还无法自由控制它表达的时间、方式和量的多少。再次，基因治疗的价值争论。基因治疗费用昂贵，经济上是否合理。① 目前的基因治疗需要花费大量的人力、物力、财力，但有些疾病还是无法根治；② 医疗费用的增加；③ 基因治疗的投资与效益的价值问题值得商榷；④ 昂贵的医疗是否会成为富人的专享，医疗公平性如何保障；⑤ 技术具体实施的伦理之争，如基因治疗的隐私权和知情权的保护。

基因治疗中应遵循的伦理原则：

（1）知情同意原则。知情同意是一项国际伦理原则，体现了对患者的尊重。在基因治疗中也应该坚持这一原则。

知情同意是指在实施基因治疗前，医务人员必须向患者或家属做出相应的适当解释，让其对相关的主要问题的信息充分理解，然后做出是否接受基因治疗的决定，在知情同意的前提下实施基因治疗。患者本人对于自己的行为所做出的决定必须是理性的。理解有关诊断与治疗措施的性质，可能发生的危险和可能带来的益处，同意的决定是在完全知情的基础上做出的。

（2）尊重患者原则。通过基因诊断而发现有基因缺陷的患者，医务人员应该像对待健康人或其他患者一样，尊重其人格和权利，不能把他们仅仅作为研究或试验对象，以及获取个人名利的手段，更不能在某种利益或压力的驱动下损害患者的利益。对通过产前基因检查，发现胎儿有遗传病或有将来可能发病的基因，对胎儿是否保留还是舍弃应尊重患者的选择，医务人员不能干预。

（3）有益于患者原则。在实施基因治疗前，医务人员必须在医学上做出评估，并确信：① 其他治疗方法无效而基因治疗方法有效。② 已在动物实验的基础上，对运用于人体的疗效与危害做出了评估，并且预期疗效大于危险。③ 保证新基因正确插入靶细胞并保存足够长的时间且充分发挥作用，而且在细胞内有适当的水平表达。④ 将治疗方案报请有关部门审批。经同意后，方可予以实施，使基因治疗对患者有益。

（4）保守秘密原则。在基因治疗中为患者保守秘密，即对患者的基因信息严格加以保密，减少因工作失误而导致患者个人基因隐私的泄露。这样做的目的不仅仅是为了患者的自身利益，也是为了患者家庭和亲属的利益。医务人员有责任和义务确保患者基因信息不被未经授权的个人或团体获得，在此基础上考虑其他相关事情。患者本人对自己的生物性状特征的资料有绝对的隐私权，对其如何处理完全由本人自主决定。任何人想要以不正当的目的和手段获取它都是违法的。但是如果在适当的范围内公布病情，能够使其他人受益比对本人带来的副作用大，可以在征得患者的同意后，在一定范围内适当解密，但应该十分谨慎，因这类解密常常会给患者带来婚姻、就业、保险等诸多负面影响。为了经济利益或单纯的科学研究目的，擅自采集、收集或买卖他人或某个群体的遗传物质信息的行为应予以禁止。由于对个人遗传物质的取得手段日益多样化，因此国家在保护公民的隐私权上应发挥主要作用，防范对个人隐私权的侵犯。

五、基因技术跨学科应用的伦理问题

基因技术的发展，使得人类将对外界自然的改造转向了对人内在自然的改造。从理论上讲，医疗技术的干预，不仅使人类减少和免除疾病带来的痛苦，而且使人类有可能在分子水平上按照自己的意愿设计和构建新的生命；然而，凡是可能的都是应该的吗？研究和发展基因技术从来不是发生在真空中的“学术自由”活动，而是嵌入在社会和日常生活中，可能对普通民众的日常生活产生重大影响的活动，当技术“溢出”实验室时，可能会引发规则冲突，挑战伦理观念，其中蕴含着一系列的伦理、法律与社会问题（ethical，legal and social issues，ELSI）。

在此背景下，除了伦理工作者，不同学科背景的学者，都会出于自己学科兴趣，使用本学科或跨学科的方法讨论由新兴基因技术引发的社会伦理与法律问题。例如，对基因研究与干预在涉及人类受试者时，是以人为受试者的科研伦理的一部分，要遵守科研伦理的相应规范。当大量人群的基因组数据需要共享以促进科学研究时，就既涉及科研伦理，又涉及信息伦理。对这些不同的具体问题的讨论，可以使用来自多门学科的不同方法。其中至少包括哲学伦理、法学规范性探讨、社会访谈与统计，甚至是信息通信技术。从分析一个个具体问题的角度看，并存在一个统一的、有自身固定研究方法的，可以被冠以“基因伦理学”的研究领域。但是无论使用何种方法分析某种具体问题，由于都是在研究基因技术的创新与开展所蕴含的伦理、法律与社会问题，因而可以称为对基因的 ELSI 研究。

除了在 ELSI 框架下，来自不同的领域的学者运用本学科的方法讨论与基因技术有关的 ELSI 外，“基因伦理”一个更重要的部分是行动。当下，负责任的研究和创新要求科学家们不能简单地将技术的社会和法律问题抛给伦理学家、社会学家和法学家，自己只专注于技术创新，科学家本人应当担负起作为科学家的社会责任，发挥自己的想象力，预见(anticipate)技术创新可能带来的后果和影响，进行反思(reflection)，积极参与到公众讨论中有所行动(action)(这一过程被称为 AREA)。科学家本人肩负起创新的社会责任的先例，至少可以追溯到阿尔伯特·爱因斯坦发表的一系列反思核物理科学与技术的言论与活动，以及他为世界和平和人类未来所进行的系列社会活动。可见，“基因伦理”本身并不仅仅是一门由不同学科的学者利用各组学科的方法研究特定问题的“跨学科”，还是一种 AREA 框架下的伦理与社会活动。

第二节　人类干细胞研究与应用伦理

一、概述

1. 干细胞的概念

干细胞(stem cell)，这一术语源自其独特的生物学特性。简单来说，干细胞是一种具有自我复制和多向分化潜能的原始细胞，它们是构成人体各种组织、器官的基石。干细胞的重要性在于其独特的发育能力，即它们能够分化成各种不同的细胞类型，从而替换因疾病或损伤而失去的组织，帮助恢复其原有的组织结构和生理功能。

2. 干细胞分类

干细胞按照其来源进行划分。主要的两大类别是成体干细胞(adult stem cell)和胚胎干细胞(embryonic stem cell)。

(1) 成体干细胞：成体干细胞是存在于我们身体已分化组织和器官中的未分化细胞。它们具有在特定组织和器官中自我更新的能力，并能够分化成具有特定功能的细胞类型。这些细胞在维持我们身体日常功能和修复受损组织方面起着至关重要的作用。

(2) 胚胎干细胞：胚胎干细胞则是一种更为特殊的干细胞类型。它们来源于胚胎的早期发育阶段，并能在体外进行培养。胚胎干细胞具有极高的自我复制和多向分化能力，能够分化成几乎所有类型的细胞。因此，它们被视为一种极具潜力的治疗工具，特别是在再生医学领域。

根据胚胎干细胞的功能特性，它们又可以进一步细分为三种类型：全能干细胞(totipotent stem cell)、多能干细胞(pluripotent stem cell)和专能干细胞(unipotent stem cell)。这些不同类型的胚胎干细胞在研究和应用上各有其独特之处，但都为我们提供了无限的治疗可能性。

二、人类干细胞研究的伦理要求

1. 人类成体干细胞研究伦理

成体干细胞移植技术的发展日趋成熟，其应用可被归纳为三个主要类别。

(1) 直接利用未经过特殊体外处理的人类原代细胞或组织：如造血干细胞、角膜和软骨细胞等，这些细胞已被成功应用于血液系统疾病、角膜损伤及软骨损伤的治疗，其中骨髓干细胞在治疗血液系统疾病方面的应用尤为突出，已成为临床常规疗法。

(2) 经过体外扩增和诱导分化培养的成体干细胞：如神经干细胞和间充质干细胞等，它们目前主要用于临床试验阶段，针对某些疾病的治疗研究。然而，这些治疗方法尚未获得系统性的安全性和有效性评价，因此尚处于严格的监管和审查之下。

(3) 经过基因处理的成体干细胞；如成体干细胞基因治疗和 IPS 细胞治疗等，以及用于非医学目的的成体干细胞移植。这类研究目前仍停留在临床前的基础研究阶段，其临床试验研究尚未获得受理，更不得擅自应用于临床治疗。非医学目的的成体干细胞移植，由于其潜在的伦理和安全性问题，应被明确禁止。

成体干细胞从实验室研究到临床应用的过程充满了挑战。科学上，我们需确保干细胞及其衍生物的安全性、纯度、稳定性和有效性。然而，干细胞的自我更新和分化过程难以完全控制，这可能导致实验过程中的不均一性。此外，动物模型并不能完全模拟人类疾病的复杂性，动物毒理学实验结果也难以直接应用于人体。更为复杂的是，人类细胞在动物体内的反应可能与在人体内的反应存在显著差异，这使得预测人体对移植细胞的免疫反应变得尤为困难。同时，我们还需要认识到干细胞及其产物可能产生的复杂生物学效应。它们可能同时作用于多个靶点，产生有益或有害的作用，甚至可能引发异位组织和肿瘤的形成。因此，临床前的安全性评估显得尤为重要。

最后，由于细胞移植可能在患者体内持续数年甚至更久，我们需要对患者进行长期的监测和随访。此外，干细胞可能来源于不同年龄、性别和种族的捐赠者，这些捐赠者可能带有不同的分子标记，因此我们需要建立严格的捐赠程序和标准，以确保干细胞来源的质量和安全。这些工作目前仍处于起步阶段，需要我们付出更多的努力和时间来完善。

2. 人类胚胎干细胞研究伦理

在人类科学的探索领域，胚胎干细胞的研究一直备受关注，但同时也伴随着深刻的伦理争议。根据《人胚胎干细胞研究伦理指导原则》第 5 条，我们明确规定了获取研究用胚胎干细胞的四种合法途径，但每一种途径都涉及复杂的伦理问题。

首先，体外受精过程中产生的多余配子或囊胚，是胚胎干细胞的重要来源之一。然而，这一途径背后的伦理问题不容忽视。在追求体外受精成功率的过程中，妇女需要经历雌激素的刺激，以排出更多的卵子。这些卵子与精子结合后形成多个胚胎，但并非所有胚胎都会被植入母体。剩余的胚胎通常会被冷冻保存，以备不时之需。当这些胚胎被用于科学研究时，我们不得不面对一个核心问题：胚胎是否具有道德地位，即它们是否应该被视为完整的人类生命？此外，患者、医生、研究者三者之间的利益冲突也是一个不容忽视的问题。

为了规范这一领域的研究，美国国立卫生研究院制定了严格的指导原则。首先，干细胞必须来源于治疗不孕症剩余的胚胎，而非专门为研究而制造的胚胎。其次，科研人员必须保持中立，不得参与不孕症的治疗过程，也不得在胚胎捐赠的决策中扮演任何角色。最后，所有涉及胚胎的研究都必须经过捐赠者的知情同意，且必须明确告知捐赠者相关风险、权益和回报。

另一种胚胎干细胞的来源是自然或自愿选择流产的胎儿细胞。这一途径同样需要严格的伦理考量。我们必须明确区分自然流产或自愿选择流产与科研活动之间的因果关系。科研活动不应成为导致流产的原因。当使用自愿捐献的流产胎儿细胞进行研究时，我们必须充分尊重捐赠者及其家庭成员的意愿和权利。在实际操作中，我们应在堕胎手术之前与孕妇进行充分的沟通，确保她们在充分了解研究内容和风险后做出自愿的决定。同时，我们必须保护孕妇的隐私权，不得泄露任何与她们相关的信息。对于从胎儿组织中提取的多能干细胞，我们必须遵守所有相关的法律和规则。这些规则旨在保护胎儿的生命权和尊严，同时也确保科研活动的合法性和道德性。在获取和使用这些细胞时，我们必须确保所有过程都符合伦理准则和法律要求。

第三种胚胎干细胞来源于通过体细胞核移植技术获取的囊胚以及单性分裂囊胚，此乃一种克隆技术。运用克隆技术制造胚胎引发了更为激烈的伦理争议。争议的核心在于能否对治疗性克隆和生殖性克隆加以区分，还有胚胎的法律与伦理地位问题。

最后一种胚胎干细胞的来源是自愿捐献的生殖细胞（包括精子和卵子），通过体外受精方式获得胚胎。除了胚胎的法律和伦理地位以外，伦理争论还包括精子、卵子的获得是否符合伦理，激素促排卵方式获得卵子诱发肿瘤的风险是否充分告知了妇女，实验剩余胚胎的保存和处置等。

三、人类干细胞临床应用的伦理要求

1. 人类干细胞临床应用的伦理问题

在应用层面，干细胞技术也会产生一系列的伦理问题。正如其他现代医学技术一样，在应用前，干细胞技术也要进行规范的临床实验研究。这些实验潜伏着诸多不确定因素，因而有着很高的风险。其中，核心的问题是如何保证临床受试者的安全？国际干细胞研究协会强调，合理的安全性、有效性和临床前研究非常重要，在干细胞疗法用到患者身上前必须极其谨慎。即使干细胞技术被批准应用到患者身上，它本身所固有的不确定性也会带来相应的伦理问题。例如 IPS 细胞就易于诱发非原生性肿瘤，于是就有如何保证患者安全的问题。再就是干细胞技术蕴藏了巨大的商机和经济利益，而利益冲突常常会在研究者、投资者以及管理者中引起职业伦理问题等。这些问题如果得不到解决，那么干细胞技术带来的好处很快就会被淹没。

胚胎干细胞研究的伦理问题还包括胚胎的体外培养、胚胎处置等问题。按照我国《人胚胎干细胞研究伦理指导原则》相关条款的规定，禁止进行生殖性克隆人的任何研究。进行人胚胎干细胞研究，必须遵守以下行为规范：利用体外受精、体细胞核移植技术、单性复制技术或遗传修饰获得的囊胚，其体外培养期限自受精或核移植开始不得超过 14 天；不得将前款中获得的已用于研究的人囊胚植入人或任何其他动物的生殖系统；不得将人的生殖细胞与其他物种的生殖细胞结合；禁止买卖人类配子、受精卵、胚胎和胎儿组织。

干细胞临床治疗疾病的安全性和有效性尚未得到充分证明，必须首先进行临床前研究和规范的临床试验。除前面所述不在体外进行特殊技术处理的人类原代细胞/组织为基础的产品，例如造血干细胞、角膜、软如骨细胞等用于移植治疗血液系统疾病、角膜损伤和软骨损伤以外，其他干细胞治疗目前尚处于临床研究阶段。

2. 临床应用遵循的伦理准则

我国国家人类基因组南方研究中心伦理学部在《人类成体干细胞研究和临床应用伦理准则建议稿》中明确指出，无论是人胚胎干细胞还是成体干细胞的研究与临床试验，都应严格遵循一系列伦理原则，包括科学性原则、不伤害/受益原则、知情同意原则、公正性原则、公益原则以及非商业化原则。

为确保成体干细胞治疗技术的安全有效应用，我国实行了严格的准入制度。根据 2009 年卫生部颁布的《医疗技术临床应用管理办法》，干细胞治疗被归类为第三类医疗技术，由卫生行政部门进行严格的控制和管理。

在后续的政策中，如 2015 年国家卫生计生委发布的《限制临床应用的医疗技术（2015 版）》目录，以及 2017 年针对干细胞治疗颁布的《造血干细胞移植技术管理规范（2017 版）》和《造血干细胞移植技术临床应用质量控制指标（2017 版）》，都进一步从技术操作和制度规范等方面加强了干细胞治疗的管理。同时，成体干细胞作为具有人类细胞因子的医疗产品，必须根据我国国家药品监督管理局颁发的《药物临床试验管理规范》进行严格审查，未经批准不得进入医疗市场。

3. 干细胞治疗领域的管理挑战与问题

尽管卫生部门对干细胞治疗持审慎态度，但在实际管理中仍存在诸多挑战。目前，针对干细胞治疗领域的管理依据的法律条款相对较少，且现有政策文件大多只是界定了指导原则，缺乏具体的操作性。这导致了一些医疗机构、商业组织和医务人员在利益驱动下，将未经充分验证的成体干细胞用于治疗，造成了干细胞治疗的乱象。

干细胞临床应用中的主要问题包括：

（1）打着“创新疗法”或“试验性疗法”的幌子，吸引患者注意，逃避相应监管。

（2）夸大干细胞治疗效果，弱化治疗风险。干细胞自身存在的细胞老化、异常分化等不良特性，以及免疫排斥等医疗风险，在告知患者时往往被忽视或弱化。

（3）盲目扩大干细胞治疗的适应证。目前，除了造血干细胞移植技术治疗白血病得到广泛认可外，其他多数技术仍处于实验性治疗和临床试验阶段。然而，一些医疗机构在不具备相应条件的情况下开展干细胞治疗，导致了医疗纠纷频发，造成了恶劣的社会影响。

4. 临床干细胞研究治疗的伦理考量

（1）促进利益相关方的合作与协调，避免利益冲突。首先，应强化科学家与临床医生之间的合作，确保基础研究成果能够迅速转化为临床试验，同时临床试验中遇到的挑战能够及时反馈给实验室以进一步研究。其次，需增强企业、研发单位与政府的协作，构建“三螺旋”式合作模式，有效管理不确定性。最后，加强社会监督与对话，让公众参与到干细胞技术的治理中，确保研究与应用在公开透明的环境下进行。针对公众关注的伦理问题，如自愿捐献与生命拯救的权衡，应通过协商达成共识。

（2）完善法律法规，制定干细胞研究与应用的管理规范。政府应发挥关键作用，出台严格的干细胞研究与应用管理办法。明确禁止干细胞基因治疗用于非医学目的，如增高、增智或提高运动成绩等。对于成体干细胞治疗，必须经过严格的临床试验证明其安全性和有效性，并获得卫生部门的批准后方可进行临床应用。同时，建立国家级成体干细胞移植治疗专家委员会和伦理委员会，明确各方责任与监管机制，确保干细胞研究的健康发展。

（3）加强科普宣传，提升公众对干细胞技术的理解。干细胞技术的成功应用不仅依赖于科研人员的努力，还需要患者和公众的广泛参与。因此，应通过多种渠道向公众普及干细胞知识，帮助公众理解干细胞科学的价值与意义。同时，建立科学家、医生与患者、公众之间的信任关系，为干细胞技术的健康发展营造良好氛围。

（4）提升干细胞技术人员的伦理素质。对于提供实验性治疗或创新疗法的干细胞技术人员，应具备以下条件：一是针对个别晚期肿瘤或严重损伤的患者，且确实无其他更好的治疗方法可供选择；二是临床医师需提交全面的书面计划，包括科学依据、安全性与有效性数据、资质证明等；三是承诺将个别患者的治疗经验转化为普遍性知识，并及时向医学界报告结果；四是书面计划需经伦理委员会评审同意，并取得卫生行政主管部门的批准。在干细胞治疗临床实验中，伦理委员会应严格审查各项内容，确保受试者的权益得到充分保障。

5. 临床干细胞研究治疗的伦理跟踪审查

干细胞治疗的研究不仅要经过前期的伦理审查，而且在整个研究过程中，都必须满足严格的伦理跟踪审查要求。这些要求旨在确保研究的规范性、安全性，并最大限度地保护受试者的权益。

第三节　数字医疗伦理

数字化设备从 20 世纪末开始大规模高强度地渗透到人类的日常生活，当代医疗也不可避免地受到数字化浪潮的冲击，悄然发生变化。无线医疗、互联网医疗、移动医疗、远程医疗、智慧医疗、智能医疗、人工智能与医疗和医疗信息化等词汇扑面而来。数字化技术和人工智能引入医疗实践具有多方面的优势。对于社会，缓解基层百姓日益增长的医疗需求与城乡医疗资源结构巨大反差之间的矛盾；对于患者，更易于获得方便、快速、经济和优质的健康服务；对于医院，降低了机构运行成本，提高了医疗资源的利用效率；对于主管医生，提高了疾病诊断的准确率，有利于个人的迅速成长。但是这些现代科学技术在服务于人类健康的同时，技术应用本身也引发了许多伦理问题。

一、医疗信息化的伦理要求

1. 医疗信息化概述

医疗信息化即医疗服务的数字化、网络化，是指通过计算机科学和现代网络通信技术和数据库技术，为各医院之间以及医院所属各部门之间提供患者信息和管理信息的收集、存储、处理、提取和数据交换，并满足所有授权用户的功能需求。2013 年，国家卫生计生委和中医药管理局联合印发的《关于加快推进人口健康信息化建设的指导意见》明确指出，要全面建设全员人口信息、电子健康档案、电子病历三大数据库。电子病历是指医务人员在医疗活动过程中，使用医疗机构信息系统生成是病历的一种记录形式。文字、符号、图表、图形、数据、影像等数字化信息，并能实现存储、管理、传输和重现的医疗记录，是病历的一种记录形式。

2016 年国务院印发了《国务院办公厅关于促进和规范健康医疗大数据应用发展的指导意见》，国家卫生计生委发布了《基层医疗卫生信息系统基本功能规范》。

2. 医疗信息化建设中的伦理问题和原则

国家制订、实施和修改了多项关于医疗信息化的意见、规范，在严格的行政管理和严明的法律法规下，推进健康信息化和管理这些信息数据。但是，数据本身就是资源，据统计，现在每天会产生 2.5 万兆字节数据，疾病的诊治中信息数据、健康数据和人口数据为新科研、新临床试验提供基础，这些数据既能带来医学科学的进步，同时也蕴藏着巨大的经济利益。医疗信息化建设中必然会遇到一定的伦理问题。从数据的采集、利用、管理过程来看主要集中表现为：数据采集人员和机构的目的是为了疾病的诊治，还是数据的收集？如果是为了数据搜集，采集之前中是否做到了知情同意？数据信息会在什么范围内被使用？数据提供者是否有使用这些数据资料的资格？如果数据库资料带来经济效益，如何分配？在数据库管理过程中，如何保护个人的隐私和资料库信息的安全？等等。

《人口健康信息管理办法(试行)》的第六条明确指出："责任单位采集、利用、管理人口健康信息应当按照法律法规的规定，遵循医学伦理原则，保证信息安全，保护个人隐私。"在医疗信息化建设中应遵循的伦理原则如下：① 尊重自主的原则。电子病历是患者就诊时为诊治疾病必须建立，但是同样属于患者的个人所有，尊重患者的所有权是必需的。互联网技术让患者的信息在医院信息系统的共享几乎无障碍，在无障碍获取信息和尊重自主之间存在着一个难题。而全员人口信息和电子健康档案这两个数据库的建设都是针对健康人群开展建立的，在数据采集前履行尊重自主就很必要。② 科学性和唯一性原则。数据采集应坚持指定机构、统一标准，不能多渠道、多次采集。③ 安全原则。互联网安全就是很重要的问题，在数据管理过程中确保数据资料的安全，不会因互联网的安全漏洞而外泄。在大数据技术应用同时要加强医学伦理的审查，以使数据的使用更加安全可靠。大数据实践在融合两种“伦理”方面（即融合“从个体出发的伦理”和“从集体出发的伦理”）展现了广阔的前景，而优先关注、保障个人权利是“融合”的前提。我国《涉及人的生物医学研究伦理审查办法》（简称《办法》）把涉及人的生物医学研究活动分为三大类，并明确将“采用流行病学、社会学、心理学等方法收集、记录、使用、报告或储存有关人的样本、医疗记录、行为等科学研究资料”的活动纳入伦理评审及其管理之中。因此，凡是涉及人的医学大数据研究，即使是回顾性医学研究，也应进行伦理审查，且待批准后方能实施。

二、“互联网＋医疗”的伦理要求

依托通信、移动技术、物联网、云计算、大数据等在内的信息技术进行医疗和健康服务的新型医疗形式该如何命名，学界一直没有统一的说法。2015 年《国务院关于积极推进“互联网＋”行动的指导意见》给这一新型医疗形式定义为“互联网＋医疗”。“互联网＋医疗”既包括在线健康咨询，也包括在线健康诊疗。互联网医疗指借助互联网电子信息平台进行诊疗活动和健康咨询的活动。2009 年卫生部发布的《互联网医疗保健信息服务管理办法》这样定义：“互联网医疗保健信息服务是指通过开办医疗卫生机构网站、预防保健知识网站或者在综合网站设立预防保健类频道向上网用户提供医疗保健信息的服务活动。”互联网医疗保健信息服务分为经营性和非经营性两类。该《办法》明确规定“不得从事网上诊断和治疗活动”。针对这类网上健康咨询活动，其涉及的伦理问题主要包括：咨询人员的资格认证，是否具备相应知识的专业人员？知识的科学性和可信性如何？以营利相为导向的互联网医疗保健信息服务网站淡化服务社会公众的责任、商业导向性强、硬性广告植入的问题，以及信息安全和隐私保护的问题。

2014 年我国建设了全国第一家网络医院，而新冠病毒带来的疫情时代，加速了互联网医疗的发展，截至目前全国各地多个规模大小不等的医院都推出了互联网医疗，包括了以互联网为载体和技术手段的健康教育、电子健康档案、在线疾病咨询、电子处方、远程会诊等等多种形式的健康医疗服务。

互联网医疗使得患者在获取医疗服务时更加便捷和经济，更容易获得优质医疗服务，特别是对于缺乏优质医疗资源的偏远或农村地区尤其有利；远程医疗使得医学专家减少出行、提高诊治人次和效率；远程医疗也为偏远和穷困地区医生提供了更多更有效的培训机会；远程医疗帮助医疗机构减少运行成本，提高资源利用率。

互联网医疗的应用提供了新的医疗方式，它在带来诸多益处的同时也引发了伦理问题。① 从医生的角度需要考虑的伦理问题：医生通过远程医疗进行诊疗活动是否安全？

体格检查在当前的疾病诊治中是必需的，互联网医疗中如何获得体格检查的信息，如何保障信息的真实性？如何确保电子远程医疗质量和安全性，避免对患者产生伤害？临床诊疗一般原则在互联网医疗如何实施？② 医疗机构要考虑的伦理问题：偏远或农村地区在缺少优质医疗资源的同时，信息网路的建设也相对滞后，物联网、视联网信息能否及时传递？使用远程医疗，患者疾病信息、影像检查信息、诊断结果、监护信息等全部资料都是呈现在互联网上，如何保障信息安全和隐私得到保护？③ 如何避免利益冲突？毕竟这些信息资料具有临床、科研、商业价值。④ 从患者的角度需要考虑的伦理问题，患者是否提供了真实完整的疾病信息？患者身份是否真实？如何避免患者通过互联网医疗卫生信息进行自我诊治，修改、终止医嘱，最终造成伤害？医疗安全、信息安全能得到保障吗？

因此，互联网医疗应坚持以下伦理规范：首先，传统医疗所使用的伦理原则和规范在互联网医疗中同样适用。其次，互联网医疗运用中需要特别强调的伦理规范：① 以人为本。远程医疗过程中，医患间的交流更多是通过电子设备进行人机交流，加强医患沟通，从身体和精神两方面关心患者。② 科学性原则。无论是中医诊病时的“望、闻、问、切”，还是西医诊断要求的“视、触、叩、听”，体格检查都是必不可少的环节，远程医疗必须尊重科学，坚持临床诊疗的基本原则和规范。无论是网络共享资源，还给个体提供的健康咨询，都必须保证信息的科学性，不能提供不科学、不准确的医疗保健信息服务。③ 安全性原则。因为互联网本身存在的漏洞和安全隐患，使得远程医疗信息保密的形式就很严峻，设立专职的网络安保，避免网站受到攻击，能够及时为患者提供医疗服务，避免信息丢失、被盗和篡改，避免身份被盗用等。④ 公平的原则。不能借助平台优势强行植入广告获取利益，在出现广告时要明确指出该信息的性质。⑤ 遵守相关管理规范。互联网医疗保健信息服务只能提供信息咨询，不能进行诊断和治疗活动，即便是口头医嘱也不可以。

三、医疗人工智能的伦理要求

人工智能(artifical intelligence, AI)其定义在学术领域尚未有统一的标准。简单来说，它是指计算机系统能够模拟人类智能活动，完成通常需要人类智能才能完成的任务的能力。自 2016 年以来，AI 进入了一个高速发展的时期，特别是在医疗领域，如影像学诊断、病理学诊断、疾病筛查等方面，AI 技术均取得了显著的进步。其中，医用机器人的出现更是将 AI 技术推向了新的高度，它们能够与人类医生并肩工作，完成一些复杂而精细的手术操作。

然而，随着医疗 AI 的广泛应用，一系列伦理问题也随之浮现。例如，在机器人参与的手术中，一旦出现差错，责任归属也是一个复杂的伦理问题。同时，医疗 AI 技术的引入也可能带来医疗费用的增加、隐私泄露和数据滥用等风险。如果当患者对护理机器人产生情感依赖时，机器人的撤回可能会对患者的情绪产生负面影响，甚至影响病情。此外，机器人作为程序化的存在，难以应对特殊情况，更无法感知患者的情绪变化，这在一定程度上加剧了医患关系的物化趋势。

为了更好地运用医疗 AI 技术，为人类健康服务，我们需要遵循以下伦理规范。

（1）人类福祉优先：任何医疗 AI 技术的应用都应以增进人类福祉为最终目标，确保机器人技术不会伤害人类。

（2）以人为本：医疗 AI 技术应服务于人类，而非凌驾于人类之上。技术的发展和应用应以人类的全面发展为核心。

（3）公平普惠：医疗 AI 技术应惠及尽可能多的人群，而不是仅限于少数人或特定群体。

（4）预见与防范：在应用医疗 AI 技术之前，应充分预见其可能带来的风险，并制订相应的防范措施。

第四节　人体器官移植伦理

1954 年全球第一例肾移植的成功，被称为 20 世纪人类医学史的三大里程碑之一，随着器官移植技术的发展，器官移植技术为许多患有终末期器官疾病的患者带来了生存的希望和生活质量的改善，但同时也面临着供体短缺、免疫排斥、伦理和法律等诸多挑战。

一、概述

1. 器官移植的概念

是指将供体的细胞、组织或器官，通过手术或其他方法，移植到自体或另一个个体的某一部分，以替代原已丧失功能器官的一种医疗技术。狭义的人体器官移植主要是指心脏、肺、肝脏、肾脏等实体器官移植，广义的人体器官移植还包括组织移植（如皮肤、角膜等）和细胞移植（如干细胞、骨髓等）。

2. 器官移植的分类

人们一般将提供器官的个体称为器官供体，将接受器官的个体称为器官受体；按照器官供体和受体的不同，器官移植可分为以下几类。

（1）同种自体移植：即器官供体和受体都是同一个人。比如烧伤患者的皮肤移植，这种移植不易产生免疫排斥反应。

（2）同种异体移植：供受体为同一种属但不同个体，多指人与人之间的移植。

（3）异种移植：指供体与受体属于不同种属，在以往不同物种之间的移植被认为是不可能的，随着生物医学技术的发展进步，不同物种之间也可以进行器官移植，但目前在医学界，异种移植技术尚未成熟，尤其是在人类与动物之间的器官移植仍存在较大的伦理争议。

3. 器官移植技术的发展

器官移植技术的发展有着漫长而曲折的历史。早在古代，就有关于器官移植的传说和想象。然而，现代意义上的器官移植技术的发展始于20世纪。20世纪初，研究者们尝试进行了一些动物之间的器官移植实验。1954年，美国的约瑟夫·莫雷成功完成了第一例同卵双胞胎之间的肾移植手术，这被视为器官移植发展的一个重要里程碑。在肾移植成功的基础上，医学界相继开展了原位肝移植（1963年）、肺移植（1963年）、胰肾联合移植（1966年）、原位心脏移植（1967年）、心肺联合移植（1968年）和小肠移植（1968年）。20世纪70年代末80年代初，新型免疫抑制剂环孢素A的问世，极大地推动了器官移植的全面发展。进入21世纪，随着医学技术的不断进步，器官移植在手术技术、免疫抑制剂的研发、器官保存方法等方面都有了更显著的发展，移植后的生存率和生活质量不断提高。

中国的器官移植技术起步于20世纪60年代，1960年我国首例尸体供肾移植获得成功，1972年第1例亲属肾移植手术成功，且存活超过1年。随后肾移植技术开始在我国大城市逐渐推广；1978年第1例肝脏和第1例心脏移植成功。20世纪80年代开展了一小部分公民逝世后器官捐献的尝试，但移植器官的供体来源主要为死刑犯。进入21世纪随着国家对器官移植技术相关法律法规的出台及推行，器官移植技术进入高速发展建设阶段。到2018年，我国实施器官移植手术累计达20 201例，器官移植手术总量居世界第2位。

但截止至今，供体器官不足仍是器官移植的最大难题之一，全球每年大概有200万人需要器官移植，但供体器官严重短缺，供需比为1∶30。在我国2023年共完成器官捐献10 778例，而完成的器官移植手术高达23 905例，显示出明显的供需不平衡。

二、人体器官移植的伦理要求

1. 器官来源的伦理问题

目前全球范围内人体器官移植的器官主要来源是尸体器官捐献和活体器官捐献。尸体器官移植是将死者遗体具有特定生理功能的器官进行移植。活体器官移植是受体的亲属、配偶等基于亲情关系或自愿捐献的人，捐献给供体需要的器官和组织。无论哪种器官来源的器官移植都存在伦理问题。

（1）尸体器官移植：尸体器官是目前器官移植的主要来源，个人遗体的器官捐献用于救治他人，不存在损害个人健康的道德难题，且是一种高尚的利他行为，在伦理上具有合理性。但是器官捐献是以何种意愿达成、是否遵循捐献人的意愿；为了缓解器官捐献的供求失衡，鼓励尸体捐献的补偿是否能得到伦理的支持等等问题仍需要讨论。

捐献器官的同意方式问题　在我国，国务院颁布的《人体器官移植条例》第七条规定：公民生前表示不同意捐献其人体器官的，任何组织或个人不得摘取和捐献该公民的人体器官；公民生前未表示不同意捐献其人体器官的，该公民死亡后，其配偶、成年子女和父母可以以书面形式共同表示同意捐献该公民人体器官的意愿。

器官移植在知情同意基础上获得尸体器官的主要分为两种方式：自愿捐献和推定同意。自愿捐献是捐献者在生前明确表示愿意在去世后捐献器官，且这一意愿必须得到其直系亲属的同意。世界上许多国家为促进自愿捐献做了许多工作，例如美国、英国、荷兰等发达国家规定，在汽车驾驶执照上注明是否愿意死后捐献器官。一旦发生车祸，驾驶员被宣告死亡或"脑死亡"后，已注明愿意死后捐献器官的驾驶员，相关机构有权利直接获取死者器官进行器官移植。我国为了促进自愿捐献的工作在法律法规建设、宣传教育、激励机制、服务体系建设等方面做出很多工作，例如对于患者的配偶、直系血亲等亲属曾经捐献遗体器官的，在申请器官移植手术时，同等条件下优先排序。

推定同意是指国家推定所有公民都会同意在死后捐献器官，这种推定必须有国家立法机构通过法律认定。在实际推行中每个国家根据自己的社会情况、医学发展、文化传统等方面决定本国移植器官的同意方式。例如在法国、瑞士、丹麦、奥地利、匈牙利、新加坡等国家是由政府授权的医务人员决定推定同意，只要死者生前未明确表示反对，则由医师决定而无须考虑亲属的意愿。在希腊、瑞典、芬兰等国家法律规定由亲属推定同意，医师与死者家属沟通后，家属明确表示无反对意见才可再去死者器官以供移植。

捐献器官的非商业化及补偿问题　即使是器官移植技术发达的国家，捐献的尸体器官数量也存在严重供需不平衡，但各国几乎都反对器官商业化，在我国，《人体器官移植条例》明确规定：任何组织或者个人不得以任何形式买卖人体器官，也不得从事与买卖人体器官有关的活动。

人体器官交易的危害是多方面的，其严重性不容忽视。首先，它破坏了社会伦理及道德：人体器官作为维系人类生命续存的基础，人体器官交易严重违反了人类的伦理道德，将人体器官视为商品进行买卖，极大地贬低了人的尊严和价值。其次，人体器官交易严重侵害公民生命健康权利：人体器官交易通常伴随着非法、不安全的手术过程，这些手术可能在非正规医疗环境下进行，缺乏必要的医疗设备和专业医护人员，从而大大增加手术风险。买卖器官的行为可能导致供体在手术过程中遭受严重伤害，甚至死亡。同时，受体也可能因为接受不符合医学标准的器官而面临健康风险。此外，器官交易会导致社会不稳定和犯罪活动增加：人体器官交易往往与绑架、杀害等犯罪行为密切相关，一些犯罪团伙为了获取器官可能会采取极端手段。这种行为不仅给受害者带来极大的痛苦和伤害，还可能导致社会的不稳定和恐慌。

器官买卖无论从伦理及法律上都得不到支持，但捐献器官是否应得一定的补偿？在大多数国家和地区，包括中国，器官捐献遵循自愿、无偿的原则。在此前提下对器官捐献者及家属给予一定的合理补偿是必要和合理的。比如可以提供丧葬费用的补偿、对捐献者家庭的心理支持和关怀服务、医疗费用的减免等。这些补偿并非是对器官本身的"价格"支付，而是对捐献者家庭在情感和经济上所承受的负担给予一定的缓解和帮助。此外，对于捐献器官的死者其一定法律范围内的亲属在需要器官移植时，同等条件下具有优先权，器官"优先获得权"的这种补偿方式相对于经济补偿，伦理争论更小，也更容易得到法律的认可。

（2）活体器官移植：活体器官的来源主要是基于亲属关系和非亲属关系的自愿捐献

者。亲属活体供体顾名思义是指具有直接血缘关系的亲属间的供体。器官匹配是一个复杂的过程,需要考虑多种因素,如血型、组织类型、免疫学指标等。匹配的成功率直接影响移植手术的效果和成功率。临床实践证明亲属活体供体提供的器官具有组织配型好、术后排斥少、存活率高等优点。非亲属活体供体是指没有血缘关系的活体供体,通常是基于深厚的感情和相互的信任,自愿将活体器官捐献给受体。如果非亲属活体供体的器官捐献行为是源于金钱等利益,这种行为就是器官买卖,是一种犯罪行为,在我国是被禁止的。

活体器官移植作为一种重要的医疗手段,涉及的主要伦理问题是实践中需要一个健康的供体通过手术摘取重要的器官或者组织来救治他人,供体也同样面临移植手术后的并发症、身体和心理上的影响,甚至可能失去生命的威胁。因此活体器官移植必须进行严格的风险/获益分析,包括严格的医学评估,确保捐献者的生命和健康权不受损害。任何可能危及捐献者生命或健康的器官移植都是不被允许的。

在我国,卫生部 2009 年颁布的《关于规范活体器官移植的若干规定》中明确,活体器官捐献人(器官供体)与接受人(器官受体)仅限于以下关系:① 配偶,仅限于结婚 3 年以上或婚后已育有子女的;② 直系血亲或三代以内旁系血亲;③ 因帮扶等形成的亲情关系,仅限于养父母和养子女之间的关系、继父母与继子女之间的关系。虽然我国将活体器官移植捐献的范围严格控制在亲属与亲属之间,但是在家庭中合适的捐献人可能迫于家庭的压力存在非完全自愿的捐献,对于伦理委员会专家来说,想要辨别家庭成员的器官捐献意愿是完全自愿、自我强迫还是被强迫,是非常困难的。

2. 器官分配的伦理问题

随着社会的发展和人们观念的转变,越来越多的人开始关注和支持器官捐献事业。截至 2023 年 12 月,中国累计器官捐献志愿登记者超过 655 万人,公民逝世后器官捐献累计完成捐献 4.9 万余例,捐献器官 15 万余个。器官分配的伦理问题涉及这些器官资源如何公平公正地分配?谁有权力决定受体的选择?选择标准是什么?临床上受体选择通用标准有 2 个:一是医学标准,一个是社会标准。

(1) 医学标准:根据受体的病情和当代医疗技术水平来筛选,需要从器官移植的必要性、成功率以及受体可获得寿命长短来评估。同时还需要考虑器官移植的禁忌证。器官移植的禁忌证包括:① 全身性严重感染。未得到有效控制的全身性细菌、病毒、真菌等感染,会增加术后感染扩散和导致移植失败的风险。② 恶性肿瘤。除了某些早期且治愈可能性高的恶性肿瘤,大多数恶性肿瘤患者是器官移植的禁忌,因为免疫抑制治疗可能导致肿瘤复发或扩散。③ 难以控制的心力衰竭或呼吸衰竭。心肺功能严重衰竭且无法通过其他治疗手段改善的患者,可能无法耐受移植手术及术后的恢复过程。④ 严重的精神疾病。如精神分裂症、严重抑郁症等,可能影响患者对治疗的依从性和术后的康复。⑤ 严重的不可逆转的肝肾功能障碍。除了需要进行肝肾移植的情况,如果患者存在其他器官的严重功能障碍,可能无法承受移植手术和免疫抑制治疗的负担。⑥ 难以控制的心血管疾病及代谢性疾病。这些疾病如果控制不佳,会影响移植器官的血管健康和功能,增加手术风险和术后并发症的发生率。⑦ 存在严重的凝血功能障碍。会增加手术中的出血风险，影响手术的安全性。⑧ 免疫系统问题。尤其是艾滋病病毒感染（HIV）者，尤其是当 HIV 病毒血症无法控制或 CD4 细胞计数低于 100/μL 时。

（2）社会标准：社会标准是根据患者的社会贡献大小、配合治疗能力、经济支付能力等社会因素来筛选器官移植的受体。

社会贡献的大小：尽管社会贡献的大小在医学评估中并不是直接的标准，但在某些情况下，它可能成为影响受体选择的一个因素。例如，在某些国家或地区，可能存在优先为对社会做出重大贡献的人提供器官移植的机会的政策或做法。然而，这种做法在伦理和公平性方面存在争议，需要在社会层面进行深入的讨论和权衡。

配合治疗的能力：患者配合治疗的能力对于移植手术的成功至关重要。这包括患者在术前、术中和术后遵循医生的建议和指导，积极参与康复治疗和定期检查等。医生在评估受体时，会考虑其是否能够积极配合治疗，以保证移植手术的成功和患者的长期生存质量。

经济支付能力：经济支付能力是选择器官移植受体时不可忽视的一个因素。器官移植手术及相关治疗费用高昂，受体及其家庭需要承担一定的经济压力。因此，受体的经济状况是医生在评估其是否适合接受移植手术时需要考虑的一个重要方面。

除以上因素外，还有一些其他社会因素可能影响受体的选择。例如，受体所在地区的器官分配政策、器官捐献和移植的法律法规、社会文化和宗教信仰等都可能对受体的选择产生影响。在确定器官移植受体时，社会标准应当是辅助性的，医学标准始终是首要的。同时，社会标准的应用必须遵循公平、公正、透明的原则，避免任何形式的歧视和偏见，以确保每一个需要器官移植的患者都能得到公平合理的机会。

我国借助国外的实践经验，2011 年上线运行了中国人体器官分配与共享计算机系统（简称 COTRS），该系统是由国家卫生计生委（现国家卫生健康委员会）主办的人体器官获取与分配管理系统，通过技术手段最大限度地排除和监控人为因素的干扰，旨在确保器官分配的公平、公正和透明。为此，2013 年 8 月，国家卫生计生委出台的《人体器官获取与分配管理规定（试行）》强制要求全国各家器官获取组织和具有移植资质的移植中心使用 COTRS 系统来分配器官，以保证我国人体器官获取与分配的公平性及可溯性。

三、人体器官移植的伦理规范及伦理原则

1. 人体器官移植的国际伦理规范

目前关于器官移植的国际伦理和法律规范影响最大的是世界卫生组织（WHO）于 2010 年制订的《人体细胞、组织和器官移植指导原则》（以下简称“指导原则”），包括 11 条指导原则。

指导原则 1：器官可以从死者或活体身上摘取用于移植，前提是：① 已得到符合法律规定的任何同意意见；② 没有理由相信死者生前反对这种摘取。

指导原则 2：确定潜在捐献人死亡的医师不应直接参与从捐献人身上摘取细胞、组织或器官，或者参与随后的移植步骤；这些医师也不应负责照料该捐献人的细胞、组织和器官的任何预期接受人。

指导原则 3：死者的捐献应显现出其最大的治疗潜力，但成年活人可在国内法律允许的范围内捐献器官。活体捐献人一般应与接受人在基因、法律或情感上有关系。活体捐献在以下情况下才可接受：捐献人知情并获得其自愿同意，已保证对捐献人的专业照料和完善组织后续步骤，并已审慎执行和监督捐献人选择标准。应以完整及可理解的方式告知活体捐献人，其捐献可能存在的风险、捐献的益处和后果；捐献人应在法律上有资格和能力权衡这些信息；捐献人应自愿行动，不受任何不正当的影响或强迫。

指导原则 4：除了在国家法律允许范围内的少数例外情况，不可出于移植目的从未成年活人身上摘取任何细胞、组织或器官。应当具备保护未成年人的具体措施，在任何可能的情况下都应在捐献前获得未成年人的同意。对未成年人适用的内容同样适用于没有法定能力者。

指导原则 5：细胞、组织和器官应仅可自由捐献，不得伴有任何金钱支付或其他货币价值的报酬。购买或提出购买供移植的细胞、组织或器官，或者由活人或死者近亲出售，都应予以禁止。禁止出售或购买细胞、组织和器官不排除补偿捐献人产生的合理和可证实的费用，包括收入损失，支付获取、处理、保存和提供用于移植的人体细胞、组织或器官的费用。

指导原则 6：可依据国内法规，通过广告或公开呼吁的方法鼓励人体细胞、组织或器官的无私捐献。应禁止刊登广告征求细胞、组织或器官，并禁止企图为捐献细胞、组织或器官的个人提供或寻求付款，或者在个人死亡的情况下，为其近亲提供或寻求付款参与对此类个人或第三方付款的中间行为也应予以禁止。

指导原则 7：如果用于移植的细胞、组织或器官是通过剥削、强迫或向捐献人及死者近亲付款获得的，医师和其他卫生专业人员应不履行移植程序，健康保险机构和其他支付者应不承担这一程序的费用。

指导原则 8：应禁止所有参与细胞、组织或器官获取和移植程序的卫生保健机构及专业人员接受超过所提供服务的正当费用额度的任何额外款项。

指导原则 9：器官、细胞和组织的分配应在临床标准和伦理准则的指导下进行，而不是出于钱财或其他考虑。由适当人员组成的委员会规定分配原则，该原则应该公平对外有正当理由且透明。

指导原则 10：高质量、安全和功效好的操作程序对捐献人和接受人同样极为重要，对活体捐献人和接受人双方都应进行细胞、组织和器官捐献和移植的长期效果评估，以记录带来的好处和造成的伤害。移植用人体细胞、组织和器官属于具有特殊性质的卫生产品，其安全、功效和质量水平必须不断加以维护并做到最大化。这需要有高质量的系统加以实施，包括可追踪机制和防范机制，对不良事件和不良反应予以报告，对国内和输出的人体产品都应如此。

指导原则 11：捐献、移植活动的组织和实施，以及捐献和移植的临床后果，必须透明并可随时接受调查，同时保证始终保护捐献人和接受人的匿名身份及隐私。

2. 我国人体器官移植相关法规

2007 年 3 月国务院制定并通过了我国首部人体器官移植的行政法规《人体器官移植条例》，该条例的制定及推广是为了规范人体器官移植活动，保证医疗质量，保障人体健康，维护公民的合法权益。主要内容如下：

(1) 任何组织或者个人不得以任何形式买卖人体器官，不得从事与买卖人体器官有关的活动。

(2) 人体器官捐献应当遵循自愿、无偿的原则。公民享有捐献或者不捐献其人体器官的权利；任何组织或者个人不得强迫、欺骗或者利诱他人捐献人体器官。

(3) 捐献人体器官的公民应当具有完全民事行为能力。公民捐献其人体器官应当有书面形式的捐献意愿，对已经表示捐献其人体器官的意愿，有权予以撤销。公民生前表示不同意捐献其人体器官的，任何组织或者个人不得捐献、摘取该公民的人体器官；公民生前未表示不同意捐献其人体器官的，该公民死亡后，其配偶、成年子女、父母可以以书面形式共同表示同意捐献该公民人体器官的意愿。

(4) 任何组织或者个人不得摘取未满 18 周岁公民的活体器官用于移植。

(5) 活体器官的接受人限于活体器官捐献人的配偶、直系血亲或者三代以内旁系血亲，或者有证据证明与活体器官捐献人存在因帮扶等形成亲情关系的人员。

(6) 医疗机构从事人体器官移植，应当依照《医疗机构管理条例》的规定，向所在地省自治区、直辖市人民政府卫生主管部门申请办理人体器官移植诊疗科目登记。

(7) 在摘取活体器官前或者尸体器官捐献人死亡前，负责人体器官移植的执业医师应当向所在医疗机构的人体器官移植技术临床应用与伦理委员会提出摘取人体器官审查申请。医务人员不得摘取人体器官。

(8) 摘取尸体器官，应当在依法判定尸体器官捐献人死亡后进行。从事人体器官移植的医务人员不得参与捐献人的死亡判定。

(9) 从事人体器官移植的医疗机构及其医务人员应当尊重死者的尊严；对摘取器官完毕的尸体，应当进行符合伦理原则的医学处理，除用于移植的器官以外，应当恢复尸体原貌。

(10) 从事人体器官移植的医务人员应当对人体器官捐献人、接受人和申请人体器官移植手术的患者的个人资料保密。

3. 人体器官移植伦理指导原则

1997 年 10 月第九次全国医学伦理学学术年会上提出的《器官移植的伦理原则》经过近 30 年的补充发展，形成符合我国国情的人体器官移植的伦理指导原则。

(1) 自愿原则：每位公民都拥有对自身器官处置的自主决定权，无论是捐献还是接受移植，都应基于个人真实、自愿的选择，没有受到任何强迫、欺骗或不正当的影响。对于未经公民本人同意摘取其活体器官的，或者摘取未满 18 周岁公民活体器官的，依照《刑法》第二百三十四条有关故意伤害罪的规定或第二百三十二条有关故意杀人罪的规定追究刑事责任；对于公民生前表示不同意捐献其人体器官而摘取其尸体器官的，依照《刑法》第三百零二条有关侮辱尸体罪的规定追究刑事责任。

（2）知情同意原则：摘取活体器官，需向活体器官捐献人说明器官摘取手术的风险、术后注意事项、可能发生的并发症及其预防措施等，并与活体器官捐献人签署"知情同意书"。捐赠者充分理解后，或死者的家属（或监护人）在知情同意书上签字或对活体捐赠者进行严格的术前检查后，才能正式摘取器官。

（3）公正原则：器官分配要保证公正、透明：我国规定了人体器官移植预约者名单制度及按照公正、公平公开原则确定申请人体器官移植手术患者的排序制度。建立了由卫生主管部门、医疗机构和其他社会组织组成的人体器官移植工作体系。该体系除了开展人体器官捐献的宣传、推动工作外，还应当确定人体器官移植预约者名单，组织协调人体器官的使用，使捐献的人体器官能够移植给最合适的接受人。此外器官移植优先满足国内的临床需求，禁止各种形式的跨国器官交易和"移植旅游"。

（4）保密原则：对供体、受体以及整个移植过程中涉及的敏感信息严格保密，保护相关人员的隐私和尊严。

（5）非商业化原则：禁止人体器官买卖是国际共同遵循的规则。《人体器官移植条例》明确规定任何组织或个人不得以任何形式买卖人体器官及有关获得。且规定人体器官移植手术只能收取摘取和植入人体器官的手术费、药费、检验费、医用耗材费，以及保存和运送人体器官的费用，不得收取或变相收取所移植人体器官的费用。在我国为了防止变相买卖人体器官，对活体器官接受人的范围做了严格的限制。为了保证禁止人体器官商业交易原则得以落实，《人体器官移植条例》对买卖人体器官或从事与头卖人体器官有关活动的单位和个人规定了严格的法律责任。

第十四章

医学伦理委员会及伦理审查

第一节　医学伦理委员会

医学伦理委员会于20世纪五六十年代初建立，主要职责是负责对医学研究进行独立的伦理审查与监管，为保护生物医学研究提供制度保障，为义务人员提供伦理咨询指导，对特殊临床技术进行伦理审查与监管。同时负责对医务人员事实伦理培训，制订伦理政策和制度规章，为医疗机构伦理环境的创建提供制度支撑。

一、医学伦理委员会起源及历史发展

1. 医学伦理委员会的产生

医学伦理委员会是应对生命伦理困境和医学道德难题的直接产物，反映了现代科学活动中的同行评议和公众参与的思想，其逻辑前提是相信众人的集体智慧优于个人的决策，是医学研究者和医务人员与同行、专业团队和社会公众共担风险与责任的体现。

面对现代生命医学技术进步带来的诸多生命伦理难题，不同人员组成、代表不同利益群体的医学伦理委员会应运而生，其组成人员可以从多学科领域和不同的兼职视角出发，集体深入分析、讨论并理解把握问题的实质，协商出一个可能并非完美但可被接受的最佳方案。生物医学研究以实验动物和人体试验为基础，医学研究的顺利开展需要政府的支持、社会的自主以及公众的信任，需要医学伦理委员会对设计人的生物医学研究进行必要的伦理审查，以保护人体受试者。

2. 我国医学伦理委员会的历史与发展

我国医学伦理委员会的建设大致经历了三个发展阶段。

第一阶段(1987—1996)，最初的医学伦理委员会旨在促进医德医风建设，对医疗实践中的伦理难题提供伦理咨询和监督的群众性自我教育。

第二阶段(1997—2006)，医学伦理委员会快速发展，其职能从伦理咨询扩展到了伦理审查、相关教育培训、政策研究，主要围绕保护受试者安全和维护患者权益展开。

第三阶段(2007—至今),这一时期的医学伦理审查逐步制度化,医学伦理委员会建设日趋规范化,部分机构的医学伦理委员会甚至通过行业认证达到了国际标准。现阶段医学伦理委员会主要在工作制度、标准操作规程、人员组成、审查流程等方面不断完善、逐步规范。

二、医学伦理委员会的组成与分类

1. 医学伦理委员会的组成

国际社会对医学伦理委员会的组成基本要求是:一是伦理委员会的组成成员须保证其独立性;二是伦理委员会成员应当具备一定的资质和素养;三是伦理委员会成员的组成应当是多样化的;四是伦理委员会成员在专业、年龄、性别等方面有科学合理的构成比例;五是伦理委员会应具备一定的规模,以保证其能顺利地履行职责。

根据我国相关法规,伦理审查委员会的委员应当从生命科学、医学、生命伦理学、法学等领域的专家和非本机构的社会人士中遴选产生,人数不得少于 7 人,并且应当有不同性别的委员,民族地区应当考虑少数民族委员。伦理审查委员会委员应当具备相应的伦理审查能力,定期接受生命科学和医学研究伦理知识及相关法律法规知识培训。必要时,伦理审查委员会可以聘请独立顾问,对所审查研究的特定问题提供专业咨询意见。独立顾问不参与表决,不得存在利益冲突。伦理审查委员会委员任期不超过 5 年,可以连任。伦理审查委员会设主任委员 1 人,副主任委员若干人,由伦理审查委员会委员协商推举或者选举产生,由机构任命。伦理审查委员会委员、独立顾问及其工作人员应当签署保密协议,承诺对伦理审查工作中获知的敏感信息履行保密义务。

2. 医学伦理委员会的分类

根据工作范围和职责的不同,通常可以将医学伦理委员会分为医学伦理专家委员会(AEC)、医学伦理委员会(HEC)、机构伦理委员会(IRB)、医学行业和学术组织伦理委员会(HPAC)。

医疗机构的伦理委员会基本分为医学研究伦理委员会和临床医疗伦理委员会。前者主要对开展涉及人的所有生物医学研究项目进行伦理审查,后者主要围绕临床诊治过程中的伦理问题及新技术在临床应用前开展伦理审查、评估和咨询。近年来,根据国家有关部门规定,部分医疗机构还针对某一特定的领域设置专门的伦理委员会,如生殖医学伦理委员会、器官移植伦理委员会等。

三、医学伦理委员会的职责、运行与监督管理

1. 医学伦理委员会的职责

对本机构开展涉及人的生物医学研究项目进行伦理审查,包括初始审查、跟踪审查和复审等;在本机构组织开展相关伦理审查培训,以保护受试者权益,维护受试者尊严,促进

本机构生物医学研究规范开展。

(1) 咨询指导：医学伦理委员会以专业的伦理思维与判断，为患者及其家属、临床医生和研究者提供咨询服务，为医生的具体临床决策提出专业建议，指导研究这负责任地开展医学研究。

(2) 审查批准：经有关部门或机构授权，依照国际和国内相关法规和伦理准则，对授权范围内的生物医学研究及其过程、医疗新技术的临床应用进行独立的伦理审查、批准、管理和监督。确保生物医学研究、医疗新技术的应用有利于医学发展和社会整体利益，确保实验动物、受试者和患者的福利和权益得到有效保障。

(3) 教育培训：对伦理委员会委员、研究者、临床医生、患者以及社会公众进行伦理教育和培训，丰富其伦理理论素养，提高其伦理实践能力。使其及时了解医学研究和诊疗时间中的相关伦理法规和政策，掌握必要的伦理知识和思维方法，自觉遵循和践行医学伦理原则。

(4) 政策研究：在国家和地区层面上，为医学研究、预防保健和医疗领域中的相关伦理法规和政策的制定提供专业意见和指导；对医疗机构发展中的发展战略、科研方向、利益分配原则、高新技术配比等重大问题提供专业的伦理咨询意见。

2. 医学伦理委员会的备案与运行

机构应当在伦理审查委员会设立之日起 3 个月内进行备案，并在国家医学研究登记备案信息系统上传信息。医疗卫生机构向本机构的执业登记机关备案。其他机构按行政隶属关系向上级主管部门备案。伦理审查委员会应当于每年 3 月 31 日前向备案机关提交上一年度伦理审查委员会工作报告。伦理审查委员会备案材料包括：人员组成名单和委员工作简历；伦理审查委员会章程；工作制度或者相关工作规程；备案机关要求提供的其他相关材料。以上信息发生变化时，机构应当及时向备案机关更新信息。

伦理审查委员会应当建立伦理审查工作制度、标准操作规程，健全利益冲突管理机制和伦理审查质量控制机制，保证伦理审查过程独立、客观、公正。伦理审查委员会应预先制订疫情暴发等突发事件紧急情况下的伦理审查制度，明确审查时限。严格的管理制度(伦理审查工作制度、健全利益冲突管理机制和伦理审查质量控制机制)、规范的审查流程和标准的操作程序是医学伦理委员会高校运行和伦理审查质量的重要保障。

3. 医学伦理委员会的监督管理

国家卫生健康委会同有关部门共同负责全国涉及人的生命科学和医学研究伦理审查的监督管理。

国家卫生健康委负责全国医疗卫生机构开展的涉及人的生命科学和医学研究伦理审查监督，国家中医药局负责涉及人的中医药学研究伦理审查监督。教育部负责全国高等学校开展的涉及人的生命科学和医学研究伦理审查监督，并管理教育部直属高等学校相关工作。其他高等学校和科研院所开展的涉及人的生命科学和医学研究伦理审查的监督管理按行政隶属关系由相关部门负责。县级以上地方人民政府卫生健康、教育等部门依据职责分工负责本辖区涉及人的生命科学和医学研究伦理审查的监督管理。主要监督检查以下内容：

(1) 机构是否按照要求设立伦理审查委员会,并进行备案。

(2) 机构是否为伦理审查委员会提供充足经费,配备的专兼职工作人员、设备、场所及采取的有关措施是否可以保证伦理审查委员会独立开展工作。

(3) 伦理审查委员会是否建立健全利益冲突管理机制。

(4) 伦理审查委员会是否建立伦理审查制度。

(5) 伦理审查内容和程序是否符合要求。

(6) 审查的研究是否如实、及时在国家医学研究登记备案信息系统上传、更新信息。

(7) 伦理审查结果执行情况。

(8) 伦理审查文档管理情况。

(9) 伦理审查委员会委员的伦理培训、学习情况。

(10) 其他需要监督检查的相关内容。

各级卫生健康主管部门应当与同级政府各相关部门建立有效机制,加强工作会商与信息沟通。国家和省级卫生健康主管部门应当牵头设立同级医学伦理专家委员会或者委托相关机构承担同级医学伦理专家委员会工作,为卫生健康、教育等部门开展伦理审查及其监督管理提供技术支持,定期对辖区内的伦理审查委员会委员进行培训,协助同级卫生健康、教育等主管部门开展监督检查。机构应当加强对本机构设立的伦理审查委员会开展的涉及人的生命科学和医学研究伦理审查工作的日常管理,定期评估伦理审查委员会工作质量和审查效率,对发现的问题及时提出改进意见或者建议,根据需要调整伦理审查委员会或者委员等。

任何单位或者个人均有权举报涉及人的生命科学和医学研究中存在的违反医学研究伦理、违法违规或者不端行为。机构和个人违反本办法规定,给他人人身、财产造成损害的,应当依法承担民事责任;构成犯罪的,依法追究刑事责任。

第二节 伦理审查

伦理审查一般采取伦理审查委员会会议审查的方式。其基本原则:伦理审查应当遵守国家法律法规规定,在研究中尊重受试者的自主意愿,同时遵守有益、不伤害以及公正的原则。包括涉及人的生命科学和医学研究伦理审查办法和实验动物的伦理审查。

一、涉及人的生命科学和医学研究伦理审查

伦理审查是开展涉及人的生命科学和医学研究的必经环节,是实施的前提条件。伦

理审查和知情同意是保障受试者权益最主要的措施，伦理审查是控制研究风险和提高研究质量的重要手段，通过对研究项目科学价值、伦理合理性、风险受益比、知情同意、招募广告等进行审查，保护受试者，规范开展临床研究。适用于在中华人民共和国境内的医疗卫生机构、高等学校、科研院所等开展涉及人的生命科学和医学研究伦理审查工作。

1. 适用范围

涉及人的生命科学和医学研究是指以人为受试者或者使用人(统称研究参与者，2016版本和现行版 GCP 法规称受试者)的生物样本、信息数据(包括健康记录、行为等)开展的以下研究活动。

(1) 采用物理学、化学、生物学、中医药学等方法对人的生殖、生长、发育、衰老等进行研究的活动。

(2) 采用物理学、化学、生物学、中医药学和心理学等方法对人的生理、心理行为、病理现象、疾病病因和发病机制，以及疾病的预防、诊断、治疗和康复等进行研究的活动。

(3) 采用新技术或者新产品在人体上进行试验研究的活动。

(4) 采用流行病学、社会学、心理学等方法收集、记录、使用、报告或者储存有关人的涉及生命科学和医学问题的生物样本、信息数据(包括健康记录、行为等)等科学研究资料的活动。

2. 基本原则

涉及人的生命科学和医学研究应当具有科学价值和社会价值，不得违反国家相关法律法规，遵循国际公认的伦理准则，不得损害公共利益，并符合以下基本要求。

(1) 控制风险：研究的科学和社会利益不得超越对研究参与者人身安全与健康权益的考虑。研究风险受益比应当合理，使研究参与者可能受到的风险最小化。

(2) 知情同意：尊重和保障研究参与者或者研究参与者监护人的知情权和参加研究的自主决定权，严格履行知情同意程序，不允许使用欺骗、利诱、胁迫等手段使研究参与者或者研究参与者监护人同意参加研究，允许研究参与者或者研究参与者监护人在任何阶段无条件退出研究。

(3) 公平公正：应当公平、合理地选择研究参与者，入选与排除标准具有明确的科学依据，公平合理分配研究受益、风险和负担。

(4) 免费和补偿、赔偿：对研究参与者参加研究不得收取任何研究相关的费用，对于研究参与者在研究过程中因参与研究支出的合理费用应当给予适当补偿。研究参与者受到研究相关损害时，应当得到及时、免费的治疗，并依据法律法规及双方约定得到补偿或者赔偿。

(5) 保护隐私权及个人信息：切实保护研究参与者的隐私权，如实将研究参与者个人信息的收集、储存、使用及保密措施情况告知研究参与者并得到许可，未经研究参与者授权不得将研究参与者个人信息向第三方透露。

(6) 特殊保护：对涉及儿童、孕产妇、老年人、智力障碍者、精神障碍者等特定群体的研究参与者，应当予以特别保护；对涉及受精卵、胚胎、胎儿或者可能受辅助生殖技术影响的，应当予以特别关注。

3. 制度和基本标准

依据我国 2023 年 2 月颁布的《涉及人的生命科学和医学研究伦理审查办法(办法)》，伦理委员会要建立伦理审查工作制度或者操作规程，保证伦理审查过程独立、客观、公正。伦理委员会经审查对研究项目做出批准、不批准、修改后批准、修改后再审、暂停或者终止研究的决定，并说明理由。

伦理审查委员会批准研究的基本标准是：① 研究具有科学价值和社会价值，不违反法律法规的规定，不损害公共利益。② 研究参与者权利得到尊重，隐私权和个人信息得到保护。③ 研究方案科学。④ 研究参与者的纳入和排除的标准科学而公平。⑤ 风险受益比合理，风险最小化。⑥ 知情同意规范、有效。⑦ 研究机构和研究者能够胜任。⑧ 研究结果发布方式、内容、时间合理。⑨ 研究者遵守科研规范与诚信。

建立委托审查机制：一是建立委托审查机制，实现伦理审查全面覆盖。明确未设立伦理审查委员会的机构可以书面委托区域伦理审查委员会或者有能力的机构伦理审查委员会开展伦理审查；二是提出区域伦理审查委员会管理要求，是进一步提高伦理审查效率的重要探索；三是企业开展研究，可以通过委托伦理审查实现伦理审查监管，并明确监督管理责任。

4. 伦理审查和跟踪审查

根据《办法》政府相关部门简化伦理审查规范，根据生物医学研究进展和生命伦理学进展，将“受试者”拓展为“研究参与者”，强化对人的尊重，扩大保护范围。平衡规范和创新，设立“免除伦理审查”制度安排。对伦理审查的时限作了细化规定，以进一步提高效率。

(1) 伦理审查方式：伦理审查的方式有会议审查、紧急会议审查和快速审查。

会议审查时伦理委员会开展项目审查的主要方式，即通过召开伦理审查会议对研究项目进行讨论、投票和表决，给出意见和建议。会议审查方式到会委员人数必须符合法定人数要求。在国家突发公共卫生事件需要紧急启动研究项目，以及研究过程中出现重大或严重问题危及受试者安全时，伦理委员会应召开紧急会议进行审查。快速审查是会议审查的一种补充，启动快审方式，必须符合快审的条件。以下情形可以适用简易程序审查的方式：① 研究风险不大于最小风险的研究。② 已批准的研究方案作较小修改且不影响研究风险受益比的研究。③ 已批准研究的跟踪审查。④ 多机构开展的研究中，参与机构的伦理审查委员会对牵头机构出具伦理审查意见的确认等。简易程序审查由伦理审查委员会主任委员指定两个或者以上的委员进行伦理审查，并出具审查意见。审查意见应当在伦理审查委员会会议上报告。简易程序审查过程中，出现研究的风险受益比变化、审查委员之间意见不一致、审查委员提出需要会议审查等情形的，应调整为会议审查。

免除审查：使用人的信息数据或者生物样本开展以下情形的涉及人的生命科学和医

学研究，不对人体造成伤害、不涉及敏感个人信息或者商业利益的，可以免除伦理审查，以减少科研人员不必要的负担，促进涉及人的生命科学和医学研究开展。① 利用合法获得的公开数据，或者通过观察且不干扰公共行为产生的数据进行研究的。② 使用匿名化的信息数据开展研究的。③ 使用已有的人的生物样本开展研究，所使用的生物样本来源符合相关法规和伦理原则，研究相关内容和目的在规范的知情同意范围内，且不涉及使用人的生殖细胞、胚胎和生殖性克隆、嵌合、可遗传的基因操作等活动的。④ 使用生物样本库来源的人源细胞株或者细胞系等开展研究，研究相关内容和目的在提供方授权范围内，且不涉及人胚胎和生殖性克隆、嵌合、可遗传的基因操作等活动的。

（2）伦理审查的类型：包括初始审查和跟踪审查。

▲ 初始审查

伦理委员会对第一次递交的项目开展审查，一般采用会议审查的方式。审查主要针对项目的科学性和伦理合理性进行。伦理审查的主要内容包括：① 研究者的资格、经验、技术能力等是否符合试验要求。② 研究方案是否科学，并符合伦理原则的要求。③ 中医药项目研究方案的审查还应当考虑其传统实践经验。④ 受试者可能遭受的风险程度与研究预期的受益相比是否在合理范围之内。⑤ 知情同意书提供的有关信息是否完整易懂。⑥ 获得知情同意的过程是否合规恰当。⑦ 是否有对受试者个人信息及相关资料的保密措施。⑧ 受试者的纳入和排除标准是否恰当、公平。⑨ 是否向受试者明确告知其应当享有的权益，包括在研究过程中可以随时无理由退出且不受歧视的权利等。⑩ 受试者参加研究的合理支出是否得到了合理补偿。⑪ 受试者参加研究受到损害时，给予的治疗和赔偿是否合理、合法。⑫ 是否有具备资格或者经过培训后的研究者负责获取知情同意，并随时接受有关安全问题的咨询。⑬ 对受试者在研究中可能承受的风险是否有预防和应对措施。⑭ 研究是否涉及利益冲突。⑮ 研究是否存在社会舆论风险。⑯ 需要审查的其他重点内容。与研究存在利益冲突的伦理审查委员会委员应当回避审查。伦理审查委员会应当要求与研究存在利益冲突的委员回避审查。

需要提交的材料：① 研究材料诚信承诺书。② 伦理审查申请表。③ 研究人员信息、研究所涉及的相关机构的合法资质证明以及研究经费来源说明。④ 研究方案、相关资料，包括文献综述、临床前研究和实验动物数据等资料。⑤ 知情同意书。⑥ 生物样本、信息数据的来源证明。⑦ 科学性论证意见。⑧ 利益冲突申明。⑨ 招募广告及其发布形式。⑩ 研究成果的发布形式说明。⑪ 伦理审查委员会认为需要提交的其他相关材料。

经伦理审查委员会批准的研究需要修改研究方案、知情同意书、招募材料、提供给研究参与者的其他材料时，研究者应当将修改后的文件提交伦理审查委员会审查。经伦理审查委员会批准的研究在实施前，研究者、伦理审查委员会和机构应当将该研究、伦理审查意见、机构审核意见等信息按国家医学研究登记备案信息系统要求分别如实、完整、准确上传，获得登记号；并根据研究进展及时更新信息。如有涉及遗传资源的研究，根据2019 年版《中华人民共和国人类遗传资源管理条例》向国务院科学技术行政管理部门申请报批，获得批准后方可开展相应的研究项目。鼓励研究者、伦理审查委员会和机构在研究管理过程中实时上传信息。

▲ 跟踪审查

伦理委员会对已开展的项目进行审查，主要针对研究过程中，对任何影响研究风险和获益比的事件开展跟踪评估。包括修正案审查、年度和(或)定期跟踪审查、安全性事件报告审查、偏离方案审查、暂停和(或)提前终止临床研究审查和研究完成审查。

年度和(或)定期跟踪审查：伦理委员会对已实施的项目进行年度和(或)定期审查，至少一年一次。伦理委员会根据初始审查时按照风险程度确定的跟踪审查频率开展定期审查，常规有 3 个月、6 个月和 12 个月。对于研究风险程度较高的项目，如医疗新技术的伦理审查，定期跟踪审查的频率可采取“完成 1 例即向伦理委员会报告 1 例”的方式，以再次评估研究风险与获益比是否在合理的范围内。

修正案审查：临床研究方案、“知情同意书”、提供给受试者的任何材料或主要研究者的变更均需递交至伦理委员会进行修正案审查，待批准后方可执行。但不包括为了及时消除对受试者的紧急危害，或者更换监察员、电话号码等仅涉及临床试验管理方面的改动。

安全性事件报告审查：伦理委员会重点审查和关注可疑且非预期的严重不良反应，以及可能影响受试者安全、可能影响临床试验实施、可能改变伦理委员会同意意见的安全性信息。安全性信息包括文献、数据与安全监察报告、期中分析结果、安全性更新报告和研究者手册等。伦理委员会重点评估研究的风险与获益比是否改变、对受试者的保护措施等要素。

偏离方案审查：伦理委员会重点关注为消除受试者紧急危害的偏离方案，或者增加受试者风险或显著影响试验实施的偏离方案。伦理委员会应要求申办者和(或)研究者就事件的原因、影响及处理措施予以说明。伦理委员会重点审查事件是否影响受试者的安全和权益、是否影响试验的风险与获益。

暂停和(或)提前终止临床研究审查：伦理委员会需要对暂停和(或)提前终止临床研究的报告和说明进行审查，主要审查和关注对受试者后续的医疗与随访措施，采取进一步保护受试者措施的必要性。

研究完成审查：研究者在研究结束后，应向伦理委员会递交最终报告，包含对于研究发现的总结和结论。研究完成伦理审查主要关注安全性事件的处理、受试者安全与权益的保护。

对已批准实施的研究，研究者应当按要求及时提交研究进展、严重不良件，方案偏离、暂停、终止，研究完成等各类报告。伦理审查委员会应当按照研究者提交的相关报告进行跟踪审查。跟踪审查包括以下内容：① 是否按照已批准的研究方案进行研究并及时报告。② 研究过程中是否擅自变更研究内容。③ 是否增加研究参与者风险或者显著影响研究实施的变化或者新信息。④ 是否需要暂停或者提前终止研究。⑤ 其他需要审查的内容。

跟踪审查的时间间隔不超过12个月。学术期刊在刊发涉及人的生命科学和医学研究成果时，应当确认该研究经过伦理审查委员会的批准。研究者应当提供相关证明。伦理审查工作应当坚持独立性，任何机构和个人不得干预伦理审查委员会的伦理审查过程及审查决定。

伦理审查的周期包括：① 初始审查。② 跟踪审查：年度/定期持续审查；修正案审查；严重不良事件和非预期不良事件报告审查；不依从/违背方案审查；暂停/提前终止研究审查；结题审查；实地访查。③ 复审。④ 多中心研究的审查。

伦理审查的流程包括：① 伦理审查的申请与受理。② 会议审查：会议前；会议中；会议后。③ 快速审查。④ 紧急会议审查。⑤ 审查决定的传达。

伦理审查委员会可以对审查的研究作出批准、不批准、修改后批准、修改后再审、继续研究、暂停或者终止研究的决定，并应当说明理由。伦理审查委员会作出决定应当得到超过伦理审查委员会全体委员二分之一同意。委员应当对研究所涉及的伦理问题进行充分讨论后投票，与审查决定不一致的意见应当详细记录在案。

5. 处罚

涉及国家机密的，在提交伦理审查和获取研究参与者知情同意时应当进行脱密处理。无法进行脱密处理的，应当签署保密协议并加强管理。未经脱密处理的研究不得在国家医学研究登记备案信息系统上传。纳入科技伦理高风险科技活动清单的涉及人的生命科学和医学研究的伦理审查，还应当遵守国家关于科技伦理高风险科技活动伦理审查的相关要求。

医疗卫生机构未按照规定设立伦理委员会擅自开展涉及人的生物医学研究的，由县级以上地方卫生行政部门责令限期整改；逾期不改的，由县级以上地方卫生行政部门予以警告，并处以3万元以下罚款；对机构主要负责人和其他责任人员，依法给予处分。

医疗卫生机构及其伦理委员会、项目研究者违反《办法》有关规定的将由卫生计生部门视情节轻重给予通报批评、警告，并对主要负责人、责任人给予相应处分；违反《办法》规定的机构和个人，给他人人身、财产造成损害的，应当依法承担民事责任；构成犯罪的，依法追究刑事责任。

6. 中医药临床研究伦理审查

中医药临床研究与现代西方医学临床研究所遵循的基本伦理原则完全一致。适用于开展中医药临床研究的医疗卫生机构。

伦理审查委员会委员和独立顾问。开展中医药临床研究较为集中的医疗卫生机构，在组建伦理审查委员会时，必须选择适当数量具有相关专业背景的委员。较少开展此类研究的综合性医疗卫生机构伦理审查委员会如果无相关专业背景的委员，在审查此类研究项目时应聘请能够胜任咨询工作的独立顾问，由独立顾问对其科学性提供客观公正的咨询意见。

（1）研究方案的审查：中医药与现代西方医学的主流体系属于两种不同范式的医学，两者对医理的解释、疾病的概念以及方法论的运用均有不同。在对中医药临床研究项目设计的评估中应该充分考虑其特点，在充分保障受试者安全的基础上，兼容并蓄，努力加以探索；中医药临床研究应以中医药理论为指导，运用中医药技术方法，并符合国家中医药行业主管部门制定的相关法规要求；中医药临床研究应符合其公认的理论原则和方法，并尊重积累多年的临床经验。长期传统医学实践和经验可以作为中医药临床研究的前期证据。来源于“古代经典名方的中药复方制剂”以及“主治为证候的中药复方制剂”两类有临床应用基础的中药研究，可以无须提供动物药效试验，但必须进行非临床的安全性研究，确保用药安全；处方中含有毒性药材、无法制订指南的原料或非临床安全性实验发现有明显毒性反应的中药，应当首先进行Ⅰ期临床试验，而不能直接进行Ⅱ期、Ⅲ期临床试验；研究设计应充分考虑当前现代医学有效的和可得的临床干预方法，并将受试者的健康利益置于首位；中医药已不再局限于传统医学范畴。高风险的研究项目应先行提交同行专家评议，获得对项目的评估意见。伦理审查委员会同时审查研究项目的科学价值和社会价值。

（2）知情同意书的审查：知情同意书应明确说明该研究目标疾病目前已有的不同医学诊断方法和（或）治疗现状，给予受试者充分选择的自由；知情同意书应注意对中医药特有术语和理论进行通俗易懂的解释。

二、实验动物的伦理审查

实验动物伦理审查是从研究的必要性、设计的科学性、操作的规范性以及对实验动物福利的保障情况等方面，审查实验方案对生命伦理要求的符合程度，通过综合评估人类利益和动物福利，解决动物实验研究和伦理道德的冲突，并提醒研究者注意和确保其妥善解决其可能面临的伦理问题，从而保障实验动物福利，促进人道使用实验动物。实验动物伦理审查机制的建立为生物医学科学研究和教学过程中合理、规范使用实验动物提供了全面的监督和审查，是实验动物伦理在实践中的落脚点，客观上也为实验动物研究人员提高了安全保障。实验动物伦理审查制度建立在实验动物福利伦理法规基础上。

1. 审查机构

根据不同的管理权限，审查机构可分为不同层级的实验动物福利伦理管理机构和实验动物从业单位设立的实验动物福利伦理审查机构。机构由本级实验动物主管机构或从业单位负责组建和人员聘任。审查机构为独立开展审查工作的专门组织。审查机构可使用“实验动物福利伦理委员会”“实验动物管理和使用委员会（IACUC）”等不同的称谓，但均应具有审查的职能。以下均简称为“伦理委员会”。

2. 伦理委员会的要求

根据实验动物有关法律、规定和质量技术标准，负责各自管理权限范围内实验动物从业单位的实验动物相关的福利伦理审查和监管，受理相关的举报和投诉。每半年对实验动物从业单位的管理规范和执行情况进行检查；对项目的事前审查、实施过程中监督检查和项目结束时的终结审查；对违法违规现象进行调查。独立开展审查、监督工作，负责出具审查和检查报告，负责向单位主管和上级主管机构报告工作。

根据指南精神，实验动物主管机构或从业单位负责组建具有审查职能的“伦理委员会”。伦理委员会应由实验动物专家、医师、实验动物管理人员、使用动物的科研人员及公众代表等人员组成，来自同一分支机构的委员不得超过3人，设主席1名，副主席和委员若干，每届任期3～5年。伦理委员会的评审决定实行少数服从多数原则，但少数人的意见应记录在案。伦理委员会应规定章程，审查程序、监督制度、例会制度、工作纪律和专业培训计划等，负责向上级管理机构报告工作。伦理委员会的决定实行少数服从多数的原则，但是，少数人意见应记录在案。该审查指南还提出了中国特色的伦理审查“八项原则”。

（1）必要性原则：重点审查实验项目的科学价值及必须实施的理由，禁止无意义滥养、滥用、滥杀和无意义的重复实验。

（2）保护原则：重点审查是否遵守“3R”原则。即是否减少数量和频率、危害程度，是否采用替代方法，是否对实验动物采取必要的人道保护。

（3）福利原则：重点审查是否尽可能确保善待动物，包括在实验动物生存期间的所有活动是否确保实验动物享有免受饥渴、不适、惊恐、折磨、疾病和疼痛这5项福利自由。

（4）伦理原则：重点审查是否尊重动物的生命和权益是否符合人类公认的道德伦理价值观和国际惯例，同时还要保障实验从业人员和公共环境的安全。

（5）利益平衡原则：重点审查是否兼顾动物和人类的利益。

（6）公正性原则：审查和监管工作应保持独立、公正、公平、科学、民主、透明及不泄密，不受政治、商业和自身利益的影响。

（7）合法性原则：重点审查各方面是否合法合规。

（8）符合国情原则：既遵循国际公认的准则，又符合我国传统的公序良俗，符合国情，反对各种极端行为。

3. 伦理审查内容

涵盖了人员资质、设施条件、实验动物医师、动物来源、技术规程、动物饲养、动物使用、职业健康与安全和动物运输等方面。各单位建立的伦理委员会可参照上述原则进行常态化的审核和监督，并在公正、科学评审的基础上出具实验动物伦理福利审查报告，便于科研人员在进行基金申请和论文发表时出具，以供核查。需要提醒的是，当实验项目结束时，项目负责人应向伦理委员会提交项目伦理的回顾性终结报告，接受项目的伦理终结审查。

4. 审查程序

（1）申请材料：申请福利伦理审查项目负责人，应向伦理委员会提交正式的伦理审查申请表和相关的举证材料。申请材料应包括以下内容。① 实验动物或实验动物项目名称及概述。② 项目负责人、实验动物操作人员的姓名、专业培训经历、实验动物或动物实验资质培训证书编号、实业动物环境设施及许可证号。③ 项目的目的、必要性、意义和实验设计，拟使用动物的信息（包括选择实验动物种类和数量的原因），对动物造成的可预期的伤害及防控措施（包括麻醉、镇痛、仁慈终点和安死术等），动物替代、减少动物用量、降低动物痛苦伤害的主要措施及利害分析。④ 遵守实验动物福利伦理原则的声明。⑤ 伦理委员会要求的其他具体内容以及补充的其他文件。

(2) 实施方案审查：在接到有关项目申报材料后，由伦理委员会主席指定委员进行初审。常规项目首次审查后，可由主席或授权的副主席直接签发。新项目应交伦理委员会审议，5 个工作日内提出书面意见。如果有争议，应聘请有关专家参加，召开伦理委员会会议再次审查。参加审查的委员不得少于半数。申请者可以申请现场答疑，并可以提请对项目保密或评审公正性不利的委员回避。伦理委员会应尽可能采用协商一致的方法做出决议，如无法协商一致，应根据少数服从多数的原则，在 10 个工作日内做出福利伦理审查决议，由主席或授权副主席签发后，3 个工作日内送达。

(3) 实施过程检查：伦理委员会对批准项目的实际执行情况及偏差进行日常检查，发现问题时应提出整改意见，严重的应立即做出暂停实验动物项目的决议。经审查通过的项目，应按照原批准的方案实施。任何涉及实验动物的重大改变、变更的部分，均应在实施前重新申请审查和批准。项目书应明确相关人员对项目应负的主要责任。

(4) 终结审查：项目结束时，项目负责人应向伦理委员会提交该项目伦理回顾性终结报告，接受项目的伦理终结审查。

动物实验伦理申请与审查流程图，可供参考(图 14－1)。

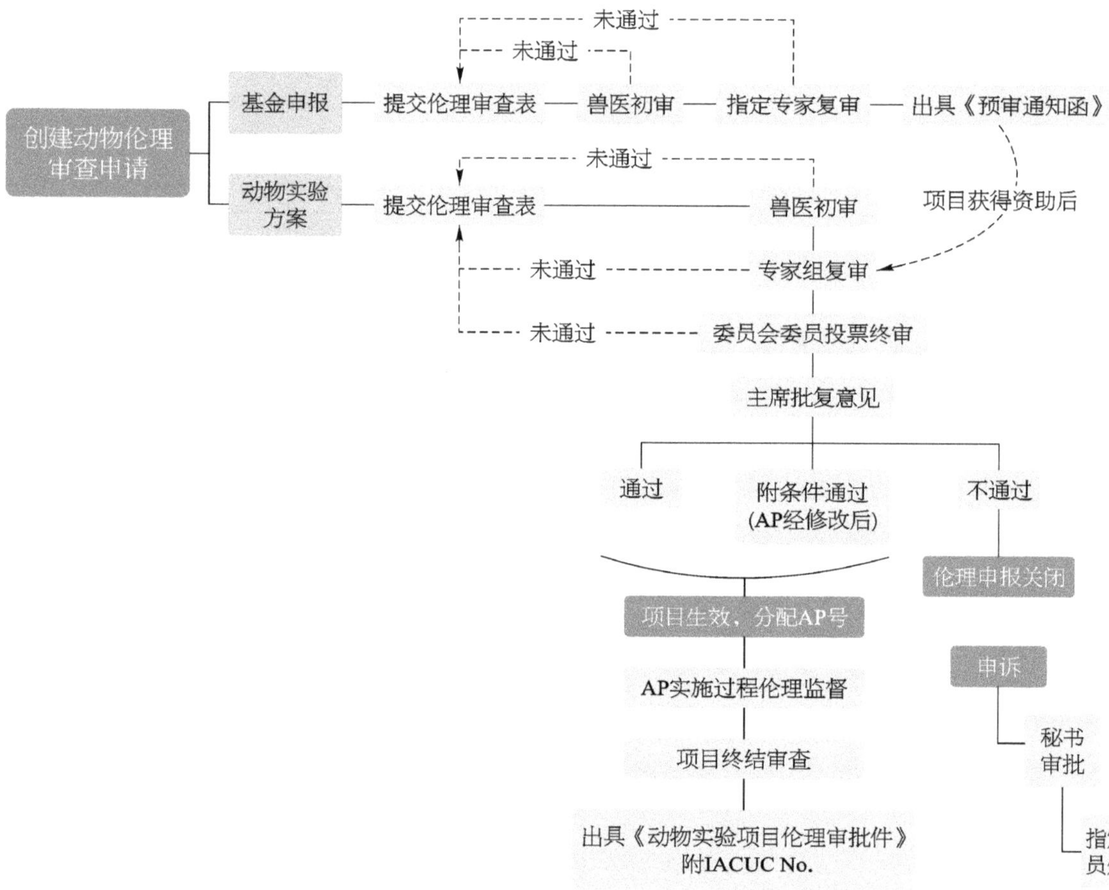

图 14－1　动物实验伦理申请与审查流程图

5. **审查规则**

(1) 通过审查：伦理委员会对未发现违反实验动物福利伦理有关法规、规定和本标准规定的，应通过福利伦理审查，并出其审查报告。

(2) 不通过审查：对发现有下列情况之一的，不能通过伦理委员会的审查。① 实验动物项目不接受或逃避伦理审查的。② 不提供足够举证的或申请审查的材料不全或不真实的。③ 缺少实验动物项目实施或动物伤害的客观理由和必要性的。④ 从事直接接触实验动物的生产、运输和使用的人员未经过专业培训，未获得相关的资质或明显违反实验动物福利伦理原则和管理规定要求的。⑤ 实验动物的生产、运输、实验环境达不到相应等级质量标准的；实验条件无法满足动物福利要求和从业人员职业安全及公共环境安全的；实验动物的饲料、笼具、垫料不合格的。⑥ 实验动物生产、运输和使用中缺少维护动物福利、规范从业人员道德伦理行为的操作规程，或不按规范的操作规程进行的；虐待实验动物，造成实验动物不应有的应激、伤害、疾病和死亡的。⑦ 实验动物项目的设计有缺陷或实施不科学。没有科学地体现"3R"原则、5 项动物福利自由权益和动物福利伦理原则的。⑧ 实验动物项目的设计或实施中没有体现善待动物，关注动物生命，没有通过改进和完善实验程序，减轻或减少动物的疼痛和痛苦，减少动物不必要的处死和处死的数量。在处死动物方法上，没有选择更有效的减少或缩短动物痛苦时间的安死术。⑨ 活体解剖动物或手术时不采取有效的麻醉方法的；对实验动物的生和死处理采取违反道德伦理的，使用一些极端的手段或会引起社会广泛伦理争议的实验动物。⑩ 实验动物的方法和目的不符合我国传统的道德伦理标准或国际惯例或属于国家明令禁止的各类实验动物。实验动物目的、结果与当代社会的期望，与科学的道德伦理相违背的。⑪ 对人类或任何动物均无实际利益或无任何科学意义并导致实验动物痛苦的各种实验动物。⑫ 对有关实验动物新技术的使用缺少道德伦理控制的，违背人类传统生殖伦理，把动物细胞导入人类胚胎或把人类细胞导入动物胚胎中培育杂交动物的各类实验；以及对人类尊严的亵渎，可能引发社会巨大的伦理冲突的其他实验动物。⑬ 严重违反实验动物福利伦理有关法规、规定和本标准规定的其他行为的。

(3) 申诉和答复：对实验动物福利伦理审查决议有异议时，申请者或被检查者可以补充新材料或改进后申请复审，或向上一级伦理委员会申诉。伦理委员会接到复审或申诉申请后，应在 10 个工作日内给予书面答复。

6. **档案管理**

伦理委员会应有专人负责文件的收发和案管理工作。所有审查或检查的证明材料和审查报告均应归档。审查报告应有参加审查或检查的委员签字。未被通过的审查报告应至少包括以下内容：任何违反实验动物福利伦理有关法规、规定和本标准的问题及情况，项目实施中和其审查通过的方案出现偏差并影响动物福利的情况，以及相应的修改意见和整改情况，也应包括伦理委员审查的观点，以及伦理委员会审查结论和其他有关重要信息。伦理委员会的所有文档，在项目结束后还应至少保留 3 年。

第十五章

医学道德教育、修养与评价

第一节　医学道德教育

一、概述

医学道德教育，是指在医学教育和医疗卫生实践中，遵循道德教育的基本规律，对医学生和医务人员系统地开展医学伦理精神传承、医学伦理文化培育、医学道德规范灌输以及如何转化为职业行为的教导和训练过程。目的是通过系统和普及型的教育，逐渐将社会主义医德理论和规范转化为个人内在的医德信念，自觉养成良好的医德品质和行为习惯。

二、医学道德教育的作用与过程

1. 医学道德教育的作用

医学道德教育能帮助医学的实践者认识医疗卫生事业的意义，培养其全心全意为患者服务的优秀职业品质，有助于夯实优秀医学人才的培养基础，有助于强化良好的医德医风，有助于促进医学科学发展。医务人员要攻克医学难题、为医学科学的发展做出贡献，不仅要广博的知识、精湛的医术、顽强的意志、团队精神，以及为医学发展献身的决心，还要有“以人为本”的人文情怀，较强的医德意识，以及分析、判断伦理问题或难题的能力，这些都需要通过医德教育加以实现。

2. 医学道德教育的过程

医学道德教育过程是认知、情感、意志、信念和行为习惯五大要素逐渐确定和形成的过程。提高医德认知，即对医德以及调节上述这些要素的原则、规范和范畴的认识、理解和接受，并能依此进行正确的判断。培养医德情感，树立救死扶伤的医学人道主义精神，激发责任心和事业心，培养医学生和医务人员对医学事业和患者的深厚感情，从内心认同和感受医德的尊严和价值。锻炼医德意志，树立正确“三观”，自觉在医疗实践中排除困难，知难而进，锲而不舍，始终不渝地承担医学道德责任，履行医学道德义务。树立医德信念，有助于坚定医学道德意志和正确的行为取向，自觉且坚定不移地进行自我监督、自我控制，进一步养成良好的医德行为和习惯。

三、医学道德教育的原则与方法

1. 医学道德教育的原则

（1）目的性原则：无论采取何种教育形式，目的都是要有利于培养高尚的道德品质，有利于加强医德医风建设，从而更好地维护人民群众的身心健康。

（2）理论联系实际原则：医德理论一定要与医德实践紧密结合，只有这样，医德认识才能深化和巩固，医德教育的目的才能得到真正实现。

（3）疏导原则：教育者要以相同的思想感情为基础，坚持正面教育为主，找出问题，讲清道理，指明方向，耐心说服，帮助受教育者提高认识，克服消极因素，不断实现思想和行为的转化。

（4）因人施教原则：由于每个受教育者的年龄、文化程度、性格特点和工作性质不尽相同，因此医学道德教育不能停留在普遍教育上，必须有的放矢，因人施教，才能取得良好的教育效果。

2. 医学道德教育的方法

（1）理论教育：通过经设计的教材和课堂教学，让受教育者获得系统理论与行为指导，并以考核的方式验证教学效果。采取理论结合实际、案例讨论与分析、伦理查房、撰写相关论文等方式，有利于强化学习效果。

（2）榜样示范：授课的老师、带教的前辈、媒体塑造的榜样典型、其他医务人员的行为表现，都会使医学生和医务人员在精神上受到感染和熏陶，产生学习和效仿的愿望和行为，从而促使其形成良好的医德品质。

（3）情景模拟：在医学道德教育过程中，要求研习者在模拟的医疗活动情景中，扮演指定的医务人员或患者角色，进行模拟的诊疗活动。在演绎制定角色的过程中，扮演过程能够唤起相对真实的内心活动，体验人与人交往的实际过程，从而唤醒医学生的同情心与同理心，间接检验理论教学的有效性，强化其良好的职业道德行为模式。

（4）志愿服务：医学生进行志愿服务的具体方式是到医院为患者提供特定时长的志愿服务，通过体验实际的医疗卫生活动，尤其是在与患者的接触与沟通中，自我发现其对医学职业的真实认同感。真心认同医学职业博爱精神的从业者，对医学道德具有较高的认可度与接受度，在职业活动中亲身践行医学道德要求的可能性更高。

（5）自我教育与约束：充分调动医学生或医务人员的积极性和创造性，根据医德理论、原则和规范，对自己医学伦理学习和执业行为过程，主动进行自我评价、判断、批评、改造，并以此为起点，自我促进医学道德水平进步，增强自我约束力。

第二节 医学道德修养

一、概述

1. 医学道德修养的含义

医学道德修养是医务人员一项重要的医德实践活动，是医务人员在医德品质、情感、意志、习惯等方面按照一定的原则和规范进行自我改造、自我锻炼、自我培养的医德实践过程，以及在此基础上所要达到的医德境界。

2. 医学道德修养的内容

（1）形成医德意识：医德认识是指人们对一定社会或阶级的医德理论原则和规范的了解和掌握，以及用以进行医德判断的医德经验。医德意识修养是医学道德修养的首要环节，它是指医务人员根据医德原则和规范的要求，通过个人的主观努力，在思想深处不断清除旧的医德意识，树立正确的医德信念，形成自觉的高尚的医德意识和高尚的医德行为。医德意识是形成医德品质的前提和基础。

（2）培养医德情感：医德情感是依据一定的医德认识，对现实生活中的各种医德行为所产生的尊崇或鄙弃、赞赏或批评、喜爱或厌恶的心理体验和态度倾向，是医务人员对善恶的情绪或态度。

（3）锻炼医德意志：医德意志是医务人员在履行义务、责任的过程中表现出来的，为克服各种困难和障碍而做出的行为决策和坚韧不拔的精神。

（4）选择医德行为：医德行为是医务人员在多种可能选择的具体情境中，根据一定的原则进行选择的行为，也是实现动机的手段。医德行为是医德认识、情感、意志的具体表现或外部标志。

二、医学道德修养的意义与途径

1. 医学道德修养的意义

医德修养与医德教育、医德评价相辅相成，是医务人员养成良好医德品质和实现人格提升的根本途径，是促进医疗卫生机构形成良好医德医风和医学精神文明建设的重要内容。其意义主要有：① 有助于提高医务人员的医德素质。② 有助于培养合格的医学人才。③ 有助于提高医疗质量。④ 有助于形成良好的医德医风。⑤ 有助于加强社会主义精神文明建设。

2. 医学道德修养的途径

（1）勤学理论：必须以辩证唯物主义的认识论为先导，以伦理学的原理为依据，认真学习医德知识，掌握基本的医德规范，提高认识，同时了解社会发展和医学进步对医德建设的要求，将理论内化为意识，指导其医疗实践，从而提高自身的医德修养。

（2）躬亲实践：医务人员的医德修养一刻也离不开医疗实践活动，只有在与患者、医务人员之间的相互关系中才能对医疗行为进行道德判断。

三、医学道德修养的方法与境界

医务人员医学道德修养水平的高低，主要取决于其世界观、人生观、道德观、职业观，以及文化素质和知识水平。

1. 医学道德修养的方法

（1）贵在自觉：医德修养是一个自我解剖、自我教育、自我改造和自我提高的过程。在这一过程中，外部因素虽然起到一定的作用，但关键还取决于个人有没有高度的自觉性。认真学习医德理论知识，明确高尚医德标准，提高道德判断能力，不断总结、接受时代发展进步中医学道德方面的先进知识和理念，使自己的修养具有科学依据和确切标准。学习先进模范人物，积极开展自我批评。敢于对不道德的观念和言行进行斗争和批评。

（2）持之以恒：医务人员的医德修养是一个长期的不断修炼和提高的过程，且不能停留在一个固定的水平上，需要具有坚强的意志、毅力和勇气。

（3）慎独：既是一种医德修养方法，也是一种高尚的医德境界。由于职业的特点，医务人员的工作常常是在独立操作的情况下进行的，而且专业性强，业外人员很难进行监督。因此医务人员是否认真负责，很大程度上依靠的是自己的自觉性和责任感。

2. 医学道德修养境界

（1）极端自私的医德境界：一切都以是否有利于私利为中心，将医疗职业作为获得个人私利的手段，牟取私利的资本，对患者的态度完全取决于自己获得利益的多少。

（2）先私后公的医德境界：把个人利益看得很重，服务态度不稳定，责任心和服务质量时好时坏，当患者、集体、社会利益与个人利益一致时，尚能考虑患者、集体和社会利益，当患者、集体和社会利益与个人利益发生矛盾时，就会把个人利益放在首位。

（3）先公后私的医德境界：这种医德境界是社会主义医德的体现，也是我国现阶段大多数医务人员的医德境界。他们能够正确处理个人、集体和他人三者的利益。这种医德境界的医务人员，只要坚持医德修养，就可以向高层次的医德境界转化。

（4）大公无私的医德境界：这是医德境界的最高层次，是共产主义医德的体现。虽然只是少数，但代表了医德修养发展的方向，具有榜样的示范和导向作用。他们以有利于患者、集体和社会利益为行为准则，其高尚的医德行为达到了“慎独”的境界。

经过不断的医德教育和自身修养，医务人员的医德境界可以由较低层次上升到较高层次。如果放松教育和要求，则必然导致医德境界下滑，甚至出现违法违纪行为。

第三节 医学道德评价

医学道德评价是医德实践活动的重要形式，是促使医务人员形成正确的医德观念和高尚的医德品质的重要社会因素。

一、概述

医德评价是依据医德理论、原则和规范对医疗卫生机构及医务人员的医德行为所做出的善恶评判。医德评价分为社会评价和自我评价两种。社会评价是指患者和社会其他人员对医务人员行为、医疗卫生保健单位活动的道德评价。自我评价是医务人员对自身及其医疗卫生保健单位的道德评价。

二、医学道德评价的作用与标准

通过医德评价，达到抑恶扬善，提高基本素质，净化医疗环境，促进社会主义精神文明建设。医德评价的标准是衡量医务人员医疗行为善恶的尺度和依据，它是一种无形的精神力量，影响和制约着医务人员的医疗实践。

1. 医学道德评价的作用

(1) 裁决作用：对医务人员的行为进行善恶、荣辱的评判和裁决，促使医务人员自觉地拒恶从善。

(2) 调节作用：医务人员受到社会舆论赞赏时会感到荣幸，受到批评时会感到痛苦，每一次心理上的变化都会对医务人员的行为产生调节作用。

(3) 教育作用：使医务人员不仅能够明确自己的责任，掌握衡量行为善恶的标准，还能了解怎样克服医德缺陷，自觉选择符合医德的行为。

(4) 促进作用：促进良好医风的形成，有效解决伦理难题，促进医学科学和医疗卫生事业的不断发展。

2. 医学道德评价的标准

医德评价标准是指衡量医疗机构和医务人员医疗行为的善恶及其社会效果优劣的尺度和依据。医德评价的标准主要有疗效标准、社会标准和科学标准。

(1) 疗效标准：即医疗行为是否有利于患者的康复或疾患的缓解和根除。这是衡量医疗行为是否符合道德的重要标准，也是医德评价标准中最基本的尺度。

(2) 社会标准：即医疗行为是否有利于人类生存环境的保护和改善。医务人员既要重视疾病的治疗和预防，也要重视群众的卫生保健和人类的优生优育。

(3) 科学标准：即医疗行为是否有利于医学科学的发展和进步。医务人员应该刻苦钻研业务，大胆创新，不断攻克医学中的难题，促进医学科学的不断发展。

这三条标准相辅相成，其实质是维护患者身心健康，在根本上是一致的。

三、医学道德评价的依据与方式

评价医务人员行为时，必须坚持动机与效果、目的与手段的辩证统一，实事求是地进行分析，并做出正确的判断。在医德评价中，社会舆论、传统习俗和内心信念是评价的整体，它们相互联系、相互补充和相互促进，共同起作用。

1. 医学道德评价的依据

医德评价的依据是指评价主体对照医德评价标准对医学行为或医学现象进行评价的若干根据。医德评价依据主要包括动机与效果、目的与手段的辩证统一。

(1) 动机与效果的统一：医德动机是指医务人员在医疗活动之前的主观愿望和医疗活动过程中支配这一系列行为的动因，是行为的起点。医务人员的动机可分为医学动机和非医学动机。医学动机单纯为了防病治病，致力于医学发展，服务人民群众身体健康；非医学动机往往会出现谋图私利、追逐名利等不良倾向。

(2) 目的与手段的统一：医学目的是指医务人员在医疗实践活动中期望达到的目标。医学手段是指医务人员为达到某种目标所采取的方法和途径。进行医德评价时，要始终坚持目的与手段的高度统一。

2. 医学道德评价的方式

医学道德评价的方式主要包括社会舆论、传统习俗和内心信念。社会舆论、传统习俗是评价的客观形式，内心信念是评价的主观形式。

(1) 社会舆论：是指公众对某种社会现象、事件或行为的看法和态度，可分为正式社会舆论和非正式社会舆论两类。社会舆论是社会道德评价的主要方式。① 通过社会舆论对医疗行为做出善恶判断，给予肯定、表扬、否定、批评的评价、表明社会的倾向性态度，促使医疗人员按照医德原则、规范支配自己的思想行为，具有指导功能。② 社会舆论在某种意义上发挥着“道德法庭”的作用。但是社会舆论并非都是正确的，特别是非正式舆论。因此，在运用时要能够识别正误，区别对待，做到具体情况具体分析。

(2) 传统习俗：是指人们在长期社会生活中逐步形成和沿袭下来的一种稳定的、习以为常的行为倾向。医德传统是医德原则和规范的补充。

(3) 内心信念：是指人们对某种观念、原则和理想等所形成的真挚信仰。医务人员的内心信念是指发自内心地对医德原则、规范和理想的正确性和崇高性的笃信，以及由此而产生的实现医德义务的强烈责任感。① 内心信念是建立在自我医德认识和修养基础上的内心认识，这种内心的医德信念是医德评价的一种重要方式。② 内心信念是医务人员对自己的职业行为进行善恶判断的最直接的内在动力，它主要通过医者的职业良心发挥作用。③ 内心信念作为一种精神力量，能使医务人员慎重选择自己的职业行为。内心信念也是一种“精神法庭”，对医德行为及后果有审视、评判和自我校正的作用。

主要参考文献

[1] 王明旭，赵明杰，边林，等. 医学伦理学[M]. 5 版. 北京：人民卫生出版社，2018.

[2] 郭良婧. 论当代中医发展的伦理困境与出路[J]. 学术界，2022，(05)：161-171.

[3] 张伟，周明. 老年临终关怀中的尊严死与安详死[J]. 医学与哲学(A)，2014，35(01)：34-36.

[4] 方安，王茜，王蕾，等. 我国患者医疗数据隐私保护制度体系及其现实挑战[J]. 医学信息学杂志，2020，41(05)：11-17.

[5] 刘士国. 论主体地位人格与人格尊严人格[J]. 法律科学(西北政法大学学报)，2016，34(02)：41-51. DOI：10.16290/j.cnki.1674-5205.2016.02.005.

[6] 史军. 疫苗接种与群体免疫的伦理反思——个人是否有接种疫苗的道德义务？[J]. 湖北大学学报(哲学社会科学版)，2021，48(05)：1-8，168. DOI：10.13793/j.cnki.42-1020/c.2021.05.001.

[7] 刘天壤，张锦英，苏振兴. 医学中的集体无意识与伦理责任的追问[J]. 医学与哲学(A)，2015，36(09)：21-24.

[8] 邹明明，赵明杰. 罕见病防治相关伦理问题探究[J]. 医学与哲学，2021，42(04)：3-8.

[9] 肖健，严金海，吕群荣. 医学伦理决策中的道德原则冲突及其排序[J]. 中国医学伦理学，2010，23(02)：64-65，67.

[10] 刘甘霖. 试论新时代中国医德规范[J]. 中国医学伦理学，2020，33(06)：747-752，762.

[11] 崔瑞兰. 医学伦理学[M]. 2 版. 北京：中国中医药出版社，2017.

[12] 伍蓉，王国豫. 医学伦理学[M]. 上海：复旦大学出版社，2021.

[13] 刘瑶. 对于医患信托关系的系统性反思[J]. 医学与社会，2022，35(07)：107-112. DOI：10.13723/j.yxysh.2022.07.020.

[14] 庄晓平. 中国医患关系的伦理困境——基于 Emanuel 医患模式的反思[J]. 学术研究，2018，(08)：32-36，177.

[15] 张悦. 习近平关于人民健康重要论述探析[J]. 北京交通大学学报(社会科学版)，2022，21(01)：30-36. DOI：10.16797/j.cnki.11-5224/c.20220107.001.

[16] 蒋月. 评美国反基因歧视法律实践及其启示[J]. 政法论丛，2013，(06)：50-59.

[17] 蔡宏伟，龚赛红. 患者隐私权法律保护研究述评[J]. 医学与哲学(A)，2017，38(05)：59-63.

[18] 王珺. 论市域重大疫情治理下公众知情权与隐私权的依法权衡与保护[J]. 河南社会科学，2020，28(04)：74-81.

[19] 李阳,张婧,常运立.构建医患共同体视域下规范患者义务的意义及路径研究[J].中国医学伦理学,2022,35(02):195-200.
[20] 刘江华.构建新型医患关系赋能健康中国建设[J].人民论坛,2021,(33):86-88.
[21] 周军.定义"健康":从"阴平阳秘"到"社会适应完好"——一项从古代中医健康观到现代健康观的知识考察[J].医学与哲学,2023,44(13):45-49.
[22] 刘炫麟.公民健康权利与义务立法研究——兼评《基本医疗卫生与健康促进法(草案)》第2章[J].法学杂志,2018,39(05):86-94. DOI:10.16092/j.cnki.1001-618x.2018.05.010.
[23] 曾汉君,吴婷婷,李文娟.卫生政策视域下大众健康权利公正性的伦理思考[J].理论导刊,2016,(10):50-52.
[24] 尹洁.医疗公正为什么重要?[J].现代哲学,2022,(06):85-91.
[25] 齐峰,朱新光.全球健康正义的践履与人类卫生健康共同体的构建[J].广西社会科学,2021,(08):128-133.
[26] 程瑜.人类学视野下的全球健康治理——专题导语[J].中山大学学报(社会科学版),2022,62(06):147-148. DOI:10.13471/j.cnki.jsysusse.2022.06.018.
[27] 景军,杨斐,法翠雯.促进全球健康发展的中国经验[J].中山大学学报(社会科学版),2022,62(06):149-161. DOI:10.13471/j.cnki.jsysusse.2022.06.019.
[28] 李红文.健康中国的伦理基础[J].道德与文明,2019,(06):152-157. DOI:10.13904/j.cnki.1007-1539.2019.06.020.
[29] 张明华,范皎.提高精准医学伦理和社会学继续教育效果的探索与实践[J].继续教育研究,2021,(02):15-20.
[30] 刘永安.突发公共卫生事件中权责冲突的伦理应对[J].医学与哲学,2022,43(15):1-41,9.
[31] 刘月树.疫苗接种的伦理难题及其应对[J].自然辩证法通讯,2023,45(08):83-90. DOI:10.15994/j.1000-0763.2023.08.010.
[32] 黄伟,叶啟发,曾承.中国器官移植伦理学问题现状及研究进展[J].武汉大学学报(医学版),2017,38(06):939-942. DOI:10.14188/j.1671-8852.2017.06.020.
[33] 张鸽.提升职业病诊断效能的伦理关切和对策考量[J].医学与哲学,2022,43(15):5-9.
[34] 朱宏晋,刘芮彤,顾倩倩.伦理学视角下老年人就医难问题探讨及对策[J].护理学杂志,2015,30(18):94-95.
[35] Hui A, Middleton H, Völlm B. The uses of coercive measures in forensic psychiatry: a literature review[M]. Springer International Publishing, 2016: 151-184.
[36] Gooding P, McSherry B, Roper C, et al. Preventing and reducing 'coercion' in mental health services: an international scoping review of English-language studies[J]. Acta Psychiatr Scand, 2020, 142(1): 27-39.
[37] Grisso T, Appelbaum PS, Hill-Fotouhi C. The MacCAT-T: a clinical tool to assess patients' capacities to make treatment decisions[J]. Psychiatr Serv, 1997, 48: 1415-1419.
[38] Folstein MF, Folstein SE, McHugh PR. "Mini-mental state". A practical method for grading the cognitive state of patients for the clinician [J]. J Psychiatr Res, 1975, 12:

189 - 198.

[39] Nasreddine ZS, Phillips NA, Bédirian V, et al. The Montreal Cognitive Assessment, MoCA: a brief screening tool for mild cognitive impairment [J]. J Am Geriatr Soc, 2005, 53: 695 - 699.

[40] Yu J, Li J, Huang X. The Beijing version of the Montreal Cognitive Assessment as a brief screening tool for mild cogni-tive impairment: a community-based study[J]. BMC Psy-chiatry, 2012, 12: 156.

[41] 陈绍辉. 论强制治疗行为的法律规制[J]. 医学与法学,2020,12(4): 25 - 30.

[42] 陈晓云,刘强,沈一峰,等. 采用远程会议模式实施伦理审查的操作指引[J]. 中国医学伦理学,2020,33(04): 462 - 466.

[43] 潘龙,吴芸,潘晓峰,等,141 例性传播疾病患者的心理研究[J]. 中华皮肤科杂志,2009,42(5): 351 - 352.

[44] 钟华,赵金艺,程志芳,等. 在皮肤性病科教学中加强医学伦理学教育[J]. 实用皮肤病学杂志,2012,6(05): 165 - 167.

[45] 丁若溪,张蕾,赵艺皓,等. 罕见病流行现状: 一个极弱势人 El 的健康危机[J]. 人口与发展,2018,24(01): 72 - 84.

[46] Dharssi S, Wong-Rieger D, Harold M, et al. Review of 11 nation policies for rare diseases in the context of key patient needs[J]. Orphanet J Rare Dis, 2017, 12(01): 63.

[47] 王丽宇. 医学伦理学[M]. 北京: 人民卫生出版社,2013.

[48] 杨小丽. 医学伦理学[M]. 4 版. 北京: 科学出版社,2015.

[49] 张忠元. 医学伦理学[M]. 2 版. 北京: 人民军医出版社,2016.

[50] 董玉君,朱平. 医学遗传和遗传服务中伦理问题的国际准则(WHO 医学遗传学伦理学会议报告)——世界卫生组织人类遗传学项目组 1998[J]. 中国优生与遗传杂志,2001(02): 10 - 15.

[51] 刘冬梅. 医学伦理学[M]. 2 版. 北京: 人民卫生出版社,2016.

[52] 杨金运. 医学伦理学与卫生法规[M]. 郑州: 郑州大学出版社,2018.

[53] 中华人民共和国科学技术部. 关于善待实验动物的指导性意见[Z]. 2006.

[54] 中华人民共和国国家质量监督检验检疫总局,中国国家标准化管理委员会. 实验动物福利伦理审查指南(GB/T35892—2018)[Z]. 2018.

[55] 陈勇川. 回顾与展望: 我国生物医学研究伦理审查的发展趋势[J]. 医学与哲学,2020,41(15): 1 - 7.

[56] 李丰杉,余勤. 国内外生物医学伦理现状与展望[J]. 中国新药杂志,2020,29(18): 2113 - 2117.

[57] 邹晓沨,涂娟. 涉及人的医学科研项目伦理审查实践体会[J]. 现代生物医学进展,2013,13(27): 5377 - 5380.

[58] 国家卫生健康委员会. 涉及人的生物医学研究伦理审查办法[S/OL]. [2016 - 10 - 12]. http://www.nhc.gov.cn/wjw/c100022/202201/985ed1b0b9374dbbaf8f324139fe1efd.shtml.

[59] 国家卫生健康委员会. 涉及人的生命科学和医学研究伦理审查办法[S/OL]. [2023 - 02 - 27]. http://www.nhc.gov.cn/qjjys/s7946/202302/c3374c180dc5489d85f95df5b46afaf5.shtml.

[60] 上海重大疾病临床生物样本库伦理管理指南[J]. 医学与哲学：人文社会医学版，2014，35(3)；84－86.

[61] 国务院. 中华人民共和国人类遗传资源管理条例[S/OL]. [2019－06－10]. https://www. gov. cn/zhengce/zhengceku/2019－06/10/content_5398829. htm.

[62] United States Department of Heath and Human Services. Health Insurance Portability and Accountability Act of 1996[S/OL]. https://aspe. hhs. gov/report/health-insurance-portability-and-accountability-act-1996.

[63] EU. General Data Protection Regulation2018. https://ec. europa. eu/info/law/lawtopic/dataprotection/data-protection-eu_en.

[64] 医疗卫生机构泛知情同意实施指引[S/OL]. 2020.

[65] 刘丽艳，张宏馨，边佳悦，等. 实验动物福利伦理审查发现问题之思考[J]. 中国比较医学杂志，2023，33(09)：63－68.

[66] Liu LY，Zhang HX，Bian JY，et al. Reflection of the problems found in the ethical review of experimental animal welfare [ll. Chin J Comp Med，2023，33(9)：63－68. doi：10. 3969/i. issn. 1671－7856. 2023. 09. 008.

www.ingramcontent.com/pod-product-compliance
Lightning Source LLC
Chambersburg PA
CBHW041754220926
51847CB00014B/203
* 9 7 8 7 5 4 7 8 6 8 5 8 4 *